Eva-Maria Bast

Die vergessene Prinzessin

EVA-MARIA BAST

Die vergessene Prinzessin

Alice von Battenberg – Fernab ihrer Heimat kämpfte sie um die große Liebe und rettete Menschenleben

ROMAN

PIPER

Mehr über unsere Autoren und Bücher:
www.piper.de

Wenn Ihnen dieser Roman gefallen hat, schreiben Sie uns
unter Nennung des Titels »Die vergessene Prinzessin«
an *empfehlungen@piper.de*, und wir empfehlen Ihnen
gerne vergleichbare Bücher.

In der Reihe »Bedeutende Frauen, die die Welt verändern« liegen vor:
Band 1: Laura Baldini, Lehrerin einer neuen Zeit
(Maria Montessori)
Band 2: Romy Seidel, Die Tochter meines Vaters
(Anna Freud)
Band 3: Petra Hucke, Die Architektin von New York
(Emily Warren Roebling)
Band 4: Laura Baldini, Ein Traum von Schönheit
(Estée Lauder)
Band 5: Lea Kampe, Der Engel von Warschau
(Irena Sendler)
Band 6: Eva-Maria Bast, Die aufgehende Sonne von Paris
(Mata Hari)
Band 7: Eva-Maria Bast, Die vergessene Prinzessin
(Alice von Battenberg)

Unser Versprechen für mehr Nachhaltigkeit
• Klimaneutrales Produkt
• FSC®-zertifiziertes Papier
• Hergestellt in Europa

FSC www.fsc.org
MIX
Papier aus verantwortungsvollen Quellen
FSC® C083411

ISBN 978-3-492-06260-2
2. Auflage 2022

Redaktion: Kerstin von Dobschütz
Satz: Uhl + Massopust, Aalen
Gesetzt aus der Adobe Devanagari
Druck und Bindung: CPI books GmbH, Leck
Printed in the EU

Prolog

Frankreich, St. Cloud, Frühjahr 1929

»Mama!«

Der kleine Junge gab nicht auf. »Mama, schau mal, wie schön diese Blume ist.«

Er pflückte an diesem warmen Frühlingstag des Jahres 1929 eine Margerite und hielt sie seiner Mutter hin, die im Garten ihres Hauses in St. Cloud auf einer schmiedeeisernen Bank saß.

Alice starrte die Blume an wie einen Fremdkörper. Das strahlende Gelb, umgeben von dem weißen Kranz. Wie eine Sonne. Eine weiße Sonne.

»Mama!« Philip lachte und gab ihr die Blume. »Mama, wenn ich dir diese Blume schenke, dann sprichst du aber wieder mit mir, ja? Ich hab dir doch nichts getan, Mama. Ich hab dich doch lieb.«

Alice spürte seine beiden Kinderärmchen um ihren Hals. Die Wange, die sich an die ihre presste. Wie gut er roch! Sie schloss die Augen und sog seinen Duft tief in sich ein.

Sie wusste nicht, ob er noch weitersprach. Wenn sie die Augen geschlossen hielt, war da nur noch Stille. Denn Alice war taub, und wenn sie die Augen schloss, konnte sie nicht von den Lippen der anderen lesen und sich somit ganz in ihre Welt zurückziehen. Aber sie war doch nur taub und nicht taubstumm! Sie konnte nicht nur perfekt Lippenlesen, sondern auch perfekt sprechen – in mehreren Sprachen. Dass sie es nicht mehr tat, war eine bewusste Entscheidung. Sie schwieg, weil keiner sie verstand. Andreas, ihr geliebter Mann, ihre vier Töchter, ihr gesamtes Umfeld in ihrem französischen Exil – sie alle nahmen sie nicht ernst. Keiner glaubte ihr, dass sie heilende Kräfte hatte und in der Lage war, direkt mit Jesus Christus zu sprechen. Dabei waren diese heilenden Kräfte doch so wichtig, um die Welt zu retten, diese böse, dunkle Welt voller Mörder und Revolutionäre, die so grausam war und ihr so viele ihrer Liebsten geraubt hatte. Und Alice wusste, dass es weitergehen würde! Und dass auch dieser kleine Junge, der ihr gerade diese wunderschöne Blume gereicht hatte, in Gefahr war.

Sie spürte, dass er die Arme von ihrem Hals löste. Die Leere griff nach ihr, füllte sie aus. Auch er verließ sie. War er in Gefahr? So wie Alexei einst in Gefahr gewesen war? Wie ihre Tante, die Zarin, hatte sie vier Töchter und einen Jungen. Ihre Tante, die Zarin, hatten die Revolutionäre gejagt und am Ende grausam ermordet. Würde ihnen das gleiche Schicksal drohen?

Erschrocken riss sie die Augen wieder auf. Philip!

Da stand er mit hängenden Armen und sah sie still an. Nein, er war nicht in Gefahr, sie waren in Frankreich und in Sicherheit. Aber er sah so traurig aus, so unendlich ratlos. Dabei war er doch nur ein siebenjähriger Junge, der sich nach der Liebe und Zuneigung seiner Mutter sehnte.

Alice begann zu zittern. Wie gerne hätte sie die Arme nach ihm ausgestreckt. Doch sie konnte es nicht. Ihre Arme wollten ihr nicht gehorchen.

So sah sie ihn nur an. Ihr trauriger Blick erwiderte den seinen. Sie war allein, so allein. Und Philip war es auch.

*

Eine Stunde später saß Alice noch immer auf der schmiedeeisernen Bank im Garten von St. Cloud. Philip war längst von seiner einfühlsamen Nanny Tilda nach drinnen gebracht worden, und ihre Hofdame Martha war gekommen und hatte sich neben sie gesetzt, ihr fürsorglich eine Decke um die Schultern gelegt. Alice hielt nach wie vor die Margerite in der Hand, die Philip ihr gegeben hatte, und drehte sie nachdenklich hin und her.

Und dann sprach sie die ersten Worte seit Wochen. »Ich bin wirklich krank«, sagte sie leise. »Wie Philip mich angesehen hat – ich muss etwas tun. Er hat eine ganz normale Mutter verdient, die für ihn da ist und ihm die Welt erklärt. Ich will nicht versagen.«

Die Hofdame nickte weise. »Ja, das müssen Sie«, erwiderte sie sanft. »Es ist gut, dass Sie das erkennen.«

»In mir ist manchmal so viel Dunkelheit«, erklärte Alice. Nun, da sie sich entschlossen hatte zu sprechen, brachen die Worte nur so aus ihr hervor. »So unendlich viel Dunkelheit. Und da sind diese Stimmen, die auf mich einreden. Dann halte ich mir die Ohren zu, doch es hilft nichts, denn sie kommen ja von innen. Und Andreas bin ich auch nur eine Last. Er glaubt mir nicht, dass ich heilende Hände habe. Und er glaubt mir nicht, dass Jesus mir Dinge anvertraut. Wir haben uns einmal so geliebt, mittlerweile lehnt er mich nur noch ab.«

Alice sah die andere an, voller Hoffnung, bei ihrer stets so treuen Hofdame auf Verständnis zu stoßen. Doch auch Martha musterte sie auf diese eigenartige Weise. Mit einer Mischung aus Mitgefühl und Ablehnung.

Sie war allein. So allein. War sie das wirklich? Da war doch Jesus, der ihr Halt und Kraft gab! Jesus! Ihr treuer Gefährte! Er würde immer an ihrer Seite sein!

*

»Lass die Kinder zu mir. Bitte.«

»Nein. Du machst ihnen Angst.«

»Ich will ihnen doch nur helfen.«

»Du hilfst ihnen nicht, Alice. Du läufst mit irgendwelchen Ikonen murmelnd durch das Zimmer. Oder du liegst auf dem Sofa.«

»Ich will das Böse vertreiben. Aber die dunklen Mächte drücken mich manchmal nieder. Dann muss ich mich hinlegen. Doch ich werde euch alle retten, Liebster. Wie ich euch schon einmal gerettet habe. Euch wird nichts geschehen.«

»Du musst uns nicht mehr retten«, sagte Andreas. Seine sonst so kalte Stimme klang mit einem Mal zärtlich, und für einen Augenblick sah Alice in seinen Augen die innige Liebe, die sie einmal verbunden hatte.

»Wir sind in Frankreich. Und in Sicherheit.«

Angstvoll sah sie ihn an. »Die dunklen Mächte sind überall.«

Die Liebe in seinem Blick erlosch.

Er ging fort. Wieder war Alice allein.

*

Andreas hatte Alice' Mutter kontaktiert, die sofort angereist war, um ihrer Tochter zur Seite zu stehen.

»Bitte, Liebes, sag mir, was dich so bedrückt«, flehte Viktoria Mountbatten ihre Tochter nach dem gemeinsamen Essen an.

»Ich muss sie beschützen«, erklärte Alice auch ihr.

»Wen? Wen musst du beschützen?«

Alice sah aus dem Fenster, ihr Blick verlor sich. Dann wandte sie rasch den Kopf. »Ist dir schon einmal aufgefallen, wie ähnlich die Situation deiner Schwester, der Zarin, mit der meinen ist?«

Viktoria sah sie an, unendlichen Schmerz im Blick. »Aber deine Tante Alix ist tot, mein Kind.«

Alice nickte finster. »Eben. Sie hat ihre Familie nicht retten können. Mir wird das gelingen. Ich werde den Bann des Bösen brechen. So vieles ist ähnlich. Beide haben wir vier Töchter und dann noch einen kleinen Jungen bekommen. Unsere Männer wurden gefangen genommen. Wir wurden von Soldaten bewacht und von Revolutionären gejagt. *Sie* wurden am Ende alle ermordet. *Uns* wird das nicht passieren.«

Alice zögerte. Sollte sie ihrer Mutter anvertrauen, dass sie erfahren hatte, dass sie eine Heilige war? Wer, wenn nicht sie, würde ihr glauben?

»Ja, mein Liebes, Alix ist tot«, sagte Viktoria und nahm ihre Hände. »Aber euch wird das nicht passieren, da hast du ganz recht. Ihr seid geflohen und in Sicherheit.«

Alice' Blick verschleierte sich. »Wir sind auch in Sicherheit, weil ich eine enge Beziehung zu Jesus Christus habe. Er gibt mir seine Kraft. Wir haben zusammen zu Abend gegessen und …«

Ruckartig entzog Viktoria ihr die Hände.

»Da gibt es noch eine Gemeinsamkeit zwischen dir und Alix«, sagte sie kalt. »Beide leidet ihr an religiösen Wahnvorstellungen. Ich werde nicht zulassen, dass es in deinem Leben auch einen Rasputin geben wird.«

Dann ging sie hinaus.

Alice sah ihr nach. Sie war allein. So allein.

Darmstadt, Neues Palais, 13 Monate später

Sie war allein. So allein. Alle waren fortgegangen und hatten sie mit diesem Mann zurückgelassen.

»Ihr Kopf und Ihr Körper sind krank, Alice«, sagte Professor Karl Wilmanns. »Sie wissen das. Dr. Simmel und Sigmund Freud haben Ihnen ja auch schon geholfen. Aber das hat nicht ausgereicht. Nun ist es Zeit, mit mir an den Bodensee zu kommen. Dort steht eine wunderschöne Klinik, in der wir Ihnen noch besser helfen können.«

Alice starrte ihn an. Panik im Blick. Dieser Mann war böse. Und sie wusste es. Sie war allein mit dem Bösen, war ihm völlig ausgeliefert. Dolla, Cecilia, Tante Onor und Onkel Ernie wollten mit Mama und Philip ein kleines Picknick machen. Als sie fort waren, hatte sich dieser mitfühlende Mensch, der zunächst solches Interesse an ihren religiösen Ansichten gezeigt hatte, in ein Monster verwandelt, in den Teufel.

»Nein«, schrie Alice. »Nein, ich gehe nicht mit Ihnen.«

Die Augen des Mannes wurden zu Eiskristallen. »O doch, das werden Sie«, sagte er ruhig. Seine Hand, eine riesige Pranke, fuhr nach vorne und packte sie grob am Unterarm.

»Nein!«, rief Alice panisch und riss sich los. Sie sprang so heftig auf, dass der Stuhl, auf dem sie gesessen hatte, umkippte und zu Boden fiel.

Sie rannte zur Tür, um nach Hilfe zu rufen, doch der Mann hatte sie bereits erreicht und rammte ihr eine Spritze in den Arm.

Alice sank in sich zusammen.

Sie war allein. So allein. Und diesem Mann hilflos ausgeliefert. Das Böse hatte die Macht über sie gewonnen.

Teil 1

1902–1905

1. Kapitel

Die junge Frau beugte sich nach vorne, um kritisch ihr Spiegelbild zu mustern. Es war der 23. Juni 1902, und Nona Kerr, die Hofdame ihrer Mutter, bürstete gerade Alice' dichtes blondes Haar. Ihre dunklen Augen leuchteten voller Vorfreude, und der hochgeschlossene Spitzenkragen betonte ihr ebenmäßiges Gesicht. Zaghaft lächelte Alice ihrem Spiegelbild zu. Heute war es ihr wichtiger denn je, hübsch auszusehen.

Gemeinsam mit ihrer Mutter Viktoria von Battenberg, geborene Prinzessin von Hessen und bei Rhein und in Begleitung von Hofdame Nona, war Prinzessin Alice von Battenberg am Vorabend im Buckingham Palace angekommen, um an Onkel Berties Krönungsfeierlichkeiten teilzunehmen. Dreiundsechzig Jahre hatte Königin Victoria geherrscht, und als sie nach mehr als sechs Jahrzehnten Regierungszeit am 22. Januar 1901 gestorben war, war der neunundfünfzigjährige Albert Edward aus dem deutschen Adelsgeschlecht Sachsen-Coburg und Gotha an der Reihe. In drei Tagen war es so weit, und aus Onkel Bertie würde Edward VII. werden. Viel aufregender fand Alice jedoch die Tatsache, dass sie heute Andreas wiedertreffen würde. Die Mitglieder des griechischen Königshauses wurden zum Mittagessen erwartet, für das sich Alice gerade hübsch machte. Oder besser: hübsch machen ließ. Nona leistete ganze Arbeit, und

Alice beobachtete im Spiegel, wie deren geschickte Hände die Strähnen ihrer Haare zusammenfassten. Man sagte von ihr, sie sei die schönste Prinzessin Europas – als habe Gott damit, dass er ihr ein besonders ansehnliches Äußeres verlieh, wettmachen wollen, dass sie taub war. Dafür konnte sie umso besser sehen und beobachten.

Ihre Mutter hatte stets darauf bestanden, dass man keine Rücksicht auf ihre Taubheit nehmen solle, und Alice gezwungen, das Lippenlesen zu lernen. Sie war stolz darauf, das Lippenlesen in drei Sprachen zu beherrschen – doch Andreas konnte noch viel mehr Sprachen. Deutsch, Englisch, Dänisch, Russisch, Französisch und Italienisch. Vor drei Monaten hatte sie den drei Jahre älteren Prinz Andreas von Griechenland und Dänemark bei einem Familientreffen kennengelernt. Ihr griechischer Prinz, wie sie den vierten Sohn König Georgs I. von Griechenland insgeheim nannte, war ungemein klug, das war ihr von dem Gespräch, das sie damals geführt hatten, in Erinnerung geblieben. War sie anfangs noch etwas scheu gewesen und hatte befürchtet, dass ihre Taubheit ihn abschrecken könne, so hatte er sie schnell eines Besseren belehrt, ihre Taubheit nicht als Makel wahrgenommen, sondern ihr im Gegenteil Komplimente dafür gemacht, wie gut sie das Lippenlesen beherrschte. »Wieso sollte es mich stören?«, hatte er gefragt, als sie ihn direkt darauf ansprach. »Du verstehst doch jedes Wort, das ich sage. Außerdem: Wenn mich deine Taubheit stören würde, könntest du dich auch an dem Monokel stoßen, das ich tragen muss, weil ich kurzsichtig bin.« Verschmitzt hatte er hinzugefügt: »Zum Glück habe ich das Monokel, sonst würde ich vielleicht gar nicht so deutlich sehen können, wie schön du bist.«

Alice war ob des Kompliments errötet, und ihr Herz hatte wild zu schlagen begonnen. Meinte er es ernst? Irgendetwas sagte ihr, dass seine Worte ehrlich gemeint waren und er ebenfalls Gefühle für sie hegte.

Es war ihr schwergefallen, Abschied zu nehmen, umso mehr hatte sie der Krönung entgegengefiebert – und gleich würde sie vor ihm stehen.

Nona berührte sie sanft an der Schulter, und Alice wandte sich um, um ihr von den Lippen ablesen zu können.

»Ich wäre dann fertig«, sagte die Hofdame lächelnd. Nona war siebenundzwanzig Jahre alt, hatte dichtes rotbraunes Haar, das sie hochgesteckt trug, und ein ebenmäßiges Gesicht. Ihre Augen waren voller Zuneigung. »Wenn ich mir das erlauben darf, du siehst zauberhaft aus.«

»Danke«, erwiderte Alice. »Und ich bin froh, dich heute und immer an meiner Seite zu haben.«

Nona lächelte. »Ich wüsste auch nicht mehr, was ich ohne euch tun würde.« Nona Kerr arbeitete inzwischen schon seit fünf Jahren bei der Familie und war zu einer wichtigen Stütze für sie alle geworden. Ein Leben ohne Nona konnte Alice sich gar nicht mehr vorstellen. Kurz vor dem diamantenen Kronjubiläum Königin Victorias war sie in ihrer aller Leben getreten. Die Engländerin hatte damals kein Wort Deutsch gesprochen, sich aber schnell eingewöhnt. Inzwischen kam sie mit dem Sprachengemisch aus Französisch, Deutsch und einer Prise Englisch, dessen man sich im Hause Battenberg bediente, gut zurecht.

»Dann ist es wohl Zeit hinunterzugehen«, sagte Alice.

Sie schritt durch die breite Flügeltür und den Salon, der ihr Zimmer mit dem ihrer Mutter verband. Viktoria von Battenberg, geborene Prinzessin von Hessen und bei Rhein, war eine streng aussehende, schlanke Frau mit schmalem Gesicht, ihre hohe Stirn wurde von einem gelockten Pony bedeckt. Ohne diese Frisur, dachte Alice, hätte das Antlitz ihrer Mutter vermutlich noch länger und schmaler gewirkt. Das Lächeln, das sie Alice schenkte, war liebevoll, aber zurückhaltend. Viktoria von Battenberg war eine strenge und zielstrebige Mutter, die hohe Erwartungen an ihre Kinder hatte.

»Du siehst schön aus«, machte Viktoria ihrer Tochter ein Kompliment.

»Danke, du siehst auch sehr gut aus, Mama.«

Seite an Seite schritten die beiden Frauen zum Mittagessen.

»Ich hoffe, ich mache alles richtig«, murmelte Alice. Sie hatte die Etikette am englischen Königshaus zwar mit der Muttermilch aufgesogen, aber dennoch oft das Gefühl, dass es derart viel zu beachten gab, dass sie niemals allem gerecht werden konnte.

Ihre Mutter sah sie im Gehen an, das war nötig, damit Alice von ihren Lippen lesen konnte, als sie erwiderte: »Mach dir darum keine Sorgen. Seit Onkel Bertie hier das Sagen hat, riecht es nicht nur im ganzen Palast nach Zigarren, sondern auch mit der Etikette nimmt man es seither nicht mehr so genau.«

*

Als sie den Blauen Salon betraten, fiel Alice' Blick sofort auf Andreas, und ihr Herz schlug schneller. Wie ein griechischer Gott sah er aus! Groß und schlank war er, seine Haltung voller natürlicher Eleganz, das dunkle Haar, an der Seite gescheitelt, lag glatt um seinen Kopf, auf seiner Nase thronte das Monokel. Er stand vor dem Kamin, ein Glas in der Hand, und sah ihr erwartungsfroh entgegen. »Alice.« Er begrüßte sie mit einem Handkuss, als sie bei ihm angelangt war, und in ihrem Bauch stieg ein ganzer Schwarm von Schmetterlingen empor.

»Wie schön, dich wiederzusehen.«

Bevor Alice Kronprinz Konstantin und dessen Frau Sophie von Griechenland begrüßen konnte, die sich in Andreas' Nähe befanden, richtete sich alle Aufmerksamkeit auf den Mann, der gerade zur Tür hereingekommen war. Onkel Bertie. Englands Thronfolger, der in drei Tagen gekrönt werden sollte. Doch er war seltsam bleich, auf seiner Oberlippe standen Schweißperlen, und es ging ihm offensichtlich ganz und gar nicht gut.

»Bertie!«, rief seine Gattin Alexandra, die nahe der Tür gestanden hatte, und eilte auf ihn zu. »Was ist mit dir?«

Sie nahm ihn beim Arm, um ihn zu stützen.

»Du lieber Himmel«, flüsterte Alice Andreas zu, und alle Befangenheit war angesichts des schlimmen Zustands von Onkel Bertie wie weggeblasen. »Er verliert gleich das Bewusstsein.«

In diesem Moment schwankte Englands künftiger König und Andreas' Bruder, Kronprinz Konstantin, lief nun ebenfalls erschrocken herbei, um seinen Onkel zu stützen. »Holen Sie einen Arzt, und bringen Sie ihn in seine Gemächer«, wies die entsetzte Alexandra die Dienerschaft an.

Minuten später war Bertie samt Alexandra verschwunden. Die Zurückbleibenden sahen sich ratlos an.

Alice nutzte die Gelegenheit, um Andreas' Geschwister zu begrüßen. »Königliche Hoheiten, es ist mir eine Ehre!«, sagte sie und knickste erst vor dem Kronprinzen Konstantin von Griechenland, dann vor seiner Gattin Sophie von Preußen und im Anschluss vor einem weiteren Bruder von Andreas, Georg.

»Alice, Sie sehen zauberhaft aus«, versicherte Georg und schenkte ihr einen freundlichen Blick. Andreas' Bruder war Alice schon bei ihrer letzten Begegnung sehr sympathisch gewesen. Wie jetzt auch hatte sie sich des Eindrucks nicht erwehren können, dass Georg sehr genau um die Gefühle wusste, die sie füreinander hegten. Immer wieder hatte sie die dunklen Augen des griechischen Prinzen auf sich ruhen gespürt, fragend, aber auch wohlwollend. Kronprinz Konstantin war ebenfalls eine ausgesprochen sympathische Erscheinung: ein hochgewachsener, schlanker Mann mit einem mächtigen Schnauzer und klugem Blick. Seine Gattin war eine wunderschöne Frau, die allerdings etwas hochnäsig wirkte und Alice mit hochgezogenen Brauen von oben bis unten musterte, als erwäge sie, ob diese es wert sei, mit ihrer Aufmerksamkeit bedacht zu werden. Ihr Blick verunsicherte Alice zutiefst.

»Hoffentlich geht es Bertie bald besser«, murmelte sie verlegen.

»Ach, es wird nur die Aufregung vor der Krönung sein«, vermutete Konstantin. »Oder die vielen Vorbereitungen haben ihn zu sehr belastet.«

Etwas ratlos begab sich die Tischgesellschaft schließlich zur reichhaltig gedeckten Tafel im Dining Room, der Butler signalisierte der Dienerschaft aufzutragen. Alice konnte ihr Glück kaum fassen, als sie feststellte, dass Andreas ihr Tischherr war, obwohl sie in der Rangfolge weit unter ihm stand. So dicht neben ihm zu sitzen war furchtbar aufregend, gleichzeitig aber auch ungemein unterhaltsam. Andreas war ein wortgewandter Gesprächspartner, und es rührte Alice, wie streng er darauf achtete, ihr immer das ganze Gesicht zuzuwenden, wenn er etwas zu ihr sagte – denn so hatte sie es leichter, von seinen Lippen abzulesen. Sie spürte, dass sie beobachtet wurden. Sowohl Sophie von Griechenlands als auch Viktoria von Battenbergs skeptische Blicke ruhten immer wieder auf dem Paar. Bei Letzterer wusste Alice, was das bedeutete: Ihre Mutter hielt sie mit ihren siebzehn Jahren noch für zu jung, um eine ernsthafte Bindung einzugehen. Aber daran war ja überhaupt noch nicht zu denken! Auch wenn Andreas ihr gegenüber sehr charmant und aufmerksam war und sie wirklich das Gefühl hatte, dass er ebenso in sie verliebt war wie sie in ihn – wissen konnte sie das nicht. Vielleicht war das ja alles nur Höflichkeit.

*

Andreas wich den Rest des Tages nicht von ihrer Seite – sie hatten ja auch nicht viel zu tun, außer bang auf Nachrichten von Onkel Bertie zu warten. Die Familie verstreute sich nach dem Essen nicht, sondern wechselte lediglich vom Speisesaal wieder in den Blauen Salon, wo die Dienerschaft Tee und Gebäck reichte. Alice und Andreas hatten es sich nebeneinander auf einem schmalen Sofa gemütlich gemacht, von dem aus sich ein hervorragender Blick auf die Parkanlagen des Palastes bot.

»Wie viele Geschwister hast du eigentlich?«, fragte Alice. Nicht, um das Gespräch in Gang zu bringen, denn sie hatten einander so viel zu sagen, dass das nicht nötig war, sondern aus echtem Interesse.

»Sechs, eigentlich sieben, aber meine Schwester Olga starb noch als Baby«, erwiderte er melancholisch.

»Das tut mir leid«, sagte Alice und fügte dann, um ihn abzulenken, hinzu: »Ich freue mich, dass du nun tatsächlich bei der griechischen Armee bist. Davon hast du ja bei unserem letzten Treffen so geschwärmt – und gesagt, dass das dein Traum ist.«

Andreas nickte, und Alice konnte Stolz in seiner Miene erkennen, als er sagte: »Ja, Griechenland ist meine Heimat. Deshalb spreche ich mit meinen Eltern auch nur griechisch.«

»Ich bewundere dich dafür, wie viele Sprachen du beherrschst«, sagte Alice. »Griechisch, Englisch, Französisch, Russisch …«

»Das muss man, wenn man mit halb Europa verwandt ist«, scherzte er.

»Deine Mutter ist eine Enkelin des Zaren Nikolaus I., richtig?«, fragte Alice.

Er bejahte ihre Frage und sah ihr dann tief in die Augen, ihr Herz schlug schneller. »Im Übrigen bist du es, die Bewunderung verdient.«

»Ach was«, winkte sie ab. »Ich spreche längst nicht so viele Sprachen wie du.«

»Meine Liebe, du kannst drei Sprachen von den Lippen ablesen. Das soll dir einmal einer nachmachen. Du scheinst wirklich sehr fleißig zu sein und einen eisernen Willen zu haben.«

Alice errötete. Sosehr sie seine Komplimente freuten – sie wusste nicht wirklich damit umzugehen, es war das erste Mal, dass ihr ein Mann solch freundliche Dinge sagte. Daher versuchte sie, das Gespräch in andere Bahnen zu lenken.

»Wenn wir gerade bei halb Europa sind – dein anderer Großvater ist doch König Christian IX. aus dem Hause Schleswig-Holstein-Sonderburg-Glücksburg?«

»Genau«, grinste Andreas. »Und der wiederum ist der Vater von Tante Alexandra und damit der Schwiegervater von Bertie.«

»Wie kommt es eigentlich, dass ein dänischer Prinz auf dem griechischen Thron sitzt?«, erkundigte sie sich.

Er lachte. »Das ist mindestens so kompliziert wie unserer aller Verwandtschaftsverhältnisse. Also …«

Er setzte sich zurecht, und Alice machte sich auf eine längere Geschichtsstunde gefasst, als endlich – es war inzwischen Abend geworden, und bald würde das Dinner gereicht werden – die Tür aufgerissen wurde und eine blasse Alexandra das Zimmer betrat. Die Anwesenden erhoben sich sofort eilig von ihren Plätzen, um zu lauschen, was die Gattin des Thronfolgers über dessen Gesundheitszustand zu berichten hatte.

»Bertie wurde direkt in den Musiksaal gebracht und dort auf dem Tisch operiert. Er hat starke Schmerzen und Fieber«, stieß Alexandra hervor. »Sein Blinddarm war entzündet.«

Alice und Andreas sahen einander voller Entsetzen an. »Eine Blinddarmentzündung ist lebensgefährlich«, formte er mit den Lippen, wissend, dass er die Dinge nicht laut aussprechen musste, damit sie sie verstand.

Alice nickte betroffen. »Armer Onkel Bertie, arme Tante Alexandra.«

»Die Krönungsfeierlichkeiten werden nun wohl verschoben, und wir werden erneut anreisen müssen«, sagte Andreas' Schwägerin Sophie, die sich mit ihrem Gatten, dem griechischen Thronfolger Konstantin, wenig später zu ihnen gesellte, Alice allerdings mit Missachtung strafte. Die Kronprinzessin von Griechenland, geborene Prinzessin von Preußen, hielt sie offenbar für unwürdig oder nicht standesgemäß. Ihr Blick war kühl, ihr Mund leicht spöttisch herabgezogen. Zu Alice' Erleichterung gesellte sich aber alsbald Georg, Andreas' älterer Bruder, zu ihnen und lächelte ihr erneut freundlich zu. Alice lächelte dankbar zurück.

2. Kapitel

Die Rosen im Garten des Buckingham Palace standen in voller Blüte und schwängerten die Luft mit ihrem süßen Duft. Die Sonne schien warm auf Alice' Haut, und die Vögel jubilierten, als müssten sie für einen Meisterwettbewerb singen.

»Du siehst zauberhaft aus«, flüsterte Andreas und sah Alice mit glühendem Blick an. »Du bist schöner als all die Rosen in diesem Garten.«

Er brach eine gelbe Blüte ab und reichte sie ihr mit einer kleinen Verbeugung. Alice nahm sie lächelnd entgegen, hielt sie an die Nase und sog den Duft tief ein. Nicht zum ersten Mal fragte sie sich, ob andere Menschen, die zu hören vermochten, in der Lage waren, Düfte so intensiv zu erleben wie sie selbst. Wenn sie einen schönen Duft roch, war es ihr, als breite er sich in ihr aus, ergreife von ihr Besitz. Manchmal sah sie dann auch Farben vor sich und nahm etwas wahr, das vielleicht Musik gewesen wäre, wenn sie es denn hätte hören können.

Als sie die Augen wieder öffnete, bemerkte sie, dass Andreas sie unverwandt ansah. »Alice«, sagte er leise. Zart berührte er ihr Kinn und hob ihr Gesicht, sodass sie ihm in die Augen sehen musste. Alice warf einen raschen Blick auf Nona, die ihnen in einiger Entfernung gefolgt war, nun jedoch demonstrativ den Kopf abwandte.

»Alice«, sagte Andreas noch einmal, und dieses Mal erwiderte sie seinen Blick.

Er zog sie unter eine nahe gelegene Pergola, die über und über von Rosen bewachsen war und sie vor neugierigen Blicken schützte, dann ging er vor ihr auf die Knie.

Fassungslos sah sie ihn an, als er sagte: »Alice von Battenberg, ich habe mich schon vor drei Monaten in dich verliebt. Als ich dich das erste Mal sah, wusste ich: Das ist die Frau, mit der ich mein Leben verbringen möchte. Du hast mich verzaubert, Alice. Würdest du mir die Ehre erweisen, mich zu heiraten?«

»Ja«, rief Alice nach einem Moment der Sprachlosigkeit überwältigt vor Glück, »ja, und wie ich das will.« Und während ihr die Knie weich wurden, war er schon wieder aufgestanden, zog sie in seine starken Arme und küsste sie, dass ihr schwindelig wurde.

Als sie sich voneinander lösten, griff er nach ihrer Hand, strich sanft über ihren Ringfinger und sagte: »Einen Ring habe ich leider nicht bei mir, schon gleich keinen, der gut genug für meine Prinzessin wäre.« Um ihr dann tief in die Augen zu schauen und zu versichern: »Aber der wird nachgereicht.«

»Ein Ring ist nicht so wichtig«, sagte sie strahlend. »Wichtig ist nur unsere gemeinsame Zukunft. Oh, wie sehr ich mich darauf freue!«

»Ich dachte eigentlich, ich reise zu einer Krönungsfeier an«, schmunzelte Andreas. »Stattdessen komme ich zu meiner eigenen Verlobung.«

Alice musste lachen. Sie liebte seinen Humor.

»Was denkst du, wie unsere Familien es auffassen?«

»Meine Eltern werden sich sehr freuen«, war Andreas überzeugt. »Sie werden dich gleich in ihr Herz schließen, deine Zielstrebigkeit bewundern, dich bezaubernd schön finden. So wie ich auch.«

Alice musste lachen. »Du bist ein Charmeur.«

»An meine Komplimente wirst du dich gewöhnen müssen«, gab er zurück, um ernst hinzuzufügen: »Und deine Familie? Wie werden sie reagieren?«

Alice seufzte. »Wir haben über diese Dinge noch nie gesprochen. Sie haben einfach … keine Rolle gespielt bisher. Ich glaube, Mama hätte nie damit gerechnet, dass ich mich so früh schon verloben würde.«

»Aber werden sie es billigen?«

»Das hoffe ich«, sagte Alice bang. Viktoria von Battenberg hatte ihr Missfallen darüber, dass Alice und Andreas so viel Zeit miteinander verbrachten, ihrer Tochter gegenüber inzwischen sehr deutlich gemacht.

»Ich werde dann natürlich offiziell um deine Hand anhalten.«

Alice nickte. »Warte damit aber noch ein bisschen«, bat sie, überlegte kurz und meinte schließlich: »Ich werde mit Tante Alexandra darüber sprechen. Und mit Onkel Bertie, wenn es ihm besser geht. Zu ihnen hatte ich schon immer ein inniges Verhältnis. Sie werden uns einen guten Rat geben können.«

*

»Wie geht es dir, Tante Alexandra?« Alice knickste und näherte sich der englischen Kronprinzessin, die inzwischen eigentlich schon zur Königin hätte gekrönt sein sollen. Sie saß am Fenster, wo sie mit einer Lektüre beschäftigt war. Alice fand, dass die letzten Tage Spuren im Gesicht ihrer Großtante hinterlassen hatten. Die Augen unter dem lockigen Pony lagen tief in den Höhlen, ihr Gesicht wirkte schmal und blass.

Alexandra sah von ihrem Buch auf und lächelte. »Alice, wie schön. Nimm doch Platz.«

Alice tat wie ihr geheißen.

»Um auf deine Frage zurückzukommen«, sagte Alexandra müde, »so bin ich erschöpft, aber zugleich unendlich erleichtert, dass Bertie wieder auf dem Weg der Besserung ist. Ich habe mir schreckliche Sorgen um ihn gemacht.«

»Wir alle«, wisperte Alice. Dann sagte sie vorsichtig: »Es muss schön sein, so zu lieben und so geliebt zu werden.«

Alexandras Lächeln vertiefte sich. »Ich freue mich, dass du diese Erfahrung nun auch machen darfst.«

Alice erschrak. Es war klar, dass ihre Mutter um ihre Liebe wusste. Aber dass selbst ihre Großtante bei all ihren Sorgen bemerkt hatte, wie es um sie stand, überraschte sie dann doch.

»Ist das so offensichtlich?«

»Ach, Liebes«, sagte Englands künftige Königin, »Euer Glück springt einem förmlich entgegen. Es ist mit Händen zu greifen.«

Ein Strahlen breitete sich auf Alice' Gesicht aus. »Er hat mir einen Heiratsantrag gemacht.«

»Das ist ja wundervoll! So schnell…«

»Es war Liebe auf den ersten Blick. Für uns beide«, merkte Alice an. »Du… bist die Erste, der ich es erzähle.«

»Das ehrt mich sehr«, freute sich Alexandra.

»Ich bin nicht sicher, wie Mama darauf reagieren wird«, fuhr Alice zögernd fort. »Sie weiß zwar nichts von unserer Verlobung, aber dass wir gegenseitig große Zuneigung füreinander empfinden, hat sie natürlich mitbekommen und mir sehr unmissverständlich klargemacht, dass sie das nicht gutheißt.«

»Lass ihr Zeit«, empfahl ihre Großtante. »Du bist noch jung, und sie sorgt sich wegen deiner Taubheit um dich.«

»Das muss sie nicht«, begehrte Alice auf. »Ich habe ihr doch gezeigt, dass es mir bestens gelingt, im Leben Fuß zu fassen.«

»O ja, und dafür bewundern wir dich auch alle«, sagte Alexandra, um dann vorsichtig fortzufahren: »Vielleicht hat sie auch nicht damit gerechnet, dass du so schnell einen Mann finden würdest.«

»Weil ich taub bin?«, fragte Alice geradeheraus.

»Nun…«, murmelte Alexandra verlegen, der anzumerken war, dass sie ihre Worte schon bereute.

»Schon gut«, sagte Alice rasch. »Du musst dir keine Sorgen machen, dass du mich verletzen könntest. Ich weiß, dass ich taub bin, und ich weiß, dass es Männer geben könnte, die das abschreckt. Andreas gehört nicht dazu, im Gegenteil.«

»Im Gegenteil?« Alexandra sah sie fragend an.

»Nun«, setzte Alice an, »er bewundert mich dafür, wie gut es mir trotz meiner Taubheit gelingt, ein ganz normales Leben zu führen.«

»Da bewundert er dich zu Recht«, freute sich Alexandra. »Er hat etwas erkannt, das alle, die dir nah sind, an dir schätzen und bewundern. Deine ungemeine Zielstrebigkeit, deine Stärke und deine Fähigkeit, Benachteiligungen in Vorteile umzuwandeln.«

Sie streckte ihre Hände aus, und Alice legte die ihren hinein. »Du bist ein ganz besonderer Mensch. Mein Neffe Andreas hat großes Glück. Und wer weiß: Vielleicht seid ihr im Sommer, wenn wir uns alle wiedersehen, um die Krönungsfeierlichkeiten nachzuholen, ja schon ganz offiziell ein Paar.«

3. Kapitel

Alice liebte Schloss Heiligenberg. An sommerlichen Tagen wie diesem, aber auch zu allen anderen Jahreszeiten. Es war ihr immer Heimat gewesen, hatte ihr ein Gefühl von Geborgenheit vermittelt. Zwölf Kilometer südlich von Darmstadt und direkt östlich des Heiligenbergs gelegen schmiegte es sich in die gesegnete Natur, die es umgab.

Alice' Urgroßmutter, die damalige Erbgroßherzogin Wilhelmine von Hessen und bei Rhein, hatte es im Jahr 1827 erworben, um es als Sommersitz zu nutzen. Einst war es noch ein Gutshaus gewesen, das sie, als ihr Gatte Ludwig nach dem Tod seines Vaters Großherzog wurde, zu einem Schloss umbauen ließ. Der Sohn des Paares, Alexander von Hessen und bei Rhein, hatte das Schloss später mit seiner morganatischen Gattin Fürstin Julia von Battenberg bewohnt. Die beiden waren die Begründer des Adelsgeschlechts derer von Battenberg und hatten es ab 1862 mehrmals umbauen lassen. Alice fühlte sich besonders der ältesten Tochter der beiden sehr verbunden: Marie Karoline von Battenberg, Fürstin zu Erbach-Schönberg, war zwar sehr viel älter als sie, aber Alice bewunderte sie sehr, vor allem auch für ihre schriftstellerische Tätigkeit. Marie beobachtete viel und schrieb dann darüber, und diese Fähigkeit, ganz genau hinzusehen, dachte Alice, hatten sie gemein.

Marie, überlegte Alice, wäre sicherlich eine gute Gesprächspartnerin in Liebesdingen gewesen. Doch ihre Großtante weilte derzeit nicht auf Schloss Heiligenberg, und so hatte Alice niemanden, mit dem sie ihr großes Glück teilen konnte. Ihre zwölfjährige Schwester Louise war noch zu jung. Dabei schrie ihr Herz danach, sich mitzuteilen und ihre Liebe in die Welt hinauszuposaunen.

Und dann wurde sie schließlich dazu gezwungen: Ihre Mutter zitierte sie zu sich.

»Nimm Platz, Alice«, sagte sie streng, als ihre Tochter eintrat, und wies auf die zierliche Sitzgruppe am Fenster. Alice setzte sich und sah ihre Mutter bang an.

»Hast du mir etwas zu sagen?«

»Was meinst du?«, fragte Alice ausweichend.

»Du weißt sehr genau, was ich meine. Es war für jeden ersichtlich, wie nahe du und Andreas euch steht. Wie soll es in dieser Sache nun weitergehen?«

»Wir haben uns verlobt«, platzte Alice heraus und bereute im nächsten Moment ihre Worte. Ungeschickter hätte sie es nicht anstellen können. Doch ihr Herz war einfach so übervoll, dass man sie nur sanft anzustoßen brauchte, damit das Glück aus ihr heraussprudelte. Selbst wenn das Gegenüber ihr und ihrer großen Liebe vielleicht nicht wohlgesonnen war.

Viktoria von Battenberg war blass geworden und kräuselte missbilligend die Lippen. »Ihr habt euch verlobt?«, fragte sie. »Man sollte meinen, dass der Prinz von Griechenland weiß, wie man einen standesgemäßen Heiratsantrag macht.«

»Es war ganz spontan«, verteidigte Alice ihn. »Er hatte ja noch nicht mal einen Ring, eben weil er nichts vorbereitet hatte.«

»Solche Dinge sollte man aber vorbereiten«, erwiderte Viktoria kühl. »Du bist noch sehr jung, Alice. Ihr kennt euch kaum.

Ich möchte nicht, dass du unglücklich wirst, zumal du immer besondere Unterstützung brauchst.«

»Nein, Mutter«, widersprach Alice. »Ich benötige keine besondere Unterstützung, und diese Tatsache habe ich nur dir zu verdanken. Du hast immer dafür gesorgt, dass ich lerne, auf eigenen Beinen zu stehen. Nun, da es so weit ist, musst du mich auch loslassen.«

»Aber doch nicht so früh!«, rief Viktoria.

»Mutter.« Alice sah ihr fest in die Augen. »Du hast mir einmal gesagt, dass ich einen sehr starken Willen habe. Und dass es auch mein Wille war, der dazu führte, dass ich perfekt in mehreren Sprachen von den Lippen lesen kann. Diesen Willen habe ich auch jetzt. Ich werde Andreas heiraten. Tante Alexandra und Onkel Bertie freuen sich übrigens über meine Wahl, und wenn diese selbst vom künftigen englischen Königspaar gutgeheißen wird, kann sie ja so schlecht nicht sein.« Sie verschwieg, dass sich Bertie zwar mit ihr gefreut, zugleich aber erklärt hatte, dass er ihr eine noch deutlich glanzvollere Partie gewünscht hätte. Für die schöne Alice, hatte er gesagt, sei kein Thron zu gut.

»Du hast mit Onkel und Tante bereits darüber gesprochen?«, fragte Viktoria, und erst jetzt wurde Alice klar, wie verletzend es für ihre Mutter sein musste, dass sie nicht zuerst sie ins Vertrauen gezogen hatte.

»Es … es hat sich so ergeben«, stammelte sie.

Viktoria nickte nur knapp. »Ist das dein letztes Wort?«, fragte sie. »Du willst Andreas von Griechenland wirklich heiraten?«

Alice sah ihre Mutter mit unbeugsamer Entschlossenheit an. »Ja. Das ist mein letztes Wort.«

Viktoria stand auf. »Ich werde deinen Vater kontaktieren.«

*

»Post für Sie, Durchlaucht.«

»Endlich«, rief Alice und riss die Schreiben mit den aufregend aussehenden ausländischen Briefmarken, die der Diener auf einem silbernen Tablett in ihr Zimmer gebracht hatte, buchstäblich an sich. So lange hatte sie auf eine Nachricht ihres Liebsten gewartet, und je länger das Warten dauerte, desto größer waren ihre Zweifel geworden. Hatte Andreas ihr vorschnell seine Liebe erklärt? Bereute er seinen Antrag inzwischen? Vorstellen konnte sie es sich eigentlich nicht, sie war sich seiner Gefühle für sie recht sicher – aber dennoch: Vielleicht hatte auch seine Familie ihrer Verbindung starken Widerspruch entgegengesetzt? Dass die Kronprinzessin sie nicht leiden konnte, hatte diese bei ihrem Treffen unmissverständlich zu erkennen gegeben. Vielleicht hatte sie viel Einfluss auf Andreas und diesen geltend gemacht?

Sosehr Alice versucht hatte, sich gegen diese Gedanken zu wehren – ganz vertreiben ließen sie sich nicht.

Doch die Erlösung war nah, steckte in diesen weißen Kuverts. Hoffentlich.

Der Diener ließ sie wieder allein, und Alice zählte: »Eins, zwei, drei, vier, fünf.« Sie sortierte die Briefe nach den Poststempeln und öffnete mit zitternden Fingern den ersten Umschlag. Am liebsten hätte sie ihn aufgerissen, aber sie zwang sich dazu, ihn vorsichtig und achtsam aufzumachen. So, wie man eben mit Dingen umging, die vom Verlobten kamen.

Sie entfaltete das Papier, ihr Blick flog über die Zeilen, die sich in akkurater Schrift untereinanderreihten. Bevor sie richtig las, wollte sie den Kern des Schreibens erkunden. War es ein Abschieds- oder ein Liebesbrief?

Ihre Augen erfassten Worte und Sätze wie »Sehnsucht«, »glücklichste Tage meines Lebens« und »meine Gedanken weilen ununterbrochen bei Dir, und ich kann es kaum erwarten, bis endlich der Termin für die neuen Krönungsfeierlichkeiten festgesetzt ist und wir uns wiedersehen«.

Überglücklich drückte sie den Brief an ihr Herz, hob ihn an die Lippen, um ihn sacht zu küssen, und las ihn dann noch mal, Zeile für Zeile, Wort für Wort, Buchstabe für Buchstabe. Die nächsten Briefe bestätigten nur den Inhalt des ersten, Andreas liebte sie. Offenbar waren seine Schreiben bei der Post liegen geblieben. Sie breitete die fünf Briefe nebeneinander aus. Ihre Augen folgten dem Schwung seiner Handschrift, ergötzten sich an dem zackigen G und freuten sich an dem schwungvollen F. Es war schließlich das erste Mal, dass sie etwas Handgeschriebenes von ihm sah.

Dann ging sie zu ihrem zierlichen Schreibtisch, zog ihr Briefpapier hervor, das immer ein wenig nach Rosen duftete, und begann zu schreiben.

Schloss Heiligenberg, 15. Juni 1902

Liebster Andreas,
heute ist mein Glückstag, denn soeben hat mir der Diener Deine Briefe übermittelt. Ich habe so darauf gewartet! Stell Dir vor, sie kamen alle auf einmal. Fünf Stück!

Nachdenklich legte sie den Federhalter zur Seite und sah zum Fenster hinaus. Ob sie ihm schreiben sollte, dass sie schon angefangen hatte, an seiner Liebe zu zweifeln? Aber wäre das nicht ein trauriges Zeichen ihres Glaubens an ihre gegenseitige Zuneigung und tiefe Verbundenheit, ihm das mitzuteilen? Es könnte ihn kränken, dass sie so wenig Vertrauen zu ihm hatte. Sie entschloss sich, ihm stattdessen zu berichten, was sich unterdessen auf Schloss Heiligenberg zugetragen hatte.

Ich habe Mama von unserer Verlobung erzählt, und sie war etwas pikiert, dass wir so eigenmächtig gehandelt haben. Außerdem sagte sie, ich sei noch so jung und wir würden uns gar nicht richtig kennen. Ich habe ihr erklärt, dass man sich manchmal begreift, ohne viele Stunden miteinander verbracht zu haben, und dass das dann die wahre Liebe sei. Mama hat auch Papa informiert, der momentan eigentlich auf Korfu ist, und er hat Verpflichtungen Verpflichtungen sein lassen, um sofort anzureisen und mit mir zu sprechen.

Wieder ließ Alice ihren Füller sinken und dachte lächelnd an die Gespräche mit ihrem Vater. Ludwig von Battenberg war anfangs noch der festen Überzeugung gewesen, ihr die Hochzeitspläne ausreden zu können, und hatte durchaus überrascht reagiert, als er feststellte, wie ernst es ihr damit war.

Vater hat dann irgendwann verstanden, wie groß unsere Liebe zueinander ist, und mir gesagt, dass weder er noch Mama mir vorschreiben wollen, welchen Mann ich heiraten solle. Und standesgemäß bist Du ja. Mehr als standesgemäß. Ich sei dann eine Prinzessin von Griechenland, hat Papa gesagt und ein wenig verwundert dreingeschaut. Ich glaube, letzten Endes haben meine Eltern beide nicht gedacht, dass ihre taube Alice einmal eine so gute Partie machen würde.

Alice stockte und sah die Zeilen an, die sie gerade geschrieben hatte. Ob sie klug waren? Wiesen sie ihn nicht auf ihre Behinderung hin? Wobei er um diese ja wusste und sich nicht im Geringsten daran störte. Außerdem sollte sie nicht so viel zaudern. Wenn sie mit Andreas verheiratet wäre, wollte sie ihn ohnehin an all ihren Gedanken und Träumen teilhaben lassen. Also schrieb sie weiter.

Große Unterstützung erhalten wir von meiner Tante Alix, der russischen Zarin. Mama tauscht sich sehr viel mit ihren Schwestern aus, und meine Tante erinnerte sie daran, dass sowohl Tante Elisabeth als auch meine Mama selbst so um ihre Liebe haben kämpfen müssen – also müsste Mama mich doch eigentlich am besten verstehen. Die Heirat zwischen Mama und Papa war nämlich auch eine Liebesheirat, und es gab viele, die sich dagegenstellten, insbesondere mein Großvater Großherzog Ludwig war mit meinem Vater nicht einverstanden. Das weiß ich natürlich nicht von Mama selbst, Tante Alix hat mir geschrieben, dass sie Mama geschrieben hat. Was für eine umständliche Formulierung! Jedenfalls scheint sie nun nicht mehr so ablehnend zu sein, und auch Papa ist inzwischen überzeugt. Er hat mir gesagt, das Einzige, was er doch nur für mich will, ist, dass ich glücklich bin. Wie es scheint, steht unserem Glück also zumindest vonseiten meiner Familie nichts mehr im Wege – und ich zähle die Tage, bis wir uns bei den erneuten Krönungsfeierlichkeiten von Onkel Bertie dann endlich wiedersehen werden.
Bitte schreib mir bald, schreib mir am besten stündlich, um die lange Wartezeit etwas zu verkürzen!

In inniger Liebe,
Deine Alice

4. Kapitel

»Nun zappel doch nicht so herum«, ermahnte Viktoria von Battenberg ihre Tochter, als die Kutsche am 7. August 1902 auf den Buckingham Palace zufuhr. »Das ziemt sich nicht für eine junge Dame. Und schon gar nicht für die Verlobte eines griechischen Prinzen.«

Alice warf ihr einen überraschten Blick zu. Ihre Mutter schien sich in der Tat so langsam an den Gedanken zu gewöhnen, dass sie bald eine verheiratete Frau sein würde. Immerhin hatte Andreas inzwischen schriftlich bei ihrem Vater um ihre Hand angehalten und damit Viktorias Verlangen nach einem standesgemäßen Antrag Genüge getan.

Die junge Prinzessin musste sich allerdings noch in Geduld üben, bis sie Andreas endlich wiedersehen würde. Die griechische Gesandtschaft war zwar schon am Vorabend angereist, aber Alice musste mit ihrer Mutter und der treuen Nona zunächst ihre Gemächer beziehen und ihre Reisekleidung ablegen, bis sie endlich beim Nachmittagstee aufeinandertreffen würden. Einerseits schien die Zeit ungemein langsam zu vergehen, andererseits flog sie viel zu schnell dahin, denn Alice wollte für Andreas natürlich besonders schön sein, und wie schon beim letzten Mal leistete Nona ganze Arbeit. Alice trug ein waldgrünes Taftkleid mit Puffärmeln und weitem Dekolleté, das ihre Haare wunderbar zum Leuchten brachte. Die Hofdame frisierte sie zu weichen Wellen im Nacken, dazu trug Alice ihre Smaragde.

Und dann stand er vor ihr im Salon und sah ihr mit leuchtenden Augen entgegen. »Alice«, murmelte er, als er ihr formvollendet die Hand küsste. »Meine Alice. Wie wunderschön du bist.«

Sie spürte ihren Herzschlag in ihrem Hals. Endlich! Endlich wieder er! Am liebsten wäre sie ihm um den Hals gefallen und hätte ihn nie wieder losgelassen.

Doch sie waren nicht allein, und Alice spürte den prüfenden Blick ihrer Mutter auf sich gerichtet. Andreas war er ebenfalls nicht entgangen, und er begrüßte Viktoria von Battenberg auf die denkbar charmanteste Weise.

Seine Freundlichkeit verfing selbst bei der strengen Viktoria, und Alice bemerkte erleichtert, dass ihre Mutter ihrem Verlobten ein warmes Lächeln schenkte. Na also! Das ließ sich doch alles ganz hervorragend an!

»Das Glück sprüht einem gerade so entgegen, wenn man euch zusammen sieht«, sagte die englische Kronprinzessin wenig später leise zu ihrer Großnichte. Die Familie hatte den Tee gemeinsam eingenommen und saß nun in kleineren Grüppchen zusammen, wobei sich Alice' und Andreas' Blicke immer wieder verfingen. »Ich bin wirklich sehr froh, dass es mir offenbar gelungen ist, deine Mutter von ihrer strengen Haltung abzubringen. Ihr gehört einfach zusammen.«

»Ich danke dir von Herzen dafür, dass du dich so für uns einsetzt«, sagte Alice.

Sie lächelte. »Für die Liebe tue ich alles. Und für meinen Lieblingsneffen auch.«

Alexandra hatte noch eine Überraschung für Alice parat: Im Vorfeld der Krönungsfeierlichkeiten hatte sie dafür gesorgt, dass Alice und Viktoria von Battenberg in derselben Kutsche fuhren, in der man auch Andreas und dessen Bruder Georg platziert hatte. Auf dem Weg zur Westminster Abbey, wo die feierliche Zeremonie stattfinden sollte, saßen sich Alice und Andreas gegenüber, und sie hatte das Gefühl, dass die Luft zwischen ihnen regelrecht brannte. Auch Viktoria schien dies wahrzunehmen und für äußerst unpassend zu erachten, wie an ihrem missbilligenden Blick unschwer zu erkennen war. Alice, die feine Antennen für die Stimmungen anderer Menschen – vor allem derer, die ihr nah und vertraut waren – besaß, bemerkte dies sehr wohl, versuchte aber, sich dadurch ihr Glücksgefühl nicht trüben zu lassen. Zumal sie wirklich nichts Verbotenes taten. Und Andreas und Georg verstanden es auch, formvollendet Konversation zu betreiben.

»Ob Onkel Bertie sehr traurig ist, weil bei seiner Krönung nun nicht so viele Gäste aus dem Ausland dabei sind wie ursprünglich geplant?«, fragte Alice. Nicht alle hatten es möglich machen können, zum neuen Termin zu erscheinen.

»Das glaube ich nicht«, erwiderte Andreas. »Er legt nicht so großen Wert auf so etwas. Wichtig ist ihm sicher, dass ihr bei ihm seid, und vor allem, dass er seine schwere Krankheit überlebt hat.«

Alice nickte. »Es ist schon aufregend«, sagte sie. »Aus Onkel Bertie wird nun König Edward VII. Das Viktorianische Zeitalter ist vorbei und das Edwardianische beginnt.«

»Wir sind Zeugen einer Zeitenwende«, bekräftigte Andreas und sah Alice vielsagend in die Augen. Sie erwiderte den Blick ein paar Sekunden zu lang, bevor sie ihn senkte.

Viktoria an ihrer Seite räusperte sich und ließ sie damit wissen, dass sie den Blickwechsel zwischen dem Liebespaar sehr wohl bemerkt hatte.

»Wir sind ja noch ganz gut in der Zeit, schließlich wurde die Krönung nach dem obligatorischen Trauerjahr, das im 18. Jahrhundert eingeführt wurde, nur um zwei Monate verschoben«, plauderte Alice daher, um gleich überzuleiten: »Der erste Edward auf dem englischen Thron war im November 1272, also zum Zeitpunkt seiner Thronfolge, nämlich gerade auf Kreuzzug, und es dauerte fast zwei Jahre bis zu seiner Krönung.«

Alice' Plan ging auf. Viktoria war ausgesprochen stolz auf ihre belesene Tochter, und auch jetzt zeichnete sich ein zufriedenes Lächeln auf ihrem Gesicht ab.

»Edward II. ging es im Juli 1307 ganz ähnlich, er musste noch einiges erledigen, bevor er im Februar 1308 gekrönt werden konnte. Zunächst musste er den Transport des Leichnams seines Vaters von Schottland nach England organisieren und die Beerdigung vorbereiten. Und im Anschluss daran Isabelle de France heiraten, denn die Vermählung war schon mehrfach verschoben worden. Deshalb dauerte es ein gutes halbes Jahr, bis er gekrönt wurde«, fuhr Alice fort.

»Da weiß ich auch noch eine schöne Anekdote, die Edward V. betrifft«, ließ Andreas sich vernehmen. »Der wurde nie gekrönt, weil er vorher abgesetzt wurde.«

»Das passiert Bertie sicher nicht«, mischte sich nun Georg, Andreas' sympathischer älterer Bruder, ins Gespräch. »Er hat die Aufregungen jetzt alle hinter sich und wird England garantiert gut regieren.«

»Davon bin ich überzeugt«, sagte Alice und schenkte ihrem Verlobten ein inniges Lächeln.

*

Als sie Westminster Abbey erreichten, war Alice mit einem Mal furchtbar nervös. Als eine der Ehrendamen nahm sie zunächst nicht mit den anderen im vorderen Teil der Kirche Platz, sondern gehörte gemeinsam mit den Geistlichen und weiteren Würdenträgern der Prozession an. Mit den anderen Ehrendamen und einer Ehrengarde der Gentlemen at arms betrat sie mit dem zu krönenden Monarchen als Letztes Westminster Abbey. Onkel Bertie sah in seiner Robe, einem Hermelinumhang mit einer purpurnen Schleppe aus Samt, sehr beeindruckend und seltsam fremd aus. Er hatte plötzlich gar nichts mehr mit dem gutmütigen Onkel, der so gerne Pfeife und Zigarren rauchte, gemein und schon gar nicht mit dem Mann, den sie vor wenigen Wochen noch auf dem Krankenbett besucht und der sie zu ihrer Liebe mit Andreas beglückwünscht hatte.

Alice war ein wenig zittrig zumute, als sie dicht bei ihrem Onkel zum Hochchor der Westminster Abbey schritt. Unter der Vierung stieg Edward drei Stufen zum »Theater« empor, dort stand, um fünf Stufen erhöht, der Thron und links daneben, etwas tiefer, der Thron der künftigen Königin.

Als Bertie sich auf den Chair of Estate setzte, übergaben die Träger dem Dekan von Westminster die Kronjuwelen, der sie in einer überaus feierlichen Geste auf dem Hochaltar platzierte. Nun durfte Alice, ebenso wie alle anderen Teilnehmer der Prozession, ihren Platz einnehmen – sie saß ganz vorne bei den Ehrengästen, direkt hinter ihrer Mutter, und war ausgesprochen froh, dass alles gut gegangen war. Nicht auszudenken, wenn sie gestolpert wäre! Insofern hatte Alice wenig später auch furchtbares Mitgefühl mit Frederick Temple: Der achtzigjährige Erzbischof von Canterbury, der die Krönungszeremonie vorgenommen hatte, hatte sich gerade vorgebeugt, um den neuen König auf die Wange zu küssen, als er ins Straucheln geriet und beinahe stürzte. Doch er fing sich wieder und führte die Zeremonie würdevoll zu Ende.

Alice konnte die Worte des Erzbischofs von Canterbury nicht verstehen, denn durch die Entfernung waren sie nur schwer von den Lippen abzulesen, aber sie kannte sie auswendig und sprach innerlich mit, als Frederick Temple fragte: »Werden Sie alles in Ihrer Macht Stehende tun, um Recht und Gerechtigkeit in Gnade zu bewirken, das in allen unseren Gerichten angewendet werden soll?«

Und ihre Lippen bewegten sich stumm mit, als ihr Onkel Bertie versprach: »Das werde ich.«

5. Kapitel

»Andreas!« Obwohl sie wusste, dass sich das ganz und gar nicht geziemte, flog Alice ihrem Liebsten am 8. Mai 1903 geradezu entgegen und in seine Arme, kaum dass er aus der Kutsche gestiegen war. Endlich war die lange Zeit des Wartens vorbei, und glückliche Monate in Sopwell House im englischen Hertfordshire, das Alice' Vater für den Sommer gemietet hatte, lagen vor ihnen.

»Ich habe dich so unendlich vermisst«, flüsterte sie an seinem Ohr. »An nichts hatte ich Freude. Auch wenn ich auf der Ballsaison viel getanzt habe, wollte ich doch nur mit dir tanzen. Und außerdem bin ich ohnehin keine gute Tänzerin, weil ich die Musik nicht hören kann.«

»Auf die richtige Führung kommt es an«, sagte er, strich ihr zärtlich über die Wange und versprach: »In meinen Armen wirst du tanzend die ganze Welt erobern.«

Er nahm sie bei den Händen und sah sie liebevoll an, während die Dienerschaft im Hintergrund das Gepäck auslud. »Es tut mir leid, dass ich meinen Besuch immer wieder verschieben musste, aber ich kam einfach nicht von der Armee weg – in Griechenland ist es gerade etwas unruhig.«

»Unruhig?«, fragte Alice erschrocken.

Er winkte ab. »Nichts, was dir Sorgen machen muss.«

»Dann bin ich ja froh. Ich freue mich nämlich schon außerordentlich auf mein neues Heimatland.«

Überrascht sah er sie an. »Du hast ja griechisch gesprochen! Und das fließend.«

Sie nickte und errötete vor Freude über sein Kompliment. »Ich habe eifrig gelernt. Aber nun lass uns endlich hineingehen. Meine Eltern möchten dich begrüßen. Ich werde dir später alles zeigen. Wir können einen Spaziergang im Park machen, er ist wunderschön und sehr groß. Oh, und du musst unbedingt Papas Wagen bewundern. Er hat ein Automobil mit einem Motor gekauft, einen Viersitzer-Wolseley-Wagonette.«

Alice redete vor Aufregung wie ein Wasserfall.

Andreas blieb stehen und sah sie voller Vorfreude an. »Dein Vater besitzt einen Viersitzer-Wolseley-Wagonette?«, fragte er mit leuchtenden Augen.

»Ja«, strahlte Alice. »Ist das nicht wunderbar?«

»Allerdings! Da muss ich gar keine Begeisterung heucheln. Die ist vorhanden.«

*

Sollte Ludwig von Battenberg noch den geringsten Zweifel an der Verbindung zwischen seiner Tochter und Andreas gehegt haben, so war dieser endgültig verflogen, als der zukünftige Schwiegersohn sein Automobil besichtigt hatte. Gleich nachdem er Alice' Eltern und Geschwister formvollendet begrüßt und sich nach der langen Reise frisch gemacht hatte, hatte Andreas Ludwig von Battenberg gebeten, ihm sein Automobil zu zeigen. Begeistert hatte dieser zugestimmt. Alice hatte die Männer begleiten wollen, doch ihre Mutter hatte sie zurückgehalten. »Lass sie.«

Und so hatte Alice mit ihrer Mutter Viktoria, ihrer Schwester

Louise und dem kleinen Louis, dem jüngsten ihrer Geschwister, ausgeharrt, während ihr Vater und ihr zehnjähriger Bruder George Andreas voller Stolz den Wagen präsentiert hatten.

Beim Abendessen hob Ludwig von Battenberg feierlich sein Glas. »Meine liebe Alice, lieber Andreas«, sagte er. »Ihr wisst, dass deine Mutter«, er sah Alice an, »und ich eurer Verbindung anfangs skeptisch gegenüberstanden. Nun ist einige Zeit vergangen, wir haben uns besser kennengelernt, und ich muss sagen, du hast eine gute Wahl getroffen.«

Er prostete seiner Tochter zu. Auf ihrem Gesicht breitete sich ein Strahlen aus, und sie suchte Andreas' Blick, den dieser zärtlich erwiderte.

»Inzwischen seid ihr auch etwas älter geworden, Alice ist achtzehn und Andreas einundzwanzig Jahre alt. Wir schlagen vor, dass wir offiziell eure Verlobung bekannt geben.«

*

Die Verlobungsfeier fand in Marlborough House statt. George und May, ihres Zeichens Prinz und Prinzessin von Wales, ließen es sich nicht nehmen, eine kleine Gesellschaft für die künftigen Eheleute zu geben, zu der auch Englands König Edward anreiste, um das freudige Ereignis höchstselbst zu verkünden.

Alice erschien der Abend wie ein wunderbarer Traum – zumal er nicht von der Gefahr einer erneuten Trennung überschattet wurde: Andreas hatte ihr während des Essens verraten, dass er zunächst nicht nach Griechenland zurückkehren müsse, um dort seine militärische Ausbildung zu vervollständigen. Sein Vater, der griechische König Georg, hatte ihm gestattet, diese beim hessischen Dragoner-Regiment fortzusetzen. »Dann bin ich zumindest in deiner Nähe«, versprach er ihr und drückte unter dem Tisch verstohlen ihre Hand.

Der offiziellen Verlobungsfeier folgte eine Reihe von weiteren Einladungen und Empfängen, die Alice und Andreas allesamt trunken vor Glück absolvierten. Dann galt es, einen geeigneten Termin für die Hochzeit zu finden.

»Anfang Oktober wäre es günstig«, resümierte Alice' Mutter, nachdem sie sich ausführlich mit der Verwandtschaft ausgetauscht hatte. »Der Zar und die Zarin wollen natürlich auch teilnehmen, und Nicky plant ohnehin im September einen Jagdbesuch in der Steiermark in Begleitung des österreichischen Kaisers. Dann müsste er nicht zweimal aus Russland anreisen.«

»Anfang Oktober ist gut«, stimmte Alice zu. »Ich bespreche den Termin mit Andreas, ob das für seine Seite ebenfalls passend ist.«

»Tu das«, sagte Viktoria von Battenberg und sortierte die Glückwunschschreiben, die anlässlich der Verlobung eingegangen waren. Plötzlich lachte sie auf.

»Was?«, fragte Alice. »Was ist?«

»Ach, Augusta Karoline, die alte Großherzogin von Mecklenburg-Strelitz, du weißt schon, gratuliert ebenfalls.«

»Und?«, wunderte sich Alice. »Was ist daran so lustig?«

»Nun, sie bedauert, dass du mit der Heirat nicht so lange warten willst, bis ihr Enkel Adolf Friedrich alt genug sei.«

»Aber Adolf Friedrich ist doch schon erwachsen?« Alice, die ihrer Mutter gegenüber gesessen hatte, erhob sich und nahm neben ihr auf dem Sofa Platz.

Viktoria reichte ihr die blumenverzierte Karte, während sie weitererzählte: »Das schon, aber er hat wohl noch nichts mit Heiraten im Sinn. Würdest du noch ein wenig warten, meinte sie, wäre er vielleicht so weit.«

Nun musste auch Alice lachen. »Ich will Adolf Friedrich aber nicht heiraten, sondern Andreas.«

»Ach was?«, spottete Viktoria. »Du überraschst mich immer wieder.«

Alice schenkte ihr einen verwunderten Blick. Die Mutter, die bisher immer eher streng gewesen war, wirkte in letzter Zeit fast heiter – vielleicht, weil sie ihren Erziehungsauftrag nun als abgeschlossen erachtete und sich für ihre Tochter über deren Glück freute?

»Sie hat sich dann damit getröstet, dass du ja sehr hübsch, aber dennoch taub seist, und das könne Fred belasten. Insofern wünscht sie dem griechischen Prinzen Glück mit dir«, fuhr sie fort und deutete auf die Karte, die Alice noch in der Hand hielt.

»Das ist aber zuvorkommend«, erwiderte die und legte dabei den gleichen leisen Spott an den Tag wie ihre Mutter. Dann jedoch seufzte sie und legte das Glückwunschschreiben ungelesen auf den Tisch.

»Was ist?«, fragte Viktoria besorgt. »Geht es dir nicht gut?«

»Nein«, sagte Alice. »Oder doch. Es ist nur … Andreas wird bald nach Darmstadt abreisen und bei den Roten Dragonern dienen. Können wir nicht auch schon zurückfahren, Mama? Ich vermisse nicht nur Andreas, sondern auch meine Freundinnen und mein Zuhause.«

Doch ihre Mutter schüttelte den Kopf. »Nein, wir bleiben noch eine Weile in England«, sagte sie und fuhr fort, die Glückwunschkarten zu sortieren. »Und wenn ich auch verstehen kann, dass du immer an seiner Seite sein willst – das wirst du doch noch dein Leben lang tun können.«

Viktoria legte die Briefe beiseite und sah ihre Tochter ernst an. »Wobei dir klar sein muss, dass es immer wieder Zeiten geben wird, in denen ihr getrennt seid. Andreas hat Verpflichtungen, nicht zuletzt als griechischer Offizier. Du siehst es ja bei deinem Vater und mir. Auch wir müssen immer wieder ohne einander auskommen.«

Alice nickte. Lange Monate ohne ihren Vater, der bereits seit 1868 bei der Royal Navy dient und 1902 zum Leiter des Marinegeheimdienstes aufgestiegen war, waren in der Tat nichts Ungewöhnliches. Sie hatte das als Kind nie hinterfragt.

»Ist das nicht schrecklich schmerzhaft?«

»Man gewöhnt sich daran«, erklärte Viktoria. »Und wenn man sich eine Zeit lang nicht sieht, freut man sich dann auch aufeinander und weiß die Gegenwart des anderen viel mehr zu schätzen.«

»Ich habe es immer bewundert, wie du Vater in allem, was er getan hat, unterstützt hast. So eine Ehefrau will ich auch sein. Du bist mir ein Vorbild, Mama.«

Viktoria von Battenberg blinzelte gerührt. »Danke, mein Kind. Das habe ich immer versucht zu sein.«

Dann lächelte sie ihre Tochter an und empfahl: »Konzentrier dich auf das Wiedersehen. Das hilft dir über die Zeit der Trennung hinweg. Und außerdem wirst du hier einige Ablenkung haben.«

Alice sah sie fragend an.

»Am 7. Juli wird der französische Präsident Émile Loubet zu einem Staatsbesuch erwartet«, informierte Viktoria sie. »Es wird einen großen Ball im Buckingham Palace geben, bei dem auch Nellie Melba auftritt.«

Alice strahlte. Das war ein Ereignis nach ihrem Geschmack – wenn sie die berühmte australische Sopranistin auch nicht singen hören würde.

»Vielleicht gibt es ja auch den nach ihr benannten Nachtisch«, sagte sich lächelnd. »Ich liebe Pfirsich Melba.«

6. Kapitel

»Ich empfinde es als besondere Ehre, dass wir uns hier das Jawort geben dürfen.«

Alice stand neben ihrer Tante Zarin Alexandra, genannt Alix, umgeben von unfassbar viel Sicherheitspersonal, das diese zu ihrem Schutz benötigte, auf der Mathildenhöhe und betrachtete die russische Kapelle mit ihren vergoldeten Zwiebelkuppeln und dem ebenfalls goldenen, aufwendig verzierten Dachfirst.

Alix lächelte ihr scheues Lächeln. »Ich war so glücklich, als sie damals erbaut wurde. So haben Nicky und ich bei unseren Besuchen hier immer einen angemessenen Ort, an dem wir beten können.«

»Mama hat gesagt, dass diese Kirche ein Stück Russland ist? Nicht nur emotional, sondern auch rechtlich?«, fragte Alice.

Alix nickte. »Ja. Sie gehört zum russischen Zarenhaus. Außerdem ist das hier russische Erde.« Sie deutete auf den Boden, auf dem die Kirche stand. »Man hat sie aus verschiedenen Gebieten Russlands zusammengetragen. Und der Marmor, aus dem der Sockel gehauen ist, wurde aus dem Kaukasus hierhergebracht.«

Alice betrachtete ihre Tante. Sie freute sich, dass die schüchterne Herrscherin an ihrer Seite etwas auftaute. Alice wusste, dass Alix die Rolle als russische Zarin eigentlich viel zu viel war.

Sie hasste es zu repräsentieren und hatte stets furchtbare Angst, einen Fehler zu begehen. Aber jetzt, wie sie hier neben ihr stand, vor der russischen Kirche, wirkte sie selbstsicher, lebendig und regelrecht glücklich.

»Die Grundsteinlegung ist fast sechs Jahre her«, fuhr die Zarin fort. »Es war am 16. Oktober 1897, und Nicky und ich waren dabei. Die Weihe war dann erst vor vier Jahren.«

Alice, die bei den Feierlichkeiten ebenfalls dabei gewesen war, nickte. »O ja, ich erinnere mich. Das war ein sehr bewegender Moment, den ich wohl nie vergessen werde.«

»Stimmt, du hast es ja selbst erlebt«, erinnerte sich Alix.

Seite an Seite betraten die beiden Frauen das prachtvolle Gotteshaus.

»Ich bin so froh, dass sie auch innen fertig geworden ist«, sagte Alice.

»Gerade noch rechtzeitig zu eurer Hochzeit«, pflichtete die Zarin ihr bei.

»Vermisst du Onkel Nicky sehr?«, fragte Alice rundheraus und noch ganz im Eindruck des Gesprächs mit ihrer Mutter stehend. »Ich meine, jetzt, da er bei der Jagd ist? Ich halte es immer kaum aus, von Andreas getrennt zu sein.«

Alix schwieg zunächst nachdenklich. »Man gewöhnt sich daran«, wiederholte sie schließlich unwissentlich die Worte ihrer Schwester. »Ich weiß ja, dass er bald wiederkommt. Aber es ist auch … hier in der Heimat vermisse ich ihn nicht so sehr wie am Zarenhof.«

Bang sah Alice sie an. Alix hatte in Russland eine neue Heimat finden müssen, doch sie wusste von ihrer Mutter, die ihrer Schwester eng verbunden war, dass sich ihre Tante dort alles andere als wohlfühlte und vor allem anfangs unter schrecklichem Heimweh gelitten hatte. Würde ihr selbst das in ihrer neuen griechischen Heimat auch so gehen? Nervös war sie auch wegen der bevorstehenden Ankunft ihrer Schwiegereltern. Was, wenn das griechische Königspaar sie nicht mochte?

*

»Ich bin schrecklich aufgeregt«, gestand Alice ihrem Verlobten. Sie waren auf dem Weg zum Bahnhof, um ihren Schwiegervater und ihre Schwiegermutter abzuholen. »Ob sie mich mögen werden?«

»Sicher werden sie das, Liebes«, sagte Andreas lachend und drückte aufmunternd die Hand seiner Zukünftigen, die ihm in der Kutsche gegenübersaß. »Sie werden hingerissen sein. Ihnen wird es gehen wie mir. Je besser sie dich kennenlernen, umso mehr werden sie dich lieben.«

Alice nickte. All das hatte er ihr ja schon mal gesagt – aber es reichte nicht aus, um ihre Unsicherheit zu vertreiben.

Alice und Andreas standen direkt am Bahnsteig, als, aus Frankfurt kommend, der Zug am Nachmittag des 5. Oktober pünktlich dreiundzwanzig Minuten nach fünf in die Bahnhofshalle einfuhr.

Das Leibgarde-Regiment spielte den Präsentiermarsch, während König Georg und Königin Olga von Griechenland, die griechischen Prinzen und Prinzessinnen, Seine Königliche Hoheit Friedrich Karl von Hessen und seine Gemahlin Margarete, die Schwester des Kaisers, dem Zug entstiegen.

»Papa! Mama!« Bevor sich Andreas den anderen Gästen zuwandte, begrüßte er seinen Vater mit einer kräftigen Umarmung und seine Mutter mit drei Küssen auf die Wangen. Dann schob er Alice nach vorne. Die knickste aufgeregt zunächst vor ihrem künftigen Schwiegervater, der ihr ein herzliches Lächeln und einen Handkuss schenkte, dann vor der Königin.

»Meine Liebe. Wie schön, dass wir uns endlich kennenlernen. Willkommen in unserer Familie«, sagte Olga und küsste sie auf die Wange.

Alice war so erleichtert, dass sie am liebsten gejubelt hätte.

Auch das Gefolge war dem Zug inzwischen entstiegen. Die griechische Nationalhymne hob an. Der König von Griechenland schritt die Ehrenkompanie ab, dann begaben sich die Hochzeitsgäste ins eigens am Bahnhof eingerichtete Fürstenzimmer, um eine kleine Erfrischung zu nehmen. Anschließend fuhren Alice und Andreas mit ihren Gästen unter den Jubelrufen der Menschenmenge, die sich draußen vor dem Bahnhof versammelt hatte und auch die Straßen säumte, in Richtung des Alten Palastes, in dem die griechische Königsfamilie untergebracht werden sollte.

*

»Was für ein wunderbarer Tag«, sagte Alice, als sie am Morgen ihres kirchlichen Hochzeitstages, dem 7. Oktober 1903, aus dem Fenster sah.

»Du hast nichts anderes verdient als wunderbarsten Sonnenschein zu deinem Hochzeitstag«, sagte ihre Mutter, die gerade mit einer Schatulle in der Hand das Zimmer ihrer Tochter betreten hatte. »Und du siehst ganz zauberhaft aus.«

»Nona hat ganze Arbeit geleistet«, erwiderte Alice zufrieden und warf zum wohl tausendsten Mal einen Blick in den Spiegel. Sie musste zugeben, dass sie heute wirklich besonders schön war – ganz so, wie sich das für einen Hochzeitstag gehörte. Ihr Brautkleid aus weißer Spitze schmiegte sich elegant an ihren Körper und war über und über mit Orangenblüten und Myrtensträußchen verziert.

Viktoria von Battenberg nickte Nona zu. »Meine Tochter hat

recht. Das hast du sehr gut gemacht. Aber nun lass uns bitte für einen Augenblick allein.«

»Natürlich.« Nona zog sich mit einem Lächeln zurück.

»Du bist einfach eine Schönheit, mein Kind, und dafür kann Nona nichts«, sagte Viktoria gerührt. »Aber etwas fehlt noch.«

Sie musterte ihre Tochter gespielt kritisch.

»Etwas fehlt?«, rief Alice erschrocken. »Was denn?«

Lächelnd öffnete Viktoria die Schatulle. »Das hier.«

Fassungslos blickte Alice auf den Schmuck: Auf dunkelblauem Samt lag eine Diamantkette mit passendem Armband, Diadem und kleineren einzelnen Diamantsternen, die ins Haar gedreht werden konnten. Alice hatte sie erst einmal an ihrer Mutter gesehen und war hingerissen gewesen.

»Mama«, sagte sie überwältigt. »Du meinst, ich soll sie heute tragen?«

»Nicht nur das.« Viktoria von Battenberg lächelte. »Du sollst sie für immer bekommen. Sie sind mein Hochzeitsgeschenk für dich.«

»Das ist …«, Alice war sprachlos, »das ist ganz wunderbar.«

»Ich lege dir den Schmuck an und arbeite die Diamantsterne in deine Haare ein.«

»Soll ich Nona wieder hereinrufen?«

»Nein, das möchte ich selbst tun.« Viktoria platzierte das Diadem auf Alice' Haar, um sodann die Sterne einzuflechten. Die Kette und das Armband legten sich kühl um Hals und Handgelenk und fühlten sich herrlich an.

»Nun ist alles perfekt«, sagte Viktoria und trat zufrieden einen Schritt zurück, um ihre Tochter zu mustern. »Lass uns gehen.«

Sie wollten gerade das Zimmer verlassen, als es klopfte. »Es ist jemand an der Tür«, informierte ihre Mutter sie.

»Herein«, rief Alice verwundert. Wer konnte in diesem Moment noch etwas von ihr wollen?

Die Tür öffnete sich, und herein schob sich ein kleines Mädchen mit pechschwarzem Haar.

»Ella, meine Süße! Du siehst ja zauberhaft aus!«, begrüßte Alice Ernies einzige Tochter, ihre Lieblingscousine, Elisabeth von Hessen und bei Rhein, die von allen nur Ella genannt wurde.

»Da hat Alice recht«, sagte Viktoria lächelnd. »Dieses weiße Kleid steht dir großartig.« Auch sie liebte das kleine, fröhliche Mädchen von ganzem Herzen.

»Nein«, sagte die Kleine ernst und sah zu Alice auf. »*Du* siehst wunderschön aus. Wenn ich groß bin, will ich an meiner Hochzeit auch so wunderschön sein wie du. Glaubst du, ich werde einmal heiraten?«

»Aber sicher wirst du das!« Lachend beugte Alice sich hinunter und gab ihrer Cousine einen Kuss auf die Wange.

»Und so schön sein wie du?«

»Bestimmt noch schöner.«

»Das glaube ich auch«, erwiderte Elisabeth ernst, und Alice musste erneut lachen.

»Na, siehst du!«

Ella lachte jedoch nicht. »Maria hat gesagt, bei einer Hochzeit braucht man etwas Geliehenes«, erklärte sie.

»Alix' Tochter?«, fragte Viktoria.

Ella nickte. »Wir spielen viel zusammen, die Zarentöchter und ich.«

»Das ist nicht zu übersehen«, ließ sich Viktoria vernehmen.

Die Kleine wandte ihre dunklen Augen wieder auf Alice. »Hast du etwas Geliehenes?«

Alice schüttelte den Kopf. »Nein, leider nicht.«

»Dann sollst du meinen Glücksbringer bekommen.«

Die Händchen der Prinzessin griffen in ihren Nacken und öffneten die schmale goldene Kette, an der ein winziger Emaille-Anhänger hing, der Schneewittchen zeigte. »Schneewittchen soll dich beschützen«, sagte sie und überreichte ihrer Cousine feierlich die Kette. »Papa hat sie mir zu meinem vierten Geburtstag geschenkt. Er sagt, ich sehe aus wie Schneewittchen.«

Alice stiegen Tränen der Rührung in die Augen, während sie die Kette entgegennahm. »Da hat er recht«, flüsterte sie. »Du siehst aus wie Schneewittchen. Nur bist du tausendmal schöner als sie.«

Dann gab sie ihrer Cousine die Kette zurück. »Aber es ist deine Schutzengelkette, Liebes«, sagte sie. »Die brauchst du.«

Ella schüttelte den Kopf. »Heute brauchst du sie dringender.«

»Aber …«

»Bitte, erweise mir die Ehre«, bediente sich die kleine Prinzessin der Erwachsenensprache. Dann umwölkte sich ihr Blick. Erst jetzt bemerkte sie Alice' Collier. »Oh«, sagte sie enttäuscht. »Du hast ja schon eine Kette. Die ist natürlich schöner als meine.«

»Aber nein!«, rief Alice, die die Kleine auf keinen Fall enttäuschen wollte. »Ich trage deinen Schutzengel einfach unter dem Collier. Das wird gar nicht auffallen.«

Ella strahlte. »Das ist dann unser Geheimnis.«

Sie wandte sich an Viktoria, die das Gespräch der Cousinen lächelnd verfolgt hatte.

»Nicht verraten, Tante Viktoria.«

»Aber natürlich nicht«, versicherte die.

*

Nach der standesamtlichen Trauung am Vortag im Alten Palais war nun die protestantisch-lutherische Hochzeit an der Reihe, die im Residenzschloss stattfand. Die Zarentöchter und die kleine Ella fungierten als Blumenmädchen. Ella sandte ihrer Cousine einen wissenden und verschwörerischen Blick. Alice lächelte leicht und berührte ihr Collier, unter dem sich die Kette befand. Sie hatten ein Geheimnis. Ella nickte zufrieden.

Immer wenn Alice ihren Bräutigam anblickte, klopfte ihr das Herz bis zum Hals. Andreas sah in seiner roten Dragoner-Uniform einfach hinreißend aus. Außerdem trug er voller Stolz den Orden des Grand Cross of the Royal Victorian Order, den ihm Onkel Bertie eigens für die Hochzeit verliehen hatte. Die dreißig Ehrengäste, die an dieser ersten Trauung teilnahmen, schritten in Paaren durch die Schlosskirche, und Andreas ging mit seinen Eltern direkt vor Alice, die zwischen ihrem Vater Ludwig von Battenberg und ihrer Mutter die Schlosskirche betrat.

Schon ertönte ein Hochzeitslied, das der Komponist Willem de Haan, seines Zeichens Leiter des Musikvereins in Darmstadt, eigens komponiert hatte. Dann traten Andreas und Alice nach vorne, während die royalen Gäste einen Halbkreis um die Brautleute bildeten.

Alice' Blick fiel auf ihre beiden Cousinen Maria und Anastasia, die beiden jüngsten Töchter des russischen Zarenpaares, die ständig kicherten und ihr Kindermädchen beinah in den Wahnsinn trieben. Anastasia, die ohnehin immer den Schalk im Nacken hatte, erwies sich als Urheberin der Scherze. Die Schwestern lenkten Alice furchtbar ab, immer wieder glitt ihr Blick zu ihnen hinüber, und ein wenig ärgerte sie sich über deren Verhalten, das sie als respektlos empfand. Sie war doch ohnehin schon so nervös! Konnten die Mädchen sich nicht einfach benehmen?

»Ist es Ihr freier Wille, mit dem hier anwesenden Prinz Andreas von Griechenland in den Ehestand einzutreten?«, wollte

Superintendent Waldemar Petersen, der die Trauung vornahm, wissen. Alice bemerkte, dass er sie abwartend ansah, hatte aber wegen der Ablenkung durch die Zarentöchter nicht den vollen Wortlaut mitbekommen. Was hatte der Geistliche gesagt? Fieberhaft dachte sie nach. Sie waren die Fragen im Vorfeld durchgegangen. Der Priester würde wissen wollen, ob sie gegen ihren Willen heiratete.

Schon formten sich die Worte auf ihren Lippen.

»Nein«, sagte sie und lächelte.

Der Geistliche wirkte zwar irritiert, ging aber darüber hinweg, doch da die Zarentöchter weiteralberten und auch die anderen Hochzeitsgäste erheitert wirkten, wurde Alice immer unsicherer. Hatte sie das Falsche gesagt? Aufgeregt ließ sie ihren Blick umherschweifen und verpasste damit auch die nächste Frage des Priesters.

»Haben Sie Ihre Hand bereits einem anderen Mann versprochen?«, fragte er.

»Ja«, erwiderte Alice.

In diesem Moment bemerkte sie, dass Christo, Andreas' jüngster Bruder, ihr heftige Zeichen mit der Hand machte. Da er wusste, dass sie perfekt von den Lippen lesen konnte, formte er: »Du musst Nein sagen.«

Alice warf ihm einen dankbaren Blick zu. Wie lieb von ihm, dass er ihr beistand.

»Ich meine natürlich Nein«, sagte sie zur Erleichterung des Pastors und ihres Ehemanns.

Nach der Trauung ging es mit der großherzoglichen Paradekutsche zur russischen Kirche. Eine Prozession und ein eigens angereistes russisches Orchester begleitete den Festzug.

»Es tut mir leid, dass ich mich so schrecklich vertan habe«, sagte Alice betrübt zu ihrem Mann. »Ich fürchte, ich habe uns beide ganz furchtbar blamiert.«

»Aber nicht doch«, widersprach Andreas zärtlich. »Die Zarentöchter haben sich wirklich unmöglich benommen und dich abgelenkt. Sie werden sicherlich ordentlich Schelte bekommen.«

»O nein«, rief Alice erschrocken. »Nicht meinetwegen. Das will ich nicht.«

Andreas drückte tröstend ihre Hand. »Nun lass dir deinen Hochzeitstag nicht verderben.«

Doch Alice' Sorgen waren nach wie vor groß. »Was sollen nur deine Eltern von mir denken?«

»Sie haben die Situation ebenso mitbekommen wie alle anderen Gäste und wissen sie richtig einzuordnen.« Andreas gab ihr einen zärtlichen Kuss auf die Wange. »Sie haben dich außerdem sehr ins Herz geschlossen.«

»Wirklich?« Freudig überrascht sah Alice ihren Mann an. In der Tat hatte es in den Tagen vor der Hochzeit viele sehr angenehme Begegnungen mit Andreas' Familie, die im Alten Schloss untergebracht war, gegeben. Dass die Sympathie aber so weit gehen würde, dass sie sich ihrem Sohn gegenüber derart positiv über sie äußern würden, hätte sie nicht gedacht.

Als Nächstes stand die russisch-orthodoxe Trauung an, die von drei Priestern in prachtvollen Roben vorgenommen wurde. Alice stand neben Andreas auf einem Teppich aus rosafarbener Seide, der, wie sie von Tante Alix wusste, den Lebensweg darstellen sollte. Während der Trauung hielten die Prinzen Georg und Christoph von Griechenland, Prinz Albert von Schleswig-Holstein-Sonderburg-Augustenburg und Victor von Erbach-Schönberg abwechselnd die Kronen von Zarin Katharina der

Großen und Zar Peter III. von Russland sowie die des amtierenden Zarenpaares über die Häupter des Brautpaares.

Unsicher äugte Alice nach oben. Sie wusste, welches Gewicht die Kronen besaßen, und fürchtete, einer der Prinzen könnte sie fallen lassen und sie damit verletzen oder eine der Kerzen treffen, die Andreas und sie in den Händen hielten.

Konzentrier dich, sagte sie sich streng. Lass dich nicht wieder ablenken, sonst begehst du abermals einen Fehler.

Doch alles ging gut, als das Brautpaar unter den Kronen dreimal um den Altar schritt – und zu Alice' Erleichterung stolperte auch niemand über den anderen.

Als Alice und Andreas – gefolgt von ihren Eltern – die Kirche verließen, ging ein Regen aus Reis und Satinschuhen auf sie nieder. Der Zar höchstselbst hatte dafür gesorgt, dass jeder Gast ein Säckchen mit Reiskörnern und ein Paar Schuhe erhielt. Die Zarentöchter und die reizende Ella hatten besonders viel Spaß an der Sache. Von fliegenden Schuhen und Reis umgeben, begaben sich die Frischvermählten in die Kutsche, in der sie durch Darmstadt fuhren und dem jubelnden Volk am Straßenrand zuwinkten. Die Festgemeinschaft folgte teilweise zu Fuß – sehr zum Missfallen der russischen Wachen, die für die Sicherheit des Zaren zuständig waren – und warf im Gehen weiterhin Reis und Schuhe auf das Brautpaar.

»Das bedeutet viele Kinder!«, las Alice von den Lippen ihres Mannes, während sie sich im Hagel der Reiskörner duckte.

Sie lächelte glücklich.

7. Kapitel

Alice und Andreas waren mit Hochzeitsgeschenken nur so überschüttet worden. Das für Andreas schönste und aufregendste kam von Zar Nikolaus: Er schenkte dem Brautpaar ebenjenen Wolseley, den auch Ludwig von Battenberg sein Eigen nannte und der bei Andreas so große Begeisterung hervorgerufen hatte.

»Dein Schwiegervater hat mir verraten, wie verliebt du in den Wagen warst und dass auch Alice sich gern mit auf eine Ausfahrt nehmen lässt – da dachte ich mir, das wäre doch ein schönes Geschenk«, erläuterte der Zar.

»Und ob das ein schönes Geschenk ist«, freute sich Alice, die von der Zarenfamilie obendrein wertvollen Schmuck erhalten hatte. »Wir danken euch von ganzem Herzen.«

Die Bediensteten des Zaren hatten die Seidenschuhe, mit denen die Gäste das Brautpaar auf sein Geheiß hin beworfen hatten, mit langen Bändern hinten am Wolseley befestigt. Nach dem großen achtgängigen Familiendinner, dessen Höhepunkt eine gigantische dreistöckige Hochzeitstorte gewesen war, die über sechzig Kilo wog und samt Konditor aus England angereist war, fuhren die Frischvermählten dann unter lauten Jubelrufen der Hochzeitsgesellschaft nach Schloss Heiligenberg, um dort ihre Hochzeitsnacht zu verbringen.

»Wir sind wirklich verheiratet«, sagte Alice und gab ihrem Mann einen Kuss auf die Wange. »Ich kann es kaum glauben.«

Der Rest der Fahrt verlief in einträchtigem Schweigen. Es war unmöglich für Alice, in der Dunkelheit ein Gespräch mit ihrem Mann zu führen, da sie die Bewegungen seiner Lippen nicht sehen konnte. Aber das Schweigen war voller Zärtlichkeit und gegenseitigem Einverständnis.

»Endlich«, sagte Andreas, als er seiner Frau auf Schloss Heiligenberg galant die Wagentür öffnete. »Gleich habe ich dich endlich für mich alleine.« Er half ihr aus dem Wagen und küsste sie zärtlich.

Die Diener, die auf Schloss Heiligenberg verblieben waren, standen trotz der späten Stunde Spalier und applaudierten, als Andreas seine Frau in die Gemächer führte, die für die Hochzeitsnacht vorbereitet worden waren.

Und dann waren sie endlich für sich. Alice hatte von ihrer Mutter vor ihrer Eheschließung verlegen erzählt bekommen, wie die Hochzeitsnacht abzulaufen habe. Alice werde sich mithilfe einer Zofe entkleiden, die Haare bürsten und das eigens für dieses Ereignis gefertigte, nur aus Spitzen bestehende Nachtgewand anlegen. Was dann geschehe, liege in der Hand ihres Gatten, sie dürfe nicht erschrecken und müsse sich darauf einstellen, dass es etwas schmerze. Später könne das, was sich in der Hochzeitsnacht ereigne, aber durchaus schöner werden, hatte sich ihre Mutter gewunden.

Alice hatte die Aufklärungsversuche stillschweigend über sich ergehen lassen. Von ihren bereits verheirateten Freundinnen wusste sie längst, was sich zutragen würde, und sie konnte es kaum erwarten, ihrem Liebsten endlich ganz nah zu sein.

Die Dramaturgie der Hochzeitsnacht brachte Andreas aber sofort durcheinander, indem er der offenbar sehr nervösen

Zofe befahl, das Zimmer zu verlassen. »Ich möchte mit meiner Gemahlin allein sein.«

Die junge Frau suchte sofort das Weite.

»Aber«, sagte Alice überfordert, »wer soll mir denn nun beim Auskleiden helfen?«

»Das, meine Liebste«, sagte Andreas und küsste sie zärtlich, »das übernehme ich nur allzu gerne.«

»Aber mein Spitzennachthemd... Mutter hat es extra für die Hochzeit anfertigen lassen«, murmelte Alice dicht an seinen Lippen.

»Das brauchst du nicht«, erwiderte er, während seine Finger an ihrem Rücken geschickt begannen, die Schnüre zu öffnen. »Ich würde es dir ohnehin gleich wieder ausziehen.«

»Also gut«, seufzte Alice wohlig. Und dann gab sie sich ganz seinen zärtlichen, kundigen Händen und Lippen hin. Die Ehe war noch viel wunderbarer, als sie es sich erträumt und erhofft hatte!

Mitten in der Nacht fuhr sie plötzlich erschrocken hoch, und ihre Finger tasteten nach ihrem Hals. In der Leidenschaft der Gefühle hatte sie den Schmuck nicht abgelegt. Und unter dem Collier trug sie noch immer das kleine Schneewittchen! Sie hatte vergessen, Ella ihren Glücksbringer zurückzugeben!

*

»Schau mal, was die Zeitung über dich schreibt«, sagte Andreas und schob seiner Frau die *Hessischen Neuesten Nachrichten* über den Tisch.

Sie saßen gemeinsam im Speisezimmer von Schloss Heiligenberg über dem reichhaltigen und wunderschön angerichteten Frühstück, das die Dienerschaft serviert hatte, und genossen ihre Zweisamkeit.

Alice las: »Jungfräuliche Anmut und Holdigkeit strahlte aus von der rührend lieblichen Gestalt der Prinzessin-Braut, die in ihrem weißen Ehrenkleide unter der Martenkrone mit dem schimmernden Diadem und dem kostbaren Spitzenschleier so demütig stolz neben dem Erwählten stand.«

Sie blickte auf und lächelte ihren Mann liebevoll an. »Das hat der Journalist richtig beobachtet. Ich war stolz und demütig, deine Frau werden zu dürfen.«

»Dann ging es dir wie mir«, bemerkte Andreas und strich sich eine dicke Schicht Erdbeermarmelade auf seine Brötchenhälfte.

Alice hatte sich inzwischen wieder in ihre Lektüre vertieft. »Aber du wirst auch sehr gelobt«, sagte sie aufblickend.

»Ich habe es gelesen«, erklärte er lächelnd.

»Ich möchte es dir trotzdem vorlesen. »Der prinzliche Bräutigam aber sah ganz stattlich aus in seiner reichen griechischen Husarenuniform mit dem Bande des Erlöser-Ordens darüber. Der Vater der Braut, Prinz Ludwig von Battenberg, erschien in englischer Admiralsuniform, und seine holde Gemahlin, die Brautmutter, trug eine prächtige weiße Atlastoilette und herrlichen Brillantschmuck.«

»Ich freue mich darauf, sie in einer Woche alle wiederzusehen, bevor sie abreisen«, sagte Andreas.

»Ich mich auch«, entgegnete Alice. »Wie nett von Onkel Ernie, dass er vor der Abreise der Gäste noch mal ein großes Festbankett im Schloss gibt. Dann kann ich Ella auch ihre Kette zurückgeben. Ich habe so ein schlechtes Gewissen, dass ich es vergessen habe.«

»Sie wird dir nicht böse sein«, war Andreas sicher.

Dann beugte er sich vor, um sie zu küssen.

Alice schlang ihre Arme um seinen Hals. Einfach genießen.

Nur nicht nachdenken darüber, was nach der Hochzeit kam: Dann nämlich musste Andreas zurück zum hessischen Militär, und eine vorübergehende Trennung wäre unvermeidlich, auch wenn das natürlich allemal besser war, als wenn er sich in Griechenland aufgehalten hätte. Jede Sekunde, die sie nicht mit ihm verbringen konnte, wäre eine verlorene Sekunde. Doch daran wollte sie jetzt noch gar nicht denken. Ebenso wenig wie an den Abschied aus Deutschland, von ihrer Familie und von ihrem geliebten Schloss Heiligenberg, der ebenfalls immer näher rückte.

8. Kapitel

»Ella ist tot.«

Der Schrei, den Viktoria von Battenberg am Nachmittag des 16. November ausstieß, war markerschütternd und hallte durch das gesamte Schloss. Erschrocken eilten Alice, Andreas und Alice' jüngere Geschwister in Richtung des Salons, von wo aus der Schrei erfolgt war. Alice' Vater weilte in London.

Die Zarenfamilie war nach der Hochzeit gemeinsam mit Onkel Ernie und der kleinen Ella zunächst nach Wolfsgarten und dann in das Jagdgebiet des Zaren nach Skierniewice gereist. Im dortigen Jagdschlösschen wollten die beiden Familien noch ein paar schöne Tage verbringen. Ella und die Zarentöchter waren schon in Wolfsgarten stets unzertrennlich gewesen und hatten im dortigen Prinzessinnenhaus hingebungsvoll miteinander gespielt. Ella war Ernies Ein und Alles – vor allem seit dieser sich von seiner Frau getrennt hatte.

»Was ist geschehen?«

»Lies du vor«, bat Viktoria weinend und reichte ihr einen Brief. »Dann musst du nicht von den Lippen ablesen.«

Mit zitternden Fingern nahm Alice das Schreiben zur Hand, das mit wackeliger Schrift verfasst worden war. Offensichtlich hatte Onkel Ernie beim Schreiben bittere Tränen geweint, denn die Tinte war an mehreren Stellen verwischt.

Die Sorgen um unseren kleinen Engel hatten am 15. November begonnen. Beim Aufwachen hatte sie starken Husten und klagte über Schmerzen in Hals und Brust. Ihre Gouvernante machte sich schreckliche Vorwürfe, da sie sie kurz zuvor im Nachthemd ans offene Fenster gelassen hatte. Nickys Leibarzt, nach dem wir sogleich schickten, konnte uns beruhigen und diagnostizierte lediglich eine Erkältung. Wir fuhren also wie geplant zur Jagd, wenngleich ich mich schrecklich um meine Kleine sorgte. Zwischendurch eilte ich immer wieder an ihr Bett, fand sie aber bei ihrer Gouvernante in guten Händen vor, und auch ihre Cousinen leisteten ihr Gesellschaft. Doch in der Nacht bekam sie hohes Fieber. Sie war nicht mehr ganz bei sich, rief nach ihrer Mutter und dachte, sie spiele mit ihren Cousinen. Ich telegrafierte umgehend nach Ducky und informierte sie über den besorgniserregenden Gesundheitszustand unserer Kleinen, der es immer schlechter gehen sollte. Ich wich nicht von ihrer Seite, und inzwischen war mein armes kleines Babysweet überzeugt, dass es sterben müsse. Währenddessen war ein weiterer Arzt aus Warschau herbeigeeilt, man injizierte meinem Baby Kampfer und Koffein, um ihr immer schwächer werdendes Herz zu stärken. Ich versuchte, nicht zu weinen, versuchte, stark zu sein, aber es gelang mir nicht. Es war einfach herzzerreißend, wie der Sonnenschein meines Lebens dalag und mich mit ihren Blicken anflehte, ihr zu helfen, sie zu beschützen. Aber ich konnte doch nichts tun! Alix hat mich irgendwann rausgeschickt, weil sie meinte, ich würde meiner Kleinen Angst machen. Aber ich konnte nicht gehen, und so war ich bei ihr, als sie um 9:30 Uhr ihre wundervollen kleinen Augen für immer schloss.

Alice wurde inzwischen von so heftigen Schluchzern geschüttelt, dass sie nicht weiterlesen konnte. Auch Viktoria war in Tränen aufgelöst, und selbst Andreas' Augen waren feucht, als er nun zu seiner Frau eilte und sie tröstend in die Arme nahm.

Während er sie hielt, krampfte sich Alice' Hand um die Schneewittchenkette ihrer Nichte, die sie noch immer trug. Bei dem Empfang eine Woche vor der Hochzeit war die Kleine überraschend nicht dabei gewesen, weil ihre Mutter noch ein paar Tage mit ihr in Frankfurt verbringen wollte, bevor Ella zum Jagdausflug abreiste. Alice hatte überlegt, den Glücksbringer Onkel Ernie zu geben, hatte sich dann aber dagegen entschieden. Schließlich hatten Ella und sie vereinbart, dass es ein Geheimnis wäre. Und sie wollte nicht, dass die Kleine Ärger bekam, weil sie ihren Schmuck verlieh. Sie würde den Glücksbringer zurückgeben, wenn Ella von dem Jagdausflug zurück wäre, hatte sie beschlossen. Und nun war sie tot! Bestimmt war es ihre Schuld!

*

Wieder waren Andreas und Alice auf dem Weg zum Bahnhof – und so freudig ihr letzter Gang dorthin gewesen war, so tragisch und furchtbar traurig war dieser. Gemeinsam mit Viktoria von Battenberg empfingen sie am 19. November den Sarg der kleinen Ella und ihre Eltern, die fassungslos vor Trauer waren. Ducky war nicht mehr rechtzeitig gekommen, um ihre kleine Tochter noch einmal lebend zu sehen, hatte nur in Frankfurt in den Zug steigen können, in dem sich ihr geschiedener Mann und ihr totes Kind befanden. Alice zerriss es beinah das Herz, als sie die beiden sah. Ernst Ludwig von Hessen-Darmstadt wirkte wie ein anderer Mensch. Ganz grau vor Leid und gebeugt vor Schmerz und Gram.

»Onkel Ernie!«

Alice nahm ihn in die Arme, und zu ihrem Erschrecken brach ihr Onkel in diesem Moment regelrecht zusammen, schluchzte an ihrer Schulter, sodass Andreas rasch herbeieilte, um ihn zu stützen. Viktoria versuchte inzwischen, ihrer ehemaligen Schwägerin Trost zu spenden. Doch dann wurde der silberne Sarg, den der Zar eigens hatte anfertigen lassen, herausgetragen und auf die bereitstehende Kutsche geladen. Nun war es auch um Alice' mühsam aufrechterhaltene Fassung geschehen. Der Sarg verfügte über einen gläsernen Deckel, und die kleine Ella sah tatsächlich aus wie Schneewittchen und als würde sie nur friedlich schlafen. Zittrig griff Alice in ihre Tasche, in der Ellas Kette in einer Schatulle lag. Nach dem Tod der Kleinen hatte sie sie abgenommen. Es wäre ihr falsch vorgekommen, sie noch zu tragen. Ihr graute vor dem Moment, in dem sie ihrem Onkel beichten musste, dass sie den Glücksbringer hatte. Dass Ella im Moment ihres Todes durch ihre Schuld nicht geschützt gewesen war.

Anders als bei ihrer Hochzeit war dieser Tag grau und der Himmel wolkenverhangen, es regnete leicht.

»Auch die Engel trauern um Ella«, flüsterte Alice Andreas zu, als sie den Sarg der Kleinen, der auf einer Kutsche stand und von sechs Pferden gezogen wurde, durch die Stadt bis zum Mausoleum auf der Rosenhöhe begleiteten. Alice musste daran denken, dass sie vor nicht einmal zwei Monaten diesen Weg in umgekehrter Richtung gegangen – oder gefahren – waren. Frisch vermählt und außer sich vor Glück – und Ella war eine der hinreißendsten Gäste gewesen. Wie dicht beieinander Freud und Leid doch lagen! Auch damals waren die Straßen von Menschenmassen gesäumt gewesen. Die Darmstädter hatten sich mit ihnen gefreut und gejubelt. Und jetzt weinten sie mit ihnen. Schluchzend und fassungslos beobachteten sie den Trauerzug, der an ihnen vorbeizog. Alle hatten das vergnügte Mädchen aus ganzem Herzen geliebt. Keiner konnte begreifen, dass Ella nur acht Jahre alt hatte werden dürfen.

Wie sich bei der Obduktion herausgestellt hatte, war sie an Typhus oder an Kindercholera gestorben. Es gab allerdings auch das Gerücht, sie sei vergiftet worden. Aus Versehen, weil man eigentlich den Zaren habe ins Jenseits schicken wollen und sie von seinem Essen gekostet habe. Die Zarin war nach dem Tod ihrer Nichte ebenfalls schwer erkrankt: Ihre Trauer hatte zu entsetzlichen Kopfschmerzen geführt, die sich dann aber zu einer schlimmen Mittelohrentzündung ausdehnten, sodass sie bei der Beerdigung nicht anwesend sein konnte. Die Zarentöchter hatte Nikolaus mit dem Kindermädchen wieder nach Russland zurückgeschickt.

»Ich bin so froh, dass ihr immer wieder gesund geworden seid, egal wie krank ihr auch wart«, erklärte Viktoria, die plötzlich an Alice' Seite war, und hakte ihre Tochter unter, sodass diese nun zwischen ihrer Mutter und ihrem Mann ging. »Ein Kind zu verlieren ist das Schlimmste auf der Welt. Mein armer Bruder«, sagte sie mit brechender Stimme. »Ich würde ihm so gern helfen. Aber ich weiß nicht, wie. In diesem Schmerz gibt es keinen Trost.«

Alice nickte hilflos. Sie wusste nicht, was sie darauf erwidern sollte, bemerkte aber, dass auch Andreas ausgesprochen bedrückt war. Ihm schien der Tod der Kleinen sehr nahezugehen. Als sie ihn später, als sie miteinander allein waren, darauf ansprach, bejahte er ihre Frage. »Ella war einfach unglaublich süß«, seufzte er. »Aber das ist nicht alles. Es macht mich auch deshalb so betroffen, weil ich mit acht Jahren eine Typhuserkrankung überlebt habe. Und sie stirbt jetzt daran. Im gleichen Alter. Das ist doch nicht gerecht!«

»Du hattest Typhus?«, fragte sie erschrocken.

Er nickte. »O ja. Leider ist das Leben in unserem Schloss in Athen längst nicht so komfortabel wie hier. Wir haben dort nur ein Badezimmer, und die Leitungen sind sehr alt, das Wasser nicht von bester Qualität.«

Gleich darauf sah er sie erschrocken an. »Entschuldige. Was musst du nun für ein Bild deines zukünftigen Zuhauses haben.«

Doch Alice lächelte ihm nur beruhigend zu. »Ich brauche keinen Komfort«, versicherte sie. »Hauptsache, ich bin mit dir zusammen.«

Alice war mehr als beklommen zumute, als sie am Tag nach der Beerdigung an die Tür von Ellas Zimmer klopfte, in dem ihr trauernder Onkel direkt nach dem gemeinsamen Frühstück, das er schweigend eingenommen hatte, verschwunden war. Sie öffnete die Tür und fand Ernie auf dem Bett sitzend vor, Ellas Kissen im Arm.

»Onkel Ernie«, sagte sie leise.

Er sah auf, in seinem Gesicht nichts als Trauer.

»Ich werde das nicht überleben, Alice. Man kann den Tod seines Kindes nicht überleben.«

Sie schluckte. Würde sie es noch schlimmer machen, wenn sie ihm die Kette gab? Sie war immer seine Lieblingsnichte gewesen – würde sie seinen Schmerz vergrößern, wenn er wüsste, dass sie Ella ihren Schutz genommen hatte?

Andreas hatte ihr zwar eindringlich ins Gewissen geredet und ihr klargemacht, dass die Idee des Schutzkettchens Aberglaube sei und sie sich keine Schuld einreden dürfe – und er war auch zu ihr durchgedrungen, wenngleich ein Unbehagen blieb. Aber würde das Onkel Ernie auch so sehen? Oder würde seine Welt noch mehr in sich zusammenbrechen? Ging das überhaupt?

»Du bist meine einzige Stütze, Alice«, sagte er in dem Moment. »Du und deine Mutter.«

Und dann streckte er die Arme nach ihr aus, zog sie zu sich auf das Bett und begann bitterlich zu weinen.

9. Kapitel

Der eisige Januarsturm im Korinth-Kanal wühlte die See auf und schleuderte die königlich-griechische Jacht *Amphitrite* gnadenlos hin und her. Alice klammerte sich angstvoll an der Tischkante fest und vermied den Blick nach draußen. Endlich war sie auf dem Weg in ihre neue Heimat und hatte den Abschiedsschmerz einigermaßen überwunden, als sie in dieses schreckliche Unwetter gerieten!

Der Abschied von Darmstadt war schwer gewesen, zugleich hatte Alice ihn aber auch herbeigesehnt. Zumal sie Andreas, der seinen Dienst beim Militär beendet hatte, nun eine Zeit lang endlich ganz für sich hatte: Mit dem Wolseley, den der Zar ihnen geschenkt hatte, hatten sie den ersten Teil ihrer Reise angetreten, um dann an Bord der Jacht zu gehen, die zuvor Königin Olga aus Odessa abgeholt hatte. Andreas' Mutter war dort bei der Zarenfamilie zu Besuch gewesen. Jetzt griff Königin Olga tröstend nach der Hand ihrer Schwiegertochter. »Mach dir keine Sorgen, Liebes. Das wird schon.«

Alice spürte, dass ihr Magen rebellierte. »Entschuldige mich«, keuchte sie und stürzte nach draußen. Sie erreichte gerade noch die Reling, bevor sie sich in die stürmische See übergab.

»Liebling.« Besorgt war Andreas ihr nachgeeilt und strich ihr die Haare aus dem Gesicht.

»Nicht«, keuchte Alice und wandte beschämt den Kopf ab. »Du sollst mich nicht so sehen. Ich schäme mich.«

Er streichelte stumm ihren Rücken. Dann zwang er sie, sich zu ihm umzudrehen, auch weil sie ihn nicht verstehen konnte, wenn sie seine Lippen nicht sah.

»Was ist denn das für ein Unsinn?«, fragte er streng. »Du musst dich doch vor deinem Mann nicht schämen. In der Ehe ist man füreinander da, gerade auch dann, wenn es dem anderen schlecht geht.«

Alice nickte, die tröstende Umarmung, in die er sie ziehen wollte, wehrte sie dennoch ab – sie fürchtete, dass sie zu sehr nach Erbrochenem roch.

»Ich muss mich erst frisch machen.«

»Aber gestatte mir wenigstens, dich zu unserer Kabine zu geleiten«, sagte er und griff fürsorglich ihren Arm.

Im Speisezimmer erhob sich Olga beim Anblick ihrer Schwiegertochter von ihrem Platz. »Liebes«, sagte sie. »Geht es dir besser?«

»Ein wenig«, murmelte Alice. »Bitte entschuldige meine Unpässlichkeit.«

»Aber du musst dich doch nicht entschuldigen«, rief die Königin. »Die See ist auch wirklich schrecklich unruhig.«

»Ich bringe sie auf ihr Zimmer, damit sie sich ein wenig frisch machen und erholen kann«, sagte Andreas und wandte sich dann an den Diener, der etwas abseits stand. »Bitte schicken Sie nach der Zofe der Prinzessin.«

»Sehr wohl.« Der Bedienstete nickte und entfernte sich.

Auf dem Weg in die Suite, die sie sich mit Andreas teilte, war Alice dankbar dafür, ihn an ihrer Seite zu wissen, denn das Schiff schwankte entsetzlich.

»Wir erreichen sicherlich die Halbinsel Peloponnes in Kürze, dort können wir festmachen«, sagte Alice' Mann tröstend, als er die Kabinentür aufschloss.

In der Suite wartete bereits ihre Zofe Martha.

»Kann ich euch alleine lassen«, fragte Andreas, »oder soll ich lieber bleiben?«

»Nein, nein, geh nur wieder zu den anderen«, sagte Alice rasch. Wenn sie ehrlich war, war sie froh darüber, wenn ihr Mann sie mit Martha alleine ließ, damit sie sich aus ihrem peinlichen Zustand befreien und sich auch ein wenig ausruhen konnte. Außerdem war ihr noch immer entsetzlich übel. Und Martha würde sich sicherlich hingebungsvoll um sie kümmern. Auf ihren Wunsch hin hatte die Mittvierzigerin, die schon seit Jahren bei den Battenbergs als Dienstmädchen arbeitete, den elterlichen Haushalt verlassen, um Alice nach Griechenland zu begleiten. Martha war ihr eine mütterliche Vertraute, eine Freundin trotz des Standesunterschieds, und wusste immer einen Rat.

»Sie Ärmste«, sagte Martha da auch schon mitfühlend, als Andreas das Zimmer verlassen hatte. »Ich habe Ihnen bereits ein Bad eingelassen und helfe Ihnen beim Auskleiden.«

»Danke«, seufzte Alice und wandte der treuen Martha den Rücken zu, um sich Kleid und Mieder aufschnüren zu lassen.

»Mir ist immer noch ein wenig übel.«

»Nehmen Sie das.« Martha hielt ihr eine weiße Tablette und ein Glas Wasser hin. »Das hilft gegen die Reiseübelkeit. Ich werde auch Ihr Haar auswaschen.«

»Ach, Martha«, seufzte Alice wohlig, als sie sich in die heiße Wanne gleiten ließ. »Was wäre ich nur ohne Sie?«

»Die Prinzessin von Griechenland«, erwiderte die Zofe lächelnd. »Die sind Sie mit mir und auch ohne mich.«

Jubel brandete auf, als die königliche Familie durch Athen fuhr. Die Straßen waren gesäumt von Menschen, die alle die Ankunft der neuen griechischen Prinzessin erleben wollten. Alice konnte sie nicht hören – natürlich konnte sie sie nicht hören –, aber sie sah ihre Münder, die sich öffneten und schlossen, die strahlenden Gesichter, Arme, die jubelnd in die Höhe geworfen und ihr entgegengestreckt wurden. Einen schöneren Empfang hätte sie sich nicht wünschen können. Vergessen war das Heimweh nach Deutschland und Schloss Heiligenberg, vergessen auch die schreckliche Überfahrt. Hier würde sie eine neue Heimat finden, weder die Griechen noch ihre Schwiegereltern – auch König Georg I. hatte sie mit großer Herzlichkeit empfangen – ließen den geringsten Zweifel daran, wie willkommen Alice ihnen war.

Bevor sie ihr neues Zuhause in Augenschein nehmen konnte, gab es noch ein Tedeum, und während sie dem christlichen Lob- und Dankgesang zu ihren Ehren lauschte, an dem auch hochrangige Gäste teilnahmen, tastete ihre Hand nach der Schneewittchenkette, die sie um den Hals trug. Sie hatte es nicht über sich gebracht, sie Onkel Ernie zu geben, und das belastete sie sehr. Zumal sie sich, wie sie Andreas gegenüber eingestanden hatte, über die Motive ihres Handelns nicht im Klaren war. Verschwieg sie es wirklich, um ihn zu schützen, oder aus Feigheit?

Sie hatte sich dann entschlossen, die Kette nicht in ihrer Schatulle zu lassen, sondern sie zu tragen. Sie war sich sicher, dass Ella es so gewollt hatte. Sie würde sie tragen, bis sie Onkel Ernie das nächste Mal begegnete. Und dann würde sie sie ihm wiedergeben.

Nach dem Tedeum ging es, wiederum begleitet von Jubelrufen, zum Palast.

»Dass sie alle da sind!«, sagte Alice gerührt zu ihrem Schwiegervater, der in der Kutsche neben ihr saß. »Müssen sie nicht arbeiten oder zur Schule gehen?«

»Heute ist für die Griechen ein Feiertag – anlässlich eurer Ankunft«, erklärte König Georg lächelnd und achtete, während er sprach, darauf, seine Lippen deutlich zu bewegen.

Diese Geste rührte Alice sehr.

»Ich bewundere es, dass du in so vielen Sprachen das Lippenlesen beherrschst«, sagte Georg. »Und wie schnell du nun auch noch Griechisch gelernt hast.«

Alice lächelte. Das Lob ihres Schwiegervaters machte sie glücklich.

»Gleich werden wir zu Hause sein, meine Liebe«, mischte sich Königin Olga ins Gespräch, als sie den Syntagma-Patz erreichten. »Ich hoffe, du wirst dich wohlfühlen. Es ist sicherlich längst nicht so komfortabel wie das, was du von Schloss Heiligenberg gewohnt bist.«

»Keine Sorge«, winkte Alice ab. »Komfort ist mir nicht so wichtig.«

»Bald fahre ich mit dir nach Tatoi hinaus«, versprach Olga. »Georg hat es mir bauen lassen, vor…«, sie überlegte und wandte sich dann an ihren Mann. »Wie lange ist es her, Georg?«

Der König runzelte die Stirn. »Das muss vor rund fünfzehn Jahren gewesen sein. Es war ein Jahr nach der Geburt von Christoph. Der Kronprinz bekam dann unsere alte zweigeschossige Villa.«

Alice wusste, dass von Andreas' älterem Bruder Konstantin die Rede war. Insgesamt hatte ihr Mann einen jüngeren Bruder und sechs ältere Geschwister, darunter ein kleines Mädchen, das den Namen seiner Mutter bekommen hatte, es war im Jahr seiner Geburt gestorben.

»Tatoi ist einfach wunderbar«, wandte sich die Königin wieder an ihre Schwiegertochter. »Es erinnert mich immer an meine russische Heimat, denn es ist dem Zarenpalast in Peterhof nachempfunden. Es liegt etwas nördlich von Athen, bei Dekeleia.«

»Das weiß sie alles schon«, unterbrach Andreas den Redeschwall seiner Mutter lächelnd.

»Ach ja?« Olga sah ihn überrascht an.

»Natürlich, schließlich habe ich dort meine Kindheit und Jugendzeit verbracht. Da habe ich ihr selbstverständlich ausführlich davon be…«

»Und da sind wir auch schon«, rief Olga, bevor ihr Sohn seinen Satz zu Ende gesprochen hatte, und Alice dachte, dass ihre Schwiegermutter nicht nur ausgesprochen freundlich und herzlich, sondern auch sehr kommunikativ war.

Beim Alten Stadtpalast handelte es sich um ein lang gestrecktes, klassizistisches Gebäude mit zwei Innenhöfen. »König Otto von Griechenland, Prinz von Bayern, hat 1836 den Grundstein gelegt«, erklärte Georg. »Die Griechen mochten ihn nicht.«

»Warum?«, fragte Alice. Gleich darauf fürchtete sie, unvorbereitet zu wirken. Natürlich hatte sie nicht nur Griechisch gelernt, sondern sich auch ausführlich über die Geschichte des Landes, das nun das ihre sein würde, informiert. Daher wusste sie, dass die Griechen verzweifelt versucht hatten, sich von der osmanischen Herrschaft zu befreien, nachdem diese 1453 mit Konstantinopel die Hauptstadt des Byzantinischen Reichs erobert hatten. Die Türken hatten aus dem Erechtheion einen Harem und aus dem Pantheon eine Moschee gemacht, und mit der Zeit war das antike Griechenland in Vergessenheit geraten – bis es ein Archäologe namens Johann Joachim Winckelmann wiederentdeckt und eine wahre Griechenland-Begeisterung hervorgerufen hatte. Zu den sogenannten Philhellenen gehörte neben dem Dichter Lord Byron auch Bayernkönig Ludwig I., und als es im Frühjahr 1821 auf dem Peloponnes zu einem Aufstand gegen die türkische Fremdherrschaft kam, eilte der König herbei, um die Aufständischen zu unterstützen. Auch andere europäische Mächte schlugen sich auf die Seite der Griechen, und 1827 gelang es einer britisch-russisch-französischen Flotte, die Osmanen zu schlagen. Das war der Beginn von Griechenlands Unabhängigkeit gewesen. Doch dem Land ging es nicht gut, die Infrastruktur war zerstört, die Wirtschaft lag am Boden, Hilfe von außen war nötig. Griechenland brauchte Schutzmächte, die sich in Russland, England und Frankreich fanden, und Ludwig I. von Bayern erklärte sich nur allzu gern bereit, seinen Sohn als König zur Verfügung zu stellen. Und das war Otto.

»Ich meine, ich weiß natürlich, dass Otto sehr jung war, als er die Regentschaft übernahm«, fügte Alice nun rasch hinzu. »Aber warum er so unbeliebt war, das weiß ich nicht.«

»Er hat sich gar nicht mit den Griechen identifiziert«, erklärte Georg. »Dass er nicht zum griechisch-orthodoxen Glauben konvertierte, nahmen ihm seine sehr religiösen Untertanen ausgesprochen übel. Außerdem war er ziemlich absolutistisch, was zu Widerständen und schließlich zu einer Revolte führte.«

»Meine Eltern sind da ganz anders«, sagte Andreas und schenkte den beiden einen liebevollen Blick. »Und sie sind auch sehr beliebt beim Volk.«

Alice nickte. Andreas hatte ihr anvertraut, dass das vor allem für seine Mutter galt. Auf seinen Vater war hingegen bereits ein Attentat verübt worden. Aber das war natürlich nichts, was man in dieser Situation hätte thematisieren können.

Olga schien von den lobenden Worten zwar erfreut, aber auch verlegen zu sein, denn sie lenkte sogleich von ihrer Person ab, indem sie Otto in Schutz nahm. »Immerhin hat er die Universität gegründet. Und ohne ihn hätten wir auch unser Zuhause nicht.«

*

»Willkommen zu Hause«, sagte Andreas, als er seine Frau in ihren Privatgemächern, die im linken Flügel des ersten Stockes lagen, in die Arme schloss. »Ich hoffe, es ist dir nicht zu karg, Liebling.«

»Das macht mir wirklich nichts aus«, beteuerte Alice, und das waren nicht nur Lippenbekenntnisse. Ihre Mutter Viktoria hatte ihre Kinder zur Bescheidenheit erzogen und immer betont, dass es die inneren Werte seien, auf die es ankomme. Allerdings konnte sie nicht verhindern, dass sie fröstelte: Gemütlich war das Stadtschloss nicht wirklich. Jetzt im Winter pfiff ein eisiger Wind durch die undichten Fenster, die Räume waren ausnehmend hoch und die Kachelöfen viel zu rar gesät, als dass sie das Schloss hätten beheizen können. Aber wer war sie denn, dass sie mehr Komfort benötigte als die griechische Königsfamilie! Zumal diese sich wirklich als ausgesprochen herzlich erwies!

Ihre Zofe Martha war inzwischen ebenfalls eingetroffen und hatte, unterstützt von der Dienerschaft der griechischen Königsfamilie, schon alles für den Empfang vorbereitet, der für Alice kurz nach deren Ankunft vorgesehen war. Ihr blieb nur eine Stunde, um sich zu frisieren und umzuziehen, doch die gute Martha erledigte ihre Arbeit in gewohnter zuverlässiger und liebevoller Weise, und wieder einmal war Alice ausgesprochen dankbar, dass sie die treue Wegbegleiterin hatte mitnehmen dürfen.

*

»Ich habe deinem Vater telegrafiert, dass du wohlbehalten im Palast eingetroffen bist«, ließ König Georg Alice wissen, als sie im Begriff waren, gemeinsam den Ballsaal des Palastes zu betreten, in dem zu Alice' Ehren ein rauschendes Fest gegeben wurde.

»Danke«, erwiderte sie und dachte, dass sich kein Vater so rührend um das Wohl seiner Tochter kümmern könnte, wie ihr Schwiegervater das mit ihr tat.

Georg wich nicht von ihrer und Andreas' Seite, sorgte dafür, dass sie allen hochrangigen Gästen vorgestellt wurde und Alice auch immer die Gelegenheit hatte, von den Lippen abzulesen. Sie fand seine Bemühungen ausgesprochen zuvorkommend – ebenso wie die Worte des Bürgermeisters, der der versammelten Gesellschaft in seiner Willkommensrede erklärte: »Es ist uns eine große Freude und Ehre, dass wir eine Prinzessin von solch edlem Geblüt willkommen heißen dürfen. Sie wird eine Zierde für die griechische Nation werden, dessen bin ich gewiss.«

Rauschender Beifall folgte seinen Worten, Olga schenkte Alice einen liebevollen Blick, Andreas drückte stolz und gerührt ihre Hand, und als am Abend ihr zu Ehren noch ein gigantisches Feuerwerk über Athen leuchtete, war sie den Tränen nah. Nein, schöner hätte ihre neue Heimat sie nicht willkommen heißen können!

10. Kapitel

»Ich bin sehr froh, dass Andreas dich auserwählt hat«, gestand dessen jüngster Bruder Christopher später am Abend. »Und ich kann mir vorstellen, dass es für dich ganz schön kompliziert ist, uns alle auseinanderzuhalten. Aber das kommt schon noch.«

»Einige von euch kenne ich ja schon von der Hochzeit«, sagte Alice. »Und die anderen werde ich sehr schnell einander zuordnen können. Im Übrigen bin ich auch froh, dass du mein Schwager geworden bist. Und dass du mir vor dem Traualtar so geholfen hast, werde ich dir nie vergessen.«

»Gern geschehen«, grinste Christo. »Wäre ja ärgerlich gewesen, wenn ich dich wegen eines Formfehlers doch nicht zur Schwägerin bekommen hätte.«

In tiefem Einverständnis lächelten die beiden sich an.

»Aber eins kannst du mir schon mal erklären«, bat Alice.

»Alles!«, versprach er.

»Warum nennen sie deinen Bruder eigentlich den großen Georg?«

Christopher lachte. »Eigentlich nur, um ihn von meinem Vater zu unterscheiden«, antwortete er. »Aber er ist ja auch wirklich sehr groß.« In der Tat war Georg von Griechenland eine imposante Erscheinung! Georg lebte auf Kreta, und Andreas' Schwester Maria, die mit Großfürst Georgi verheiratet war, hatte noch ein Haus in Athen, um dem Hofleben in Russland auch einmal entfliehen zu können. Konstantin bewohnte mit Sophie das Kronprinzenpalais. Und ebenjene steuerte in diesem Moment auf sie zu.

»Ihr beiden habt ja schon Freundschaft geschlossen«, sagte Alice' schmale, dunkel gelockte Schwägerin.

»Sophie!« Alice erhob sich höflich.

»Es stört euch doch gewiss nicht, wenn ich mich zu euch setze?«

»Natürlich nicht!« Alice rückte auf ihrem Sofa ein Stück nach rechts, damit die andere neben ihr Platz hatte, doch Sophie von Preußen winkte ab. »Ich setze mich dir gegenüber, dann kannst du besser von den Lippen ablesen.«

»Wie aufmerksam«, sagte Alice etwas verlegen und auch verwundert, denn bisher war ihre Schwägerin ihr gegenüber ausgesprochen reserviert gewesen. Doch wenn diese ihre Haltung nun änderte, konnte es ihr nur recht sein. Und dass Sophie jetzt auch noch Rücksicht nahm, fand sie einerseits rührend, andererseits war ihr diese Sonderrolle auch etwas unangenehm, denn es hob ihre Behinderung so hervor. Ihre eigene Familie hatte es schon richtig gemacht, als sie Alice nie anders behandelt hatte als alle anderen. Sie erkannte erst jetzt, dass sie dadurch ein viel normaleres Leben hatte führen können, und sie hoffte, dass auch die Königsfamilie irgendwann nicht mehr ganz so rücksichtsvoll sein würde. Sie würden sich an Alice' Taubheit gewöhnen und merken, wie gut sie auch ohne Sonderbehandlung zurechtkam. Dann würde sich alles einspielen.

»Ich weiß übrigens schon seit zwölf Jahren von dir«, sagte Sophie nun.

»Seit zwölf Jahren? Damals war ich doch noch ein Kind!«, rief Alice überrascht.

Sophie nickte. »Und ein ganz reizendes dazu, offenbar. Meine Mutter hatte dich damals kennengelernt und war ganz begeistert. Sie schrieb mir von einem ›zauberhaften Kind‹. Du musst uns bald einmal im Kronprinzenpalais besuchen«, lud Sophie sie ein.

»Das will ich sehr gern«, freute sich Alice. Offenbar hatte sie sich in ihrer Schwägerin getäuscht, und diese war mangels Vertrautheit zunächst nur zurückhaltend gewesen, was sie, Alice, fälschlicherweise als kühl ausgelegt hatte. »Und wenn ich einmal nach Deutschland reise, um meine Eltern zu besuchen, könnten wir die Reise gemeinsam antreten. Du könntest deinen Bruder besuchen und ich meine Familie. Von Darmstadt nach Berlin ist es ja nicht allzu weit«, wagte sie beschwingt einen Vorstoß.

Sophie senkte den Kopf, und über ihr bis dahin so heiteres Gesicht flog ein Schatten.

»Was ist?«, fragte Alice erschrocken. »Habe ich einen Fehler gemacht?«

»Nein.« Wieder aufblickend erklärte Sophie: »Aber mein Bruder, der Kaiser von Preußen, hat mir eine Einreise nach Deutschland verwehrt.«

»Was?«, rief Alice empört. »Warum tut er so etwas?«

»Er konnte nicht akzeptieren, dass ich zum orthodoxen Glauben übergewechselt habe.«

»Und deshalb darfst du nicht mehr nach Hause?«, fragte Alice betroffen.

»Ach was«, seufzte Sophie. »*Griechenland* ist schon lang mein Zuhause geworden. Meine Mutter ist tot, viel hält mich ohnehin nicht mehr in Deutschland. Meine Familie ist hier. Und von meinem Bruder lasse ich mich nicht einschüchtern. Und wenn er zehnmal der Kaiser der Preußen ist.«

Alice nickte. Ihre einst so kühle und nun so selbstbewusste Schwägerin gefiel ihr immer besser. »Berlin vermisse ich allerdings schon«, gestand Sophie. »Gegen diese Weltstadt ist Athen eine regelrechte Provinz«, fuhr sie mit entschuldigendem Blick zu Christo fort. »Nicht, dass ich eine Weltstadt benötige, um mich zu vergnügen – aber die unzähligen karitativen Engagements, die ich verfolge, lassen sich dort einfach viel besser umsetzen.«

Sie lächelte selbstzufrieden. »Das wird auf dich auch noch zukommen. Aber keine Sorge: So viele Verpflichtungen wie auf mich als Kronprinzessin warten auf dich natürlich nicht.«

Alice schmunzelte. Sieh an, dachte sie, auch wenn Sophie inzwischen deutlich freundlicher ist – ihr Standesbewusstsein hat sie nicht verloren!

*

Das Problem mit dem Standesbewusstsein zeigte sich noch an anderer Stelle: König Georg legte großen Wert auf engen familiären Zusammenhalt – jeden Sonntag speiste die Familie miteinander. Alice hätte diese Treffen sehr genossen, wenn da nicht Helena gewesen wäre: Die russische Großfürstin Jelena Wladimirowna Romanowa war mit Andreas' älterem Bruder Nikolaus verheiratet und behandelte Alice herablassender und kühler, als es Sophie je getan hatte. Und wenn sie denn das Wort an ihre frischgebackene Schwägerin richtete, dann ausschließlich auf Russisch, was die so bemühte und verzweifelte Alice nicht verstand. Das wiederum führte dann zu noch größerer Herablassung durch Helena.

»Was hat sie nur gegen mich?«, fragte Alice ihren Mann am Abend eines solchen Familienessens verzweifelt. Den ganzen Nachmittag hatte Helena sie regelrecht malträtiert und keine Gelegenheit ausgelassen, ihre Schwägerin zu blamieren.

»Nimm es dir nicht so zu Herzen«, tröstete Andreas. »Du bist viel hübscher als sie. Das nimmt sie dir übel.«

»Das stimmt doch gar nicht«, wehrte Alice lachend ab. »Helena ist eine sehr schöne Frau.«

»Von der Physiognomie her vielleicht«, gab er ihr recht. »Aber man sieht ihr ihre Gesinnung an. Sie sieht so aus, wie sie ist. Hochnäsig.«

Alice musste ihrem Gatten zustimmen. Die schmalen Lippen hatte die Prinzessin meist hochmütig aufeinandergepresst, der Blick war kühl und überheblich. Immerhin war ihre kleine Tochter, die sieben Monate alte Olga, ein ganz zauberhaftes Mädchen.

»Deine wunderschöne Physiognomie hingegen wird durch deinen wachen Geist und deine Herzenswärme vervollkommnet, meine Liebste«, sagte Andreas und zog seine Frau an sich, um sie zu küssen. Wie immer, wenn er das tat, schlug ihr Herz schneller, und ein angenehmes Kribbeln ergriff von ihr Besitz. Sie konnten nicht genug voneinander bekommen, und Andreas war schon wieder im Begriff, ihr Mieder zu lösen. Die hochnäsige Helena war vergessen.

Als sie später allerdings glücklich und zufrieden in seinen Armen lag, musste sie wieder an die unfreundliche Schwägerin denken. »Sie kann mich nicht leiden, weil ich in zweiter Generation von einer morganatischen Ehe abstamme. Sie hält mich für einen Emporkömmling«, vermutete sie.

Andreas zog sie enger an sich.

»Ach, Helena hat selbst mit Sophie ihre Schwierigkeiten. Denn sie ist gezwungen, sich ihr gegenüber als Kronprinzessin und Schwester des Kaisers respektvoll zu verhalten, glaubt aber, dass sie dennoch über ihr steht. Wie über uns allen.«

»Oje«, sagte Alice. »Es muss anstrengend sein, so zu denken.

Immerhin bin ich froh, dass Sophie jetzt freundlicher zu mir ist.«

»Das glaube ich auch«, pflichtete Andreas ihr bei. »Dass es anstrengend ist, meine ich. Und was dich angeht: Du bist immerhin mit dem Zarenpaar verwandt und die Urenkelin von Königin Victoria.«

»Und nun auch noch eine glückliche griechische Prinzessin«, fügte sie leise hinzu, bevor sie sich erneut von ihm küssen ließ.

11. Kapitel

»Hast du keine Angst um Papa?«, fragte Alice ihre Schwiegermutter, als sie am 14. Februar 1904 neben ihr in der Kutsche saß, die sie zur Athener Handarbeitsschule bringen sollte.

»Um Georg?«, fragte Olga und sah Alice überrascht an. »Warum sollte ich?«

»Nun«, murmelte die. »Wenn ich es mit den Sicherheitsvorkehrungen vergleiche, die für Zar Nikolaus bei unserer Hochzeit ergriffen wurden, dann bewegt er sich schon ziemlich ungeschützt. Und Andreas hat erzählt, dass 1898 bereits ein Attentat auf ihn verübt wurde.«

Olga seufzte. »Ach, das meinst du. Ja, so ist er. Am liebsten geht er ganz ohne Wachen durch Athen. Er ist sehr volksnah. Und er sagt, ein Leben, das so bewacht ist wie das des Zaren, ist kein Leben mehr.«

»Ich verstehe ihn schon«, versicherte Alice und entschied sich dann, das Thema zu wechseln.

»Ich finde es schön, wie beliebt du bei den Griechen bist.« Sie sah ihre Schwiegermutter voller Zuneigung an.

»Weil ich ihre Mentalität liebe und sie zu meiner gemacht habe«, erklärte Olga, die sich über das Kompliment sichtlich freute. »Unsere Kinder sind alle griechisch-orthodox getauft, und dein Mann treibt es ja auf die Spitze, indem er verlangt, dass selbst wir nur griechisch mit ihm sprechen.«

Alice nickte lächelnd. Andreas' Identifikation mit dem Land, das ihm Heimat war, war wirklich enorm. Mit seinen anderen Kindern sprach das Königspaar englisch, untereinander deutsch.

»Ich glaube, dass die meisten Griechen uns wirklich mögen«, sagte Olga nachdenklich. »Aber ich glaube auch, dass wir ihnen manchmal nicht ... königlich genug sind.«

Alice sah sie überrascht an. »Wie meinst du das?«

»Nun, dein Schwiegervater repräsentiert nicht gerne und mag Pomp nicht so sehr.«

»Das ist mir auch schon aufgefallen, ja. Und du glaubst, das stört die Griechen?«

»Manche vielleicht schon«, sagte Olga nachdenklich.

»Wie alt warst du eigentlich, als ihr geheiratet habt?«, wollte Alice wissen.

Olga lächelte. »Noch jünger als du, Liebes. Ich war erst sechzehn, und ich habe alle meine Puppen mitgebracht, ganze Zimmer voll. Und ich habe es nicht einen Moment bereut.«

»Es ist wunderbar, euch so glücklich miteinander zu erleben. Ich hoffe, Andreas und ich werden auch eine derart harmonische Ehe miteinander führen – und so lang.«

»Oh, das werdet ihr, davon bin ich überzeugt. Es könnte keine bessere Partnerin für meinen Sohn geben, und wie sehr ihr euch liebt, das ist für jeden ersichtlich.«

Alice nickte. Sie hatte wirklich Glück.

*

Fasziniert beobachtete Alice die Hände des jungen Mädchens. Wie flink ihre Finger waren! Wie geschickt sie mit Nadel und bunten Fäden die Stickerei, die vor ihr auf den Knien lag, in ein farbenfrohes Wunder verwandelte.

»Das ist unglaublich schön«, sagte sie ergriffen.

Die Frau sah auf und lächelte. Sie schien sich über das Kompliment ihrer hochwohlgeborenen Besucherin sehr zu freuen.

»So gut werde ich das nie hinbekommen«, prophezeite Alice.

»O doch, das wirst du«, widersprach ihre Schwiegermutter. »Ich bin mir sicher, dass du sehr geschickt mit deinen Händen bist und dass du ein Gespür für Farbzusammenstellungen und Stoffe hast. Wenn ich sehe, wie geschmackvoll du deine Kleidung wählst und wie gut es dir gelungen ist, euer Appartement einzurichten, obwohl der Palast sicherlich alles andere als gemütlich ist, bin ich überzeugt, dass du eine ganz großartige Stickerin werden wirst. Und wenn du die Kunst des Stickens dann beherrschst, kannst du sie an arme, mittellose Frauen weitergeben und damit dazu beitragen, dass sie ihren Lebensunterhalt bestreiten und selbstständiger werden können.«

Alice nickte begeistert. Die Idee gefiel ihr ausnehmend gut. In der Tat hatte ihr der Umgang mit Textilien schon immer große Freude bereitet, und sie brannte auch darauf, sich karitativ zu engagieren. Die griechische Stickkunst faszinierte sie aber ganz besonders, weil sie so traditionsreich war. Alice hatte das Gefühl, dadurch, dass sie das tat, was die Griechinnen schon in der Antike getan hatten, tauche sie ein wenig tiefer in die Mentalität und das Sein dieses Landes ein, das nun ihre neue Heimat war.

In diesem Moment kam eine schlanke, brünette und sehr elegant gekleidete Dame um die vierzig auf sie zugeeilt. Sie wirkte ziemlich aufgelöst und knickste nervös, als sie vor ihnen stand. »Königliche Hoheiten!«, stieß sie atemlos hervor. »Es ist mir sehr unangenehm.«

»Aber was denn, meine liebe Lady Egerton?«, fragte Olga verwundert.

»Man hat mir nicht mitgeteilt, dass Sie bereits angekommen sind, sonst hätte ich Sie doch gebührend empfangen.«

Die Frau tat Alice schrecklich leid. In der Tat hatte sie sich gewundert, dass die Königin mit ihr einfach so in die Königliche Schule für Stickerei und Spitze hineinspaziert war, sich dann aber weiter nichts dabei gedacht. Schließlich hatte ihre Schwiegermutter das Patronat für diese Schule inne und ging hier ein und aus. Und dass die Stickerinnen sie sehr wohl erkannten, vor lauter Respekt aber nicht wagten, sie anzusprechen, war mehr als deutlich gewesen.

»Aber das macht doch nichts, Verehrteste«, versuchte die Königin, die Leiterin der Schule zu beruhigen. »Wir waren ja auch viel zu früh. Darf ich Ihnen meine Schwiegertochter vorstellen?«

»Es ist mir eine Ehre«, murmelte Lady Olga Egerton und knickste erneut.

»Ich freue mich auch sehr, Sie kennenzulernen«, sagte Alice herzlich. Sie war es gewohnt, dass andere Menschen ihr gegenüber schüchtern oder unsicher waren. Ihre Stellung in Kombination mit ihrer Taubheit führte oft dazu, dass die Menschen nicht wussten, wie sie sich verhalten sollten. Alice gelang es aber meist schnell, ihr Gegenüber zu beruhigen. Das war auch jetzt der Fall. »Ich freue mich sehr, dass Sie mir die Schule zeigen wollen und ich schon bald bei Ihnen lernen darf.«

Lady Egerton strahlte. »Es ehrt mich, dass es Euren Gefallen findet, Eure Hoheit.«

»Wie kam es zu der Idee, eine solche Schule zu gründen? Sollte die traditionelle griechische Stickkunst an die nächsten Generationen weitergegeben werden?«

»Das auch«, sagte Lady Egerton, während sie mit Alice und ihrer Schwiegermutter langsam durch die Schule ging, vorbei an Bergen von farbigen Garnen und kostbaren Leinenstoffen. »Aber vor allem ging es darum, die Mädchen hier in die Lage zu versetzen, Geld zu verdienen.«

Alice nickte. »Das hat mir meine Schwiegermutter schon berichtet, das finde ich großartig.«

»Im Griechisch-Türkischen Krieg 1897 wurde die Schule gegründet«, fuhr Olga Egerton fort. »Die Lage war damals wirklich schlimm. Unzählige Menschen flohen vor den schweren Kämpfen, die im Nordosten des Landes tobten, zu uns in die Hauptstadt und blieben auch nach dem Krieg. Sie hatten alles verloren, ihr Hab und Gut war zerstört. Einige Damen haben ein Komitee gegründet und nach einem Gebäude gesucht, in dem Textilien hergestellt werden können. Sie unterrichten die Mädchen kostenlos und stellen ihnen auch das Material zur Verfügung. Wenn sie ihre Ausbildung absolviert haben, bezahlen wir ihnen ein Gehalt für ihre Arbeit.«

»Das ist wirklich wunderbar«, bekräftigte Alice. »Und waren Sie schon ganz am Anfang dabei?«

Lady Egerton schüttelte den Kopf. »Ich bin erst kurz nach der Gründung auf die Initiative aufmerksam geworden.«

»Lady Egerton ist eine passionierte Stickerin«, ergriff Königin Olga das Wort. »Und sie hat sich tief in die griechische Stickkunst eingearbeitet und das ganze Land bereist, um die antiken Stickereien zu erlernen und byzantinische Arbeitsstile kennenzulernen.«

»Stickerei ist meine Passion«, gestand Olga Egerton.

»Lady Egerton ist eine geborene Prinzessin Lobanov-Rostovksi und Gattin des englischen Gesandten Sir Edwin Henry Egerton«, erklärte die Königin deren Herkunft.

»Nach meiner Reise habe ich einige Entwürfe gemacht, die dann an der Schule umgesetzt wurden. Kurz darauf wurde ich zur Vorsitzenden des Schulkomitees, und ich kann Ihnen sagen: Ich habe meine Bestimmung gefunden.«

»Man merkt Ihnen deutlich an, welch große Freude Sie daran haben«, sagte Alice herzlich. »Wenn man etwas wirklich liebt, kann man unheimlich viel erreichen.«

»O ja«, rief Olga Egerton, die Alice immer besser gefiel. »Vor allem, wenn man derart wunderbare Mitstreiter hat. Unsere Schule war von Anfang an ein so großer Erfolg, dass das private Gebäude, in dem sie anfangs untergebracht war, nicht mehr ausreichte. Wir kauften in der Michail Voda Street ein Grundstück und bauten das hier.« Sie machte eine weit ausholende Bewegung. »Inzwischen haben wir uns auch wirklich einen guten Namen erworben, und die Modewelt schaut auf uns. Bei Ihrem nächsten Besuch werden Sie auch unsere Direktorin Louisa Pesel kennenlernen.«

»Ich freue mich sehr darauf«, versicherte Alice, die immer faszinierter war. Sie hatte sich die Royal Hellenic School of Needlework and Lace nicht derart groß und bedeutend vorgestellt und war nachhaltig beeindruckt, aber auch ein wenig eingeschüchtert.

»Meine Idee, viel unterwegs zu sein, hat unser Lehrpersonal übernommen«, fuhr die Stickerin fort. »Immer wieder unternehmen wir Reisen in die Modezentren Europas, um uns darüber zu informieren, was den Menschen gerade gefällt.«

»Aber ich dachte, die griechische Stickkunst ist traditionell und folgt eben nicht unbedingt dem zeitgemäßen Geschmack?«

Olga Egerton lächelte fein. »Es geht auch darum, das Traditionelle mit dem Modernen zu verbinden.«

Alice nickte. Das leuchtete ihr ein.

»Unsere Produkte werden nicht nur hier in Athen, sondern auch in Paris, London und sogar in New York verkauft«, fuhr Olga Egerton fort.

»Wie viele Mädchen arbeiten denn hier?«, fragte Alice, und obwohl ihr klar war, dass die Schule deutlich größere Dimensionen hatte als gedacht, war sie von der Antwort überrascht: »Es sind etwa zweihundert«, sagte Olga Egerton. »Ich kann Hilfe bei der Ausbildung wirklich gut gebrauchen und freue mich sehr, dass Sie sich zur Verfügung stellen. Außerdem gibt es noch Schulen in Affya, Ägina, Korinth, Koropl, Spetses und Volo.«

»Ich freue mich ebenfalls«, gab Alice zurück und gestand dann ganz offen: »Aber ich habe auch großen Respekt. Schließlich muss ich das ja alles erst einmal lernen.«

»Da machen Sie sich mal keine Sorgen«, beruhigte Olga Egerton die junge Frau. »Das bringe ich Ihnen bei.«

»Wenn Sie erlauben, würde ich Sie noch ein wenig herumführen?«

»O ja, bitte. Das wäre ganz wundervoll«, freute sich Alice.

»Dann zeige ich Ihnen zunächst unsere Färberei.« Lady Egerton ging der Königin und der Prinzessin voraus und stieß eine schwere Holztür auf. In dem gekachelten Raum schlug ihnen feuchte, warme Luft entgegen. In riesigen Bottichen schimmerten verschiedenfarbige Flüssigkeiten. »Wir färben unsere Garne nach alter traditioneller Weise mit Pflanzenfarben ein. Das hat den Vorteil, dass die Stickereien auch noch in Jahrhunderten nicht an Farbenpracht eingebüßt haben – Pflanzenfarben halten sehr lange. Die wichtigsten Farben sind Grün, Rot und Blau, aber auch Gelb, Braun und Schwarz werden verwendet.«

»Mit welchen Mitteln färben Sie denn?«

»Zum Beispiel mit Indigo für Blau – und Krapp für Rottöne.« Lady Egerton lächelte einer jungen Frau mit Kopftuch zu, die konzentriert in einem Topf rührte, und fuhr dann fort: »Das Färben ist eine sehr komplizierte Angelegenheit. Wenn man die Mischung oder die Kochzeit nicht genau einhält, entstehen Abweichungen in der Farbtiefe. Deswegen ist auch hier höchste Konzentration gefragt.«

»Die Stickerei nimmt in der griechischen Volkskunst eine große Rolle ein«, ergriff nun ihre Schwiegermutter das Wort. »Sie ist von östlichen und westlichen Einflüssen geprägt und weist eine große Formenvielfalt auf. Habe ich das richtig wiedergegeben, werte Lady Egerton?«

»Vollkommen richtig«, bekräftigte diese. »Eine der ersten Aufgaben der Schülerinnen ist es, sich mit den zahlreichen verschiedenen Mustern zu beschäftigen.«

Alice nickte. Ihre Vorfreude darauf, die griechische Stickerei zu erlernen, wuchs, sie konnte es kaum noch erwarten.

»Wenn Sie mir bitte folgen würden?« Höflich hielt Lady Egerton die Tür auf und führte sie den Flur entlang in ein weiteres Zimmer. »Das ist ja wundervoll!«, rief Alice, kaum dass sie es betreten hatten. Hier lagen dicke Ballen prachtvoller, bestickter Stoffe, griechische Trachten, Kleider, Tischdecken, Bettwäsche, Kissen und Vorhänge. Da waren wunderschöne Batiste, Taftstoffe und Seide bestickt in den wunderbarsten Farben.

Staunend strich sie mit den Fingern darüber. Wie kühl und glatt sich die Fäden unter ihren Händen anfühlten!

»Das ist eine mit Seidenschnur ausgeführte Arbeit«, erklärte Lady Egerton. »Es gibt zwei Klassen der Stickerei: die mit Gold- oder Seidenschnur und die mit buntem oder weißem Faden.«

»Und was bestickt man mit welcher Methode?«, wollte Alice wissen.

Lady Egerton schien sich über ihr Interesse zu freuen. »Nun, das Unterkleid und gelegentlich auch die Schürze werden bei einer Tracht zum Beispiel mit Faden bestickt, die anderen Teile, vor allem die Mäntel und die Westen, mit Gold- und Seidenschnur.«

Alice schwirrte der Kopf. Ob sie all das jemals lernen würde?

»Und es gibt noch einen weiteren Unterschied, der nun wieder die Muster betrifft.«

Alice sah sie fragend an.

»Bei der Metrita-Stickerei wird kein Motiv vorgezeichnet, die Stiche sind aber abgezählt. Man erkennt die Metrita-Stickerei daran, dass das Stickmuster sehr gerade ist. Der bestickte Stoff sieht aus wie ein Gewebe, sehen Sie, hier.« Sie zog einen dicht bestickten Stoff hervor, und abermals glitten Alice' Finger staunend über die glatte Oberfläche.

»Und das ist eine Grafta-Stickerei.« Lady Egerton breitete eine weitere prachtvolle Robe vor ihr aus. »Bei dieser Art der Stickerei zeichnen wir das Muster zuerst auf, wodurch sehr fein gearbeitet werden kann. Grafta-Stickerei verwenden wir zum Beispiel gern für Bordüren und Bettumrandungen.« Alice betrachtete eine Bordüre, auf der sich eine Blumenvase mit einer Zypresse und zwei Rehen in ewiger Wiederholung abwechselte, dazwischen befanden sich kleine Vögel. Was für eine ungeheure Arbeit, dachte sie und sah unversehens auf ihre Hände. Ob diese wohl ebenfalls einmal so flink und geschickt sein würden wie die der anderen Frauen?

12. Kapitel

Alice blinzelte. Die Hand hörte nicht auf, ihre Wange zu streicheln. Dann spürte sie die Lippen ihres Gatten auf ihrem Mund.

Seufzend schlang sie die Arme um seinen Hals. Wie schön, dass er wieder bei ihr war. Wie alle seine Brüder war er in der griechischen Armee und oft nicht zugegen. Heute aber hatte er sich freigenommen – denn es war der 25. Februar 1904 und damit ihr neunzehnter Geburtstag, den sie auf Tatoi verbrachten.

Müde schlug Alice die Augen auf. Es war noch ganz dunkel, daher konnte sie nicht erkennen, ob ihr Gatte etwas zu ihr sagte. Er entzündete das Licht, und nun konnte sie von seinen Lippen lesen. »Herzlichen Glückwunsch, mein Schatz«, sagte er.

»Danke«, murmelte Alice verschlafen. »Aber es ist so früh! Lass mich noch ein kleines bisschen schlafen.«

Doch Andreas kannte keine Gnade. »Deinen Geburtstag verschlafen? Nicht mit mir!«, sagte er und zog seiner Gattin die Decke weg. »Dazu bist du viel zu jung. Schlafen kannst du noch, wenn du alt und grau bist.«

Unter Protest gab sich Alice schließlich geschlagen.

»Außerdem muss ich dir dein Geschenk zeigen.«

Inzwischen war Alice tatsächlich vollständig aufgewacht und

musste, als sie ihren Ehemann genauer betrachtete, lachen. Mit seinen verstrubbelten Haaren, den Kissenabdruck noch auf dem Gesicht und seinem verknitterten Pyjama sah er herzallerliebst aus. Und er war aufgeregt wie ein kleiner Junge.

Erst jetzt bemerkte Alice ein riesiges, unter einem großen Tuch verborgenes Ungetüm.

»Wie ist das denn hier hereingekommen?«, fragte sie überrascht.

»Ich habe es heute Nacht bringen lassen«, grinste Andreas. »Manchmal ist es ganz praktisch, eine taube Gattin zu haben. Die Gefahr, dass du von dem Lärm aufwachst, bestand jedenfalls nicht.«

Lachend schüttelte Alice den Kopf und versetzte ihrem Mann einen spielerischen Schlag auf den Unterarm. Sie mochte Andreas' humorvolle Art, mit ihrer Behinderung umzugehen.

»Nun zieh endlich das Tuch weg«, drängelte ihr Gemahl.

Alice tat wie ihr geheißen, zog vorsichtig an dem großen Leinentuch und schrie gleich darauf vor Begeisterung und Überraschung auf. Andreas hatte ihr ein Motorrad geschenkt! Überglücklich fiel sie ihm um den Hals. So konnte sie ihre Umgebung noch viel besser erkunden. Und Tatoi machte Lust darauf, alles zu entdecken. Alice hatte den Landsitz schon bei ihrem ersten Besuch in ihr Herz geschlossen. Es war ungemein friedlich: In den Pinienwäldern und auf den Weinhängen grasten Rehe, dann und wann ließ sich auch ein kleiner Hase blicken, der gleich darauf schnell und erschrocken davonhoppelte.

*

»Die ist ja noch schöner als unsere Hochzeitstorte«, rief Alice begeistert, als sie wenig später an Andreas' Seite zum Frühstück erschien und den riesigen Kuchen erblickte. Olga strahlte. »Es freut mich sehr, wenn es dir gefällt, meine Liebe«, sagte sie und küsste das Geburtstagskind zur Begrüßung. Auch Georg gratulierte vergnügt und wollte gleich wissen, wie das Geburtstagsgeschenk gefallen habe.

»Ihr habt davon gewusst?«, fragte Alice ihre Schwiegereltern.

»Er schon, ich habe es erst heute Morgen erfahren«, bekannte Olga. »Die beiden haben doch immer wieder verrückte Ideen.«

Alice gab ihrer Schwiegermutter im Stillen recht. Der König und sein Sohn besaßen einen ganz besonderen Humor und waren ständig zu Scherzen aufgelegt. Als ihr nach Sophie und Konstantin auch Nikolaus und die stets überhebliche Helena gratulierten, die gerade wieder schwanger war, dachte Alice flüchtig, dass sich der hochnäsige Zug im Gesicht ihrer Schwägerin, auf den sie ihr Gatte aufmerksam gemacht hatte, immer deutlicher zeigte. Und sie überlegte, dass Andreas recht gehabt hatte mit seiner Aussage, dass man einem Menschen die Gesinnung und den Charakter, vor allem, wenn er so ausgeprägt war, sehr wohl ansehen konnte. Bei Georg war es der feine Humor, der sein Gesicht prägte und den Eindruck vermittelte, der König würde insgeheim stets über irgendetwas schmunzeln. Doch er gab einem dabei nie das Gefühl, als würde er sein Gegenüber auslachen, und er war bei all seinem Humor auch sehr sensibel und empathisch.

»Ich freue mich sehr, dass uns dein Onkel Ernie bald besuchen kommt«, sagte er gerade zu Alice. »Es muss ein entsetzlicher Schlag gewesen sein, das einzige Kind zu verlieren.«

Unausgesprochen lag in dem Satz des Königs auch die immer noch währende Trauer um seine kleine Tochter Olga, die er und seine Gattin bereits wenige Monate nach ihrer Geburt verloren hatten.

»Ja«, sagte Alice. »Es wird ihm guttun, die Reise zu unternehmen. Und hier unter der griechischen Sonne – wenn dann im März alles blüht – wird er neue Kraft schöpfen.«

Doch sosehr sie sich einerseits auf den Besuch freute, so unruhig sah sie ihm andererseits entgegen: Dieses Mal musste sie Onkel Ernie die Wahrheit sagen!

*

»Es ist wunderschön hier«, sagte Ernst Ludwig von Hessen und bei Rhein und lehnte sich genüsslich seufzend auf der Bank zurück. »Und wie unglaublich prachtvoll alles blüht.«

Alice und ihr Onkel Ernie saßen nebeneinander auf einer hölzernen Bank unter einer großen, Schatten spendenden Pappel und blickten auf die blütenübersäte Wiese mit Bougainvilleen, roten Mohnblumen, den herrlich blühenden Kaktusfeigen sowie den wilden Röschen, die sich vor ihnen bis zum Horizont erstreckte.

Bang sah Alice ihn von der Seite an. Jetzt war der Moment gekommen, ihm endlich ihr Geständnis zu machen. Mit zitternden Fingern tastete sie nach der Kette, die um ihren Hals lag, öffnete sie und zog sie ab.

Ernie, der versonnen auf die blühende Wiese blickte, hatte nichts davon bemerkt. Ihr Herz klopfte wild, als sie die Kette in ihren Handteller legte.

»Hier auf dieser Wiese hätte meine kleine Ella so viel Freude gehabt«, sagte er verträumt. »Sie hätte sich einen Blumenkranz geflochten und ins Haar gesetzt. Sie war eine Meisterin darin, Blumenkränze zu flechten.«

»Ja, das war sie«, bestätigte Alice mit belegter Stimme. Dann gab sie sich einen Ruck. »Ich möchte dir etwas erzählen, Onkel Ernie.«

»Ja?«

»Kurz vor meiner Hochzeit kam Ella zu mir.«

Auf einmal war er ganz wachsam, ruckartig setzte er sich sehr gerade hin. »Und?«

»Sie … sie fragte mich, ob ich glaube, dass sie an ihrer eigenen Hochzeit auch so schön sein würde wie ich. Und ich sagte, tausendmal schöner, Schneewittchen«, tastete sich Alice langsam vor.

»Und nun wird mein kleines Schneewittchen niemals heiraten.«

Zu Alice' Bestürzung löste sich eine Träne aus dem Augenwinkel ihres Onkels und rann seine Wange hinab.

Für einen kurzen Moment war Alice versucht, das Gleiche zu tun wie damals: Ernie zu trösten und ihm die Sache mit der Kette zu verschweigen. Doch sie hatte sich und auch Andreas versprochen, dass sie ihm das Schmuckstück dieses Mal wirklich überreichen würde. Also atmete sie einmal tief durch. »Ella fragte mich dann, ob ich etwas Geliehenes hätte, eine Braut brauche etwas Geliehenes. Ich sagte Nein. Und dann gab sie mir das hier.«

Ihr Herz schlug wie wild, als sie ihrem Onkel die Hand hinstreckte, die Faust öffnete und ihm damit die Kette präsentierte, die in ihrem Handteller lag. Den Glücksbringer seiner toten Tochter.

Ernie wurde leichenblass. »Schneewittchen«, keuchte er und riss das Schmuckstück mit einer heftigen Bewegung an sich. »Wie konntest du nur! Das war ihr Schutzengel.«

»Ich … ich weiß«, stammelte Alice. »Deshalb habe ich auch abgelehnt. Aber sie war so gekränkt und verletzt, dass ich sie unter meinem Collier getragen habe.«

»Und warum hast du sie nicht zurückgegeben?« Es klang wie ein Peitschenhieb.

»Das wollte ich«, versicherte Alice und verschwieg ihm, dass sie es am Abend der Hochzeit vergessen hatte. Das würde ihren Onkel nur noch mehr aufbringen. »Aber als wir uns wiedersahen, war sie nicht da. Sie war bei Tante Ducky.«

»Du hättest sie mir geben können.«

»Ich musste Ella versprechen, dass es unser Geheimnis bleibt. Ich wollte nicht, dass sie Ärger bekommt.«

Hastig stand Ernie auf und sah sie hasserfüllt an. »Wie konntest du nur! Wie konntest du einem kleinen Mädchen seinen Schutzengel wegnehmen! Jetzt ist dieses Mädchen tot, Alice! Und nicht einmal nach ihrem Tod warst du ehrlich genug, mir die Kette wiederzugeben. Ich habe diese Kette überall gesucht. Verzweifelt gesucht. Und es war so folgerichtig, dass sie sie nicht trug, als sie starb.«

»Ich … ich wollte … aber.«

»Weißt du, was?«, sagte Ernie kalt. »Spar dir deine Worte. Ich reise heute noch ab.«

Mit diesen Worten wandte er ihr brüsk den Rücken zu.

»Ernie!«, rief Alice und sprang auf. Doch er machte mit der Hand eine derart abwehrende Bewegung, dass sie erschrocken zurück auf die Bank sank. Und dann begann sie zu weinen.

13. Kapitel

Papa! Mama! Endlich!«

Das Auto war gerade erst zum Stehen gekommen, als Alice schon heraussprang und ihren Eltern entgegeneilte. »Ich habe euch so schrecklich vermisst«, rief sie und umarmte ihre Mutter innig.

Viktoria von Battenberg drückte ihre Tochter fest an sich und schob sie dann wieder ein Stück von sich weg, um sie prüfend anzusehen. »Aber es geht dir doch gut in Griechenland?«, fragte sie besorgt.

»Ausgesprochen gut, Mama. Mach dir keine Gedanken«, versicherte Alice. »Ich könnte mir wirklich keine liebevolleren Schwiegereltern vorstellen oder wünschen. Dennoch habe ich euch und unser Zuhause furchtbar vermisst.«

»Wir dich auch, Liebes«, sagte Viktoria von Battenberg gerührt, um sich dann wieder von ihr zu lösen und ihren Schwiegersohn zu begrüßen.

Sosehr sie ihr neues Leben in Griechenland auch mochte: Alice war doch froh, dass die Königsfamilie sich im Sommer traditionell nicht in Athen aufhielt und dass das Reisen selbstverständlich war. So hatte sie ohne viel Aufhebens die Gelegenheit, ihre Familie wiederzusehen. Dass Ludwig von Battenberg für die Sommermonate in der nördlich Londons gelegenen Grafschaft Hertfordshire ein Haus gemietet hatte, in dem die ganze Familie ihren Urlaub verbringen sollte, kam Alice sehr entgegen, da sie England von ganzem Herzen liebte. Vor der anschließend geplanten gemeinsamen Reise nach Wolfsgarten hatte sie allerdings Angst: Obwohl sie sich darauf freute, dass sie dann auch ihrer alten Heimat Schloss Heiligenberg einen Besuch abstatten würden, fürchtete sie sich vor dem Wiedersehen mit Onkel Ernie. Und der Moment, in dem sie ihrer Mutter von dem Zerwürfnis und ihrer Schuld beichten musste, erfüllte sie mit Angst. Offenbar hatte es Ernie seiner Schwester gegenüber nicht erwähnt, zumindest hatte Viktoria von Battenberg sie bisher in keinem Brief danach gefragt, und auch jetzt wirkte sie nicht so, als würde sie etwas belasten.

Tatsächlich verging die Zeit wie im Fluge. Alice und Andreas unternahmen lange Ausflüge und besuchten natürlich auch ihre Familie im Buckingham Palace, während sich Viktoria hauptsächlich um Alice' kleine Brüder kümmerte. Alice' jüngere Schwester Louise war weitgehend sich selbst überlassen, was die Fünfzehnjährige aber nicht zu stören schien, zu vertieft war sie in das Erlernen vieler Sprachen und in die ansonsten ebenfalls umfassende Ausbildung in Naturwissenschaften, Mathematik und Geschichte.

Und dann war auch schon der Abend vor der Abreise gekommen. Alice fasste sich ein Herz.

»Hast du noch einen Augenblick Zeit für mich?«, fragte sie ihre Mutter nach dem Abendessen, als die Kinder bereits mit Tilda hinaufgegangen waren.

»Natürlich. Ich bin froh, dass du endlich mit mir sprechen willst. Ich merke schon seit Tagen, dass dir etwas auf dem Herzen liegt.«

Mit einer Handbewegung bat Viktoria ihre Tochter, auf der Sitzgruppe vor dem Fenster Platz zu nehmen.

»Onkel Ernie und ich haben uns furchtbar gestritten«, platzte es aus Alice heraus.

Viktoria hob fragend die Brauen. »So? Warum denn das?«

»Ich … ich hatte versäumt, Ella die Kette zurückzugeben«, stieß Alice hervor. Und dann erzählte sie ihrer Mutter die ganze Geschichte. Viktoria lauschte mit wachsender Bestürzung.

»Ich weiß, ich habe schwere Schuld auf mich geladen. Verurteilst du mich nun auch, Mutter?«, fragte Alice ängstlich. Viktoria von Battenberg hatte ihre Kinder immer zur Ehrlichkeit erzogen, und Alice fürchtete, sie nun bitter enttäuscht zu haben.

Doch zu ihrer Erleichterung stand Viktoria auf, setzte sich neben sie auf die Chaiselongue und nahm Alice' Hände in die ihren.

»Aber nein, Liebes«, versicherte sie. »Du hast nicht richtig gehandelt, aber keineswegs aus Boshaftigkeit, sondern weil du nicht wusstest, was du tun solltest.«

Alice nickte. Dann fragte sie ganz leise: »Meinst du, ich bin verantwortlich für Ellas Tod? Weil sie doch durch meine Schuld ihren Schutzengel nicht hatte?«

»Ach, Liebes!«, rief Viktoria von Battenberg und zog ihre Tochter in ihre Arme. Als sie sie wieder losgelassen hatte, sagte sie: »Natürlich bist du nicht schuld! Das darfst du dir niemals einreden, hörst du? Das mit dem Schutzengel ist ein schöner, aber abergläubischer Gedanke! Eine Kette kann keinen Menschen schützen.«

Alice nickte. »Ich weiß es ja eigentlich. Aber trotzdem … und ich habe solche Angst vor der Begegnung mit Onkel Ernie«, gestand sie.

Ihre Mutter drückte ihre Hände. »Das musst du nicht«, versprach sie. »Ich werde mit meinem Bruder reden.«

*

Alice war ganz übel vor Angst, als sie in Wolfsgarten ankamen und sie vor ihrem Onkel stand. Doch Ernie ließ sich nichts anmerken. Als sei er nicht wenige Monate zuvor wütend und überstürzt aus Griechenland abgereist, begrüßte er sie ebenso wie alle anderen Familienmitglieder mit ausgesuchter Herzlichkeit und so, als hätte nie etwas zwischen ihnen gestanden. Alice war einerseits erleichtert, andererseits verwirrte sie dieses Verhalten nur noch mehr, und sie nahm sich vor, so bald wie möglich das Gespräch mit ihm zu suchen.

Insgesamt wirkte Ernie aber viel heiterer und fröhlicher als bei ihrer letzten Begegnung, auch wenn der Schmerz um den Verlust seiner kleinen Tochter natürlich nach wie vor wie ein Schatten auf seiner Seele lag.

Den Grund für diese heiterere Gesinnung sollte Alice bereits beim Abendessen kennenlernen. Er – oder besser: Sie war zweiunddreißig Jahre alt und die Prinzessin Eleonore zu Solms-Hohensolms-Lich aus Lich bei Gießen, genannt Onor. Sie war Alice gleich sympathisch, hatte ein verhältnismäßig kleines Gesicht und funkelnde Augen. Und noch bevor Alice die Gelegenheit hatte, mit Ernie zu sprechen, ging sie am nächsten Morgen nach dem Frühstück mit Onor durch die weitläufigen Parkanlagen von Schloss Wolfsburg spazieren. »Sie tun meinem Onkel gut«, sagte Alice. »Er hat so viel durchmachen müssen.« Die Kette sprach sie nicht an, da sie nicht wusste, ob Ernie ihr davon berichtet hatte – und sie wollte die sich anbahnende Freundschaft nicht gleich belasten.

»Ja, ich weiß«, erwiderte Onor leise. »Und wenn es einer

weniger verdient hätte, dann er. Er hat so ein herzliches und liebevolles Wesen.«

»Das hat er wirklich«, bekräftigte Alice. Sie dachte bei sich, dass die ebenso herzlich und liebevoll wirkende Onor viel besser zu ihrem Onkel passte als dessen geschiedene Gattin, Tante Ducky.

Unversehens waren sie bei dem kleinen Spielehaus angekommen, das Ernie einst für seine Tochter gebaut hatte. Alice konnte nicht verhindern, dass ihr die Tränen in die Augen schossen. Wie sehr hatte die Prinzessin das reizende Häuschen, zu dem nur Kinder Zutritt hatten, geliebt. Gemeinsam mit den Zarentöchtern hatte sie rings um die kleine Villa einen Gemüsegarten angelegt. Alice starrte auf das E, Ellas Initial, am Giebel, und der Buchstabe verschwamm vor ihren Augen. Anteil nehmend legte Onor ihr eine Hand auf den Rücken. »Auch Sie trauern sehr um das kleine Mädchen, nicht wahr?«

»Ja«, bekräftigte Alice, während ihr die Tränen über die Wangen rannen. Sie konnte gar nicht mehr aufhören zu weinen.

Onor zog sie wortlos in ihre Arme und wiegte sie wie ein Kind. Der Trost tat Alice gut. Vielleicht war das auch der Grund, warum sie bei Onor ihrer Trauer freien Lauf lassen konnte. Die andere hatte Ella nicht gekannt und trauerte nicht um sie, höchstens aus Mitgefühl ihrem Liebsten gegenüber. Bei ihr durfte Alice weinen, ohne andererseits wieder trösten zu müssen. Doch sie weinte nicht nur um Ella, sie weinte auch wegen der Kette, wegen des ungeklärten Verhältnisses mit Onkel Ernie und weil sie, auch wenn Andreas und ihre Mutter ihr das ausreden wollten, dennoch nicht umhinkonnte, sich zu fragen, ob sie eine Mitschuld am Tod der Kleinen hatte.

Lange standen die beiden Frauen so, bis Alice sich wieder etwas beruhigt hatte. »Komm«, meinte Onor schließlich und zog Alice zu einer Bank. »Setz dich.« Ganz unvermittelt waren sie zum Du übergegangen.

»Danke, dass du für mich da warst«, sagte Alice. »Es tut mir leid, dass ich derart die Beherrschung verloren habe.« Sie fasste sich ein Herz. Sie würde Onor von der Kette erzählen und davon, dass sie nicht wusste, wie sie mit ihrem Onkel umgehen sollte. Doch dazu kam es nicht.

»Du musst dich doch nicht entschuldigen«, rief Onor beinahe erschrocken. »Ich bin froh, dass ich für dich da sein konnte. Und ich kann mir vorstellen, dass der Tod der Kleinen in deinem Zustand noch mal schmerzhafter ist.«

»In meinem Zustand?«

Lächelnd legte Onor ihre Hand auf Alice' Bauch. »Du bist doch schwanger, oder nicht?«

Errötend nickte Alice. »Ich habe selbst erst seit gestern Gewissheit – als ich nach unserer Ankunft unseren alten Arzt besucht habe.«

»Man sieht es dir an«, sagte Onor. »Ich meine natürlich nicht äußerlich, dazu ist es sicher noch zu früh. Aber du strahlst so eine Wärme und Liebe aus, die ich bisher nur bei einigen schwangeren Frauen erlebt habe. Und was sagt Andreas?«

»Oh, er ist natürlich überglücklich«, erwiderte Alice und dachte schmunzelnd daran, dass ihr Gatte, als sie ihm die Nachricht überbracht hatte, vor Freude wenig königlich auf- und abgehüpft war, um sie dann wieder mit einer Flut von Küssen zu überschütten und sie sodann darüber zu belehren, dass sie auf keinen Fall schwer heben dürfe und fortan in Watte gepackt werden müsse.

»Ich hoffe für Onkel Ernie, dass euch beiden auch das Glück eigener Kinder beschieden sein wird«, sagte Alice. Sie blickte wieder zum Prinzessinnenhaus hinüber und entschied sich spontan, die Sache mit der Kette ein anderes Mal zu erzählen. Das Gespräch hatte sich in eine Richtung entwickelt, in die die Geschichte nun nicht mehr hineinpasste.

Onor errötete. »Es ist noch etwas früh, daran zu denken«, sagte sie.

»Entschuldige, ich wollte nicht ...«, versicherte Alice rasch.

»Schon gut, hast du nicht«, beruhigte Onor. »Ich wünsche mir nichts sehnlicher als eine glückliche Familie mit deinem Onkel. Doch im Moment sind die Bande zwischen uns noch sehr zart.«

»Sie werden fest werden, ganz fest«, war Alice überzeugt. »Das weiß ich so intuitiv, wie du meine Schwangerschaft erraten hast. Ich freue mich wirklich sehr, dich in unserer Familie zu haben.«

Onor beugte sich vor und gab ihr einen Kuss auf die Wange.

14. Kapitel

In der Nacht erwachte Alice mit starken Halsschmerzen. Ein heftiger Hustenreiz plagte sie, sie fühlte sich matt und erschöpft. Andreas wachte ebenfalls auf und fühlte erschrocken ihre Stirn. »Du glühst vor Fieber«, rief er. »Ich schicke sofort nach dem Arzt.«

Dr. Behrendt betrat eine halbe Stunde später das Schlafzimmer und untersuchte Alice eingehend.

»Sie haben sich eine Sommergrippe eingefangen«, erklärte der Mittfünfziger schließlich.

»Ist das gefährlich für das Ungeborene?«, fragte Alice ängstlich, doch der Arzt schüttelte beruhigend den Kopf. »Zunächst mal nicht«, sagte er. »Sie müssen mir nur versprechen, dass Sie sich schonen und für die nächsten Tage das Bett hüten. Sie müssen die Medizin einnehmen, die ich Ihnen gebe, und viel trinken.«

»Ich kümmere mich darum, Herr Doktor«, versicherte Andreas, der völlig aufgelöst war. »Ich werde nicht von ihrer Seite weichen.«

Er nickte zufrieden. »Ein fürsorglicher Ehemann ist immer gut.«

Die kommenden Tage erlebte Alice nur wie durch einen Schleier. Wenn sie die Augen öffnete, sah sie besorgte Gesichter vor sich. Ihre Mutter. Onor. Und auch Onkel Ernie. Ihre Geschwister. Und immer, immer wieder Andreas. Ihr Mann. In ihren wirren Träumen rannte die kleine Elisabeth über eine blühende Wiese – mit ihrem, Alice', Kind, das ebenfalls ein kleines Mädchen war. Lachend liefen die beiden davon, immer weiter fort, bis sie nicht mehr erreichbar waren. Und sie war schuld, weil sie die Kette nicht zurückgegeben hatte. Ella war tot – war auch das Kind, das sie unter dem Herzen trug, nicht mehr am Leben? Würde sie es verlieren?

»Nein!«, schrie sie, fuhr schweißgebadet hoch und fand sich in Andreas' Armen wieder.

»Ganz ruhig, meine Liebste. Du hast nur geträumt.«

Erschöpft sank Alice wieder zurück in die Kissen. Ein Traum. Es war nur ein Traum. Was für ein Glück!

»Was hast du denn geträumt?«, fragte Andreas und strich ihr liebevoll das schweißnasse Haar aus der Stirn, doch Alice schüttelte nur den Kopf. Auf keinen Fall wollte sie ihn, der sich ja ohnehin ununterbrochen sorgte, noch mit dem Inhalt ihrer Träume belasten.

»Ich weiß es schon gar nicht mehr«, gab sie vor. »Nur ein wirrer Fiebertraum.«

»Ich bin ja bei dir und passe auf dich auf. Schlaf dich gesund«, sagte er zärtlich und gab ihr einen liebevollen Kuss auf die Stirn.

Nach vier Tagen, inzwischen war es August geworden, war Alice so weit wiederhergestellt, dass sie sich im Bett aufsetzen und ein bescheidenes Frühstück zu sich nehmen konnte. »Ich fühle mich wie neugeboren«, sagte sie zu Dr. Behrendt, der sie anschließend untersuchte. »Ich hoffe, dass auch das Kleine meine Krankheit gut überstanden hat?«

»Ihm geht es ganz wunderbar, machen Sie sich keine Sorgen.«

»Ich danke Ihnen sehr, werter Doktor, dass Sie sich so gut um mich gekümmert haben«, sagte Alice.

»Es war mir eine Ehre«, versicherte der Mediziner. »Ich werde auch in den nächsten Tagen nach Ihnen sehen, um mich davon zu überzeugen, dass Sie weiterhin auf dem Weg der Besserung sind.«

»Darf sie denn schon aufstehen?«, fragte Andreas.

»Heute noch nicht, morgen dann ganz vorsichtig. Es muss immer jemand in der Nähe sein, denn es ist möglich, dass der Kreislauf noch Probleme bereitet.«

»Ich lasse sie nicht aus den Augen.«

Der Tag ging gut weiter: Um die Mittagszeit betrat eine strahlende Viktoria das Zimmer.

»Ich bin so froh, dass es dir besser geht, Liebes«, sagte sie. »Und ich habe eine hervorragende Nachricht für dich! Tante Alix hat entbunden – und es ist ein Junge.«

»Das ist wunderbar, einfach wunderbar«, rief Alice und umarmte ihre Mutter freudestrahlend. Sie hätte sich über ein Mädchen ebenso gefreut wie über einen Jungen, aber ihr war klar, was die Geburt des Kleinen für die Zarin bedeutete: Nach vier Töchtern hatte sie Russland endlich den ersehnten Thronfolger geschenkt und damit ihre Pflicht erfüllt. Alice wusste, wie sensibel ihre Tante war und dass der Umstand, bisher nur Töchter geboren zu haben, auf ihrer Seele gelastet hatte.

»Ich habe noch eine weitere gute Neuigkeit«, sagte Viktoria.

»Ja?«

Ihre Mutter nahm ihre Hand und legte sie an Alice' Hals. »Was fühlst du da?«

Verwundert ertasteten Alice' Finger eine kleine Kette. Sie sah an sich herunter. »Schneewittchen!«, stieß sie aus. »Das ist Ellas Kette! Was… warum…?«

Viktoria deutete auf ihren Bruder, der, von Alice unbemerkt, das Zimmer betreten hatte.

»Das würde ich dir gerne selbst erklären«, ließ er sich vernehmen. Viktoria nickte ihm zu und ging hinaus.

»Darf ich mich setzen?« Er wirkte beinah schüchtern.

»Na… natürlich.«

»Ich möchte mich bei dir entschuldigen«, sagte Ernie. »Ich war nur so aufgewühlt. Deine Mutter hat mir alles erklärt, und ich muss sagen: Ich hätte nicht anders gehandelt.«

»Wirklich?«

»Ja«, sagte er. »Und wenn ich auch sicher bin, dass deine Mutter recht hat und das Fehlen einer kleinen Kette nicht daran schuld war, dass meine Ella sterben musste, so dachte ich doch, sie könne dich beschützen, während du so krank warst. Ich wusste, Ella hätte es so gewollt.« Alice konnte nicht verhindern, dass ihr Tränen der Rührung in die Augen stiegen.

»Wie kommt sie an meinen Hals?«, flüsterte sie.

»Ich habe sie dir umgelegt«, sagte er. Und fügte mit einem Schmunzeln hinzu: »Mit Erlaubnis deines Gatten natürlich.«

»Oh, Onkel Ernie, das ist wunderbar«, flüsterte Alice. »Und ich bin so froh, dass du mir nicht mehr böse bist.«

»Komm her.«

Er zog Alice in seine Arme. Als sie sich wieder voneinander lösten, sagte er: »Du sollst die Kette behalten.«

Fassungslos sah sie ihn an. »Das kann ich nicht annehmen.«

»Du musst«, beharrte er. »Ella hat sie dir gegeben. Halt sie gut in Ehren, sie ist das letzte Schmuckstück, das noch von ihr erhalten ist.«

»Warum das?«, fragte Alice erschrocken.

»Ich habe all ihren Schmuck einschmelzen lassen. Nach dem, was du mir erzählt hattest, konnte ich es nicht ertragen, dass jemals jemand ihren Schmuck trägt.«

»Oh«, sagte Alice und spürte einen Stich im Magen. »Aber das…«

»Das war ein Fehler, und ich war dumm«, unterbrach er sie. »Es war eine überstürzte Handlung aus dem Schmerz heraus.«

»Es war nicht dumm«, versicherte Alice. »Ich verstehe dich. Aber bist du dann sicher, dass…?« Sie tastete nach ihrem Hals.

Ernie nickte. »Mehr als sicher«, sagte er. »Ella hätte es so gewollt.«

15. Kapitel

Wie sich herausstellen sollte, hatte sich Alice zu früh für Alix, die Zarin von Russland, gefreut. Das Glück um den kleinen Thronfolger war zwar riesig, doch die Sorge und Verantwortung, die ihre Tante niederdrückte, sollte nun erst beginnen. Die Familie saß gerade beim Frühstück in Schloss Wolfsgarten, als ein Diener mit der Vormittagspost einen Brief aus Russland brachte. »Das sind bestimmt neue Nachrichten von dem Kleinen«, rief Viktoria erfreut und öffnete das Schreiben. Doch während sie las, verfinsterte sich ihre Miene.

»Was ist?«, fragte Alice besorgt. »Ist etwas nicht in Ordnung?«

Viktoria seufzte, faltete den Brief wieder zusammen und legte ihn neben ihren Frühstücksteller.

»Allerdings. Der Nabel des Kleinen wollte einfach nicht aufhören zu bluten. Die Ärzte konnten die Blutung inzwischen zwar stillen, aber du weißt, was das bedeutet.«

Alice nickte und spürte, wie sich das Entsetzen in ihrem Magen zusammenzog. »O mein Gott«, flüsterte sie. »Bitte nicht.«

Andreas sah ratlos von einem zum anderen. »Was? Was bedeutet das?«

»Die Bluterkrankheit«, sagte Alice leise. »Im Februar ist doch Heinrich, der Sohn von Tante Irene und Onkel Heinrich, genau daran gestorben. Du erinnerst dich?«

Andreas nickte. »Ja.«

Da er beide nicht gekannt hatte und auch Alice' Beziehung zu ihnen nur flüchtig gewesen war, war das aber nicht mehr als eine reine Information gewesen. Nun sah sie, dass es hinter der Stirn ihres Gatten zu arbeiten begann.

»Kommt die Bluterkrankheit in eurer Familie öfter vor?«, fragte er alarmiert, und Alice wusste, worauf die Frage abzielte: Wäre auch ihr Ungeborenes davon betroffen?

»In der Tat kommt die Bluterkrankheit aus unserer Familie und damit hat Alix sie sozusagen mitgebracht. Das muss für sie schrecklich sein«, murmelte Viktoria. »Nun hat sie endlich ihre Pflicht erfüllt und den Thronfolger geboren, und jetzt muss sie sich erstens so um ihr Kind sorgen und sich zweitens sicherlich Vorwürfen aussetzen, dass sie schuld an der Krankheit sei.«

Auch wenn Alice ihre Tante bedauerte, galt es nun erst einmal, Andreas zu beruhigen. Sie konnte sich vorstellen, was in ihm vorging.

»Liebling«, sagte sie. »Uns betrifft das alles nicht, sonst hätte ich dich selbstverständlich vor unserer Hochzeit darüber informiert. Mutter hat die Krankheit nicht an uns Kinder weitergegeben, und nach Ansicht der Ärzte ist die Kette damit zumindest in unserem Familienteil unterbrochen.«

»Gut.« Erleichtert nahm er ihre Hand. »Ich habe schon angefangen, mir Sorgen um das Kleine zu machen.«

»Ich weiß«, sagte Alice. »Das habe ich dir angesehen.«

»Wie kam die Krankheit denn in die Familie?«, wollte Alice' Gatte wissen.

»Ausgerechnet durch Urgroßmutter, Königin Victoria«, mischte sich nun Louise, die bisher schweigend dabeigesessen hatte, ins Gespräch. Alice' jüngere Schwester hatte sich zu einer hübschen jungen Dame entwickelt. Alice hatte ihr gegenüber allerdings ein ziemlich schlechtes Gewissen, hatte sie Louise bisher doch, wie sie fand, sträflich vernachlässigt, ebenso wie ihre Brüder, den zwölfjährigen George und vor allem den erst dreijährigen Louis, genannt Dickie, die beide in der Obhut ihres Kindermädchens frühstückten. Sie nahm sich vor, ihren Geschwistern in den nächsten Tagen mehr Aufmerksamkeit zu schenken.

*

Obwohl Alice die Zeit in England und Deutschland mit ihrer Familie genossen hatte, war sie am Ende doch glücklich gewesen, wieder in Griechenland zu sein. Ja, das Land war ihr inzwischen Heimat und Andreas' Familie auch die ihre geworden. Zumal diese die Nachricht über Alice' Schwangerschaft mit der erwarteten Begeisterung aufgenommen hatte. Zwar vermisste sie Andreas, der seinen Dienst beim Militär wieder aufgenommen hatte, schmerzlich, aber zu ihrer Schwiegermutter hatte sie ein inniges Verhältnis, und ihre Tätigkeit an der Königlichen Schule für Stickerei und Spitze bereitete ihr große Freude.

Wenn sie dieser ihrer Arbeit nachging, empfand sie eine unglaubliche Freiheit und staunte, was ihre Hände mithilfe der bunten Fäden für großartige Welten zu schaffen in der Lage waren. Mit Begeisterung fertigte sie in den kommenden Monaten winzig kleine Kleider für ihr Ungeborenes an. Während sie stickte, mit der Nadel wieder und wieder den Stoff durchdrang und dabei zusah, wie sich das Werk unter ihren Händen veränderte, musste sie an all die anderen Frauen denken, die in den Jahren, Jahrzehnten und Jahrhunderten vor ihr diese Kunst ausgeübt hatten, und sie fühlte sich ihnen zutiefst verbunden. Welche Sorgen sie wohl gequält hatten? Was hatte sie glücklich gemacht? Hatten sie mit dem Faden auch ihre Träume und Hoffnungen in den Stoff gestickt?

Zufrieden betrachtete sie die winzige Bluse, die sie soeben fertiggestellt hatte. Als Nächstes wollte sie sich an die Goldstickerei wagen. Lady Egerton hatte ihr erklärt, dass es den Terzidiki, die Goldschnurstickerei, und den Syrmakeziki, die Goldfadenstickerei, schon seit dem vierten Jahrhundert in Griechenland gab, und das Bewusstsein, einem so alten Kunsthandwerk nachzugehen, faszinierte sie. Im 18. Jahrhundert war dieser Beruf hauptsächlich von Männern aus dem Bergland im Norden des Landes als Kunstgewerbe ausgeübt worden. Man nannte sie Terzides, sie waren nicht nur Goldsticker, sondern zugleich Schneider und wanderten von Ort zu Ort, manchmal überquerten sie sogar die Grenzen zu den Nachbarländern, um ihre Stickereien dort zu verkaufen. Möglicherweise boten sie ihre Künste sogar den Venezianern an, wie Alice erfahren hatte. Neben den Terzidiki gab es noch die Syrmakeziki, bei denen es sich ebenfalls um Goldfadenstickereien handelte, die allerdings schwieriger, teurer und daher auch seltener waren. Im Gegensatz zu der Terzidiki wurden sie in festen Werkstätten und auch von Frauen hergestellt.

Ja, Alice ging voll und ganz in ihrer neuen Tätigkeit und in ihrer Schwangerschaft auf. Doch je länger diese andauerte, desto beschwerlicher wurde sie. Reisen war unmöglich geworden – was auch bedeutete, dass sie nicht dabei sein konnte, als Onkel Ernie Onor am 2. Februar 1905 das Jawort gab.

»Bist du sehr traurig, dass du nicht zur Hochzeit reisen kannst?«, fragte ihre Schwiegermutter, als die beiden Frauen in dem eigens eingerichteten Kinderzimmer standen, um die Garderobe zu sichten, die Alice liebevoll für ihr Kind zusammengestellt hatte. Olga war voller Bewunderung, wie gut Alice ihre Stickereikunst inzwischen perfektioniert hatte.

»Einerseits schon«, gestand Alice und sank lachend auf den

Sessel, der neben der kleinen Wiege stand und in dem sie sich schon im Geiste am Bettchen des Kleinen sitzen sah. »Andererseits könnte ich mich mit diesem Bauch niemals bis nach Deutschland bewegen.«

Olga stimmte in ihr Lachen ein. »Du bist doch noch sehr rank und schlank. Als ich mit deinem Mann schwanger war, hatte ich ganz andere Ausmaße. Das kannst du mir glauben.«

Die Königin nahm ebenfalls Platz und sagte dann: »Ich freue mich sehr für deinen Onkel Ernie. Er ist so ein freundlicher und sympathischer Mensch.«

»Das ist er«, bestätigte Alice, während sie ihren Bauch streichelte. »Und mit Onor hat er wirklich Glück. Wir haben uns in Wolfgarten angefreundet. Damals war noch nicht von einer Hochzeit die Rede, aber ich habe sehr darauf gehofft. Sie ist äußerst warmherzig und bodenständig … nicht so extrovertiert wie Tante Ducky. Die hat mich immer an ein aufgescheuchtes Huhn erinnert.«

Gleich darauf biss Alice sich auf die Lippen. Sie sollte nicht so schlecht über ihre Tante reden. Schließlich hatte diese mit dem Tod der kleinen Ella ebenfalls ein sehr schweres Schicksal erlitten. Aber fest stand auch, dass sie dem Mädchen nie so nahegestanden hatte wie Onkel Ernie.

»Ich glaube, mit Onor wird er glücklich werden«, sagte Alice aus tiefstem Herzen.

*

Zwei Monate später lag Alice in den Wehen. Viktoria war extra angereist, um ihrer Tochter bei der Geburt beizustehen und ihr Enkelkind in Empfang zu nehmen. Auch Alice' Schwiegermutter und ihre treue Zofe Martha blieben eisern an ihrer Seite. Die Königin hatte ihrem Sohn befohlen, ebenfalls bei der Geburt anwesend zu sein, doch allzu lange hatte er es nicht ausgehalten, seine Gemahlin leiden zu sehen, und sich in den Flur vor ihrem Schlafzimmer geflüchtet. Alice hatte es ihm nicht übel genommen, es war ohnehin äußerst ungewöhnlich, dass ein Mann der Geburt beiwohnte, und wenn sie ehrlich war, war sie sogar froh, als er das Zimmer verließ. Denn ebenso wie es ihr unangenehm gewesen war, dass er ihr damals bei der Überfahrt auf dem Schiff die Haare aus dem Gesicht gestrichen hatte, als sie sich übergeben musste, war es ihr nun nicht allzu recht, wenn er sie in diesem Zustand sah. Und dann waren alle Qualen vergessen: Mit einem empörten Schrei erblickte nach stundenlangen Wehen Prinzessin Margarita das Licht der Welt. Als das kleine Mädchen gewaschen und gewickelt auf Alice' Brust lag, konnte sie die Tränen des Glücks nicht länger zurückhalten. Wie perfekt sie war! Wie winzig! Und wie wunderschön! Als habe er ihre Gedanken gelesen, hob Andreas, der inzwischen wieder hereingerufen worden war, ihr Kinn an, sodass sie ihm von den Lippen lesen konnte, und sagte: »Sie ist eine Schönheit. Sie sieht aus wie du. Und sie ist so klein und hilflos. Ich verspreche dir: Ich werde unsere Tochter immer beschützen.« Alice nickte und blickte wieder auf ihr Töchterlein hinab. Doch in das vollkommene Glücksgefühl schlich sich ein leiser Schmerz: den berühmten ersten Schrei der kleinen Prinzessin auf Erden hatte sie nicht gehört. Und sie würde auch nie wissen, wie die Stimme ihrer kleinen Tochter klang.

16. Kapitel

»Der Premierminister ist erschossen worden!« Die Nachricht sorgte in der ganzen Stadt und auch im Königshaus für große Aufregung.

»Was ist geschehen?«, fragte Andreas, der aufgrund der Geburt seiner Tochter derzeit häufig zu Hause war und leichenblass wurde, als sein Adjutant Stavros Papadakis ihm die Nachricht überbrachte.

»Theodore Delyannis wollte gerade seine Kutsche verlassen, um ins Parlament zu gehen, als ein Mann auf ihn zustürmte und ihm ein Messer in die Brust rammte«, teilte ihm sein Adjutant, der Andreas zwar unterstellt war, mit dem ihn aber durchaus freundschaftliche Gefühle verbanden, etwas außer Atem mit.

»Das ist ja entsetzlich!«, rief Andreas und wechselte einen erschütterten Blick mit Alice, die im Salon ihrer Wohnung am Fenster saß und mit einer Stickerei beschäftigt gewesen war, als Stavros Papadakis mit der schrecklichen Neuigkeit gekommen war.

»Allerdings«, flüsterte sie nun, stand auf und ging nach nebenan ins Kinderzimmer, um sich an die Wiege der kleinen Prinzessin Margarita zu setzen, als könne sie sie durch ihre bloße Anwesenheit vor allem Übel dieser Welt, vor allem Bösen schützen. So wie es auch Andreas in den Minuten nach ihrer

Geburt versprochen hatte: »Ich werde unsere Tochter immer beschützen.«

Nachdenklich betrachtete sie das rosige, unschuldige Gesichtchen in der kleinen Wiege. Machte einen das Muttersein so viel sensibler, oder ereigneten sich wirklich auf einmal viel mehr schlimme Dinge als früher? Keine Unglücke wie der Tod der kleinen Ella, sondern boshafte Taten? Morde?

Nein, sagte Alice sich im Stillen, das hatte nichts mit einer größeren Sensibilität zu tun. Es war tatsächlich so, und das machte ihr Angst.

»Wie geht es dir?«, fragte Andreas, der ihr besorgt gefolgt war. »Ich muss mich natürlich sofort mit meinem Vater und meinen Brüdern beraten, wollte aber vorher noch mal nach dir sehen. Kann ich dich allein lassen?«

»Ja«, sagte Alice matt.

Stirnrunzelnd sah er sie an. »Du siehst aber nicht gut aus.«

»Ach, die Welt ist so grausam geworden, Liebster. Ich habe Angst, dass es uns nicht gelingen wird, alle Gefahren von diesem kleinen Menschenkind abzuwenden.«

Bedauernd sah er sie an. »Ich würde so gerne bei dir bleiben. Aber ich muss …«

Alice nickte. »Das ist völlig klar, dass du nun deinen Pflichten nachkommen musst. Mach dir keine Gedanken.«

Wenig später klopfte es an der Tür, und Sophie kam herein. »Ich wollte einmal nach dir sehen«, sagte die Kronprinzessin und warf dem kleinen Mädchen in seiner Wiege ein zärtliches Lächeln zu. »Andreas meint, dass dich die Nachricht vom Tod des Premierministers sehr mitgenommen hat.«

»Das stimmt«, sagte Alice. »Wobei es gar nicht mal um diesen schrecklichen Mord geht – oder nicht nur.«

Sophie sah sie aufmerksam an.

»Gehen wir hinüber«, schlug Alice vor. »Ich lasse uns einen Tee bringen.«

»Gern«, murmelte Sophie und fragte dann bittend: »Darf ich sie aus ihrem Bettchen nehmen? Sie ist einfach so entzückend.«

»Natürlich«, stimmte Alice sofort zu. Es machte sie glücklich zu sehen, wie die kleine Margarita von allen geliebt wurde.

Sachte hob die Kronprinzessin ihre kleine Nichte aus deren Wiege und trug sie ins Nebenzimmer.

»Wunderschön, an was du da wieder arbeitest«, sagte sie und deutete auf die Stickerei, die Alice vorhin achtlos beiseitegelegt hatte.

»Ja, ich habe meine Berufung gefunden. Aber angesichts all der schrecklichen Ereignisse scheint mir das so bedeutungslos.«

Alice wies das Dienstmädchen an, ihnen Tee und etwas Gebäck zu bringen, dann nahmen die beiden Frauen einander gegenüber am Fenster Platz.

»Gerade wenn solche schlimmen Dinge geschehen, ist es wichtig, sich dem Schönen zuzuwenden«, sagte Sophie ernst. »Und all die Frauen, die diese Handarbeiten in den Generationen vor dir ausgeführt haben, haben ebenfalls sehr viel Schreckliches erlebt.«

»An sie habe ich neulich auch gedacht«, sagte Alice, gerührt, dass ihre Schwägerin die gleichen Überlegungen anstellte wie sie selbst. Nach wie vor war sie sehr erleichtert, dass Sophie ihre anfängliche Zurückhaltung ihr gegenüber aufgegeben hatte.

»Du denkst bei dem Mord am Premierminister an deinen Onkel Sergei, nicht wahr?«, vermutete Sophie von Preußen.

Alice nickte. »Ja. Ich habe die Grausamkeit dieser Tat immer noch nicht vergessen.«

Wenige Wochen vor der Geburt der kleinen Margarita hatte

sie aus Russland eine entsetzliche Nachricht erreicht: Ihr Onkel Sergei, der Bruder von Zar Alexander III. und General-Gouverneur von Moskau, war ermordet worden.

»Weißt du«, meinte Alice nachdenklich, »mein Onkel war nicht wirklich ein guter Mensch. Er war sehr streng, ließ die Menschen bespitzeln, ob sie im Sinne des Zaren handelten, und er hat rund zwanzigtausend Juden unter unmenschlichen Bedingungen aus Moskau vertrieben. Menschen, die dort schon vierzig Jahre oder mehr lebten. Nur junge Frauen durften bleiben, aber ausschließlich dann, wenn sie sich zur Prostitution hergaben.«

»Wie entsetzlich«, rief Sophie aus, wandte dann aber gleich darauf ein: »Entschuldige. Über Tote soll man nicht schlecht reden.«

»Schon gut«, sagte Alice. »Es tut gut, dass wir so offen miteinander umgehen. Viele Menschen haben ihm seine strenge Haltung übel genommen, vor allem die Revolutionäre. Deshalb ist er dann mit Tante Elisabeth und den Kindern in den Nikolai-Palast gezogen, da war es einfach sicherer.«

»Aber nicht sicher genug«, murmelte Sophie.

Alice schüttelte den Kopf. »Nein.«

Am 17. Februar hatte Sergei mit seiner Frau gemeinsam zu Mittag gegessen, das Restaurant gerade verlassen und war in die wartende Kutsche gestiegen, als der Attentäter, sein Name war Iwan Kaljajew, ihm eine Bombe in den Schoß warf, die Sergei buchstäblich zerfetzte.

»Das Schlimme ist«, sagte Alice und konnte ihre Tränen nun nicht mehr zurückhalten, »das Schlimme ist, dass Tante Elisabeth das alles mit ansehen musste.«

»Hat sie das Restaurant gemeinsam mit ihm verlassen?«, fragte Sophie entsetzt, doch Alice schüttelte den Kopf. »Nein, das nicht. Aber sie hat natürlich mitbekommen, was für einen Aufruhr es draußen gab, und ist hinausgeeilt. Die entsetzten Menschen auf der Straße, die das Attentat miterlebt hatten, haben noch versucht, sie zurückzuhalten, aber vergebens. Und dann … es ist so unfassbar grausam … und dann …«

»Du musst es mir nicht erzählen, wenn es dich zu sehr belastet«, sagte Sophie rasch.

Alice nickte. Sie wusste, es würde guttun, darüber mit jemandem zu sprechen, der nicht direkt betroffen war, so wie es einst auch gutgetan hatte, in Onors Armen um die kleine Ella zu weinen. Aber sie konnte es einfach nicht aussprechen. Sie konnte nicht sagen, dass die Menschen die Einzelteile ihres Onkels auf der Straße zusammensammelten. Dass Tante Elisabeth einen Korb hatte, in den sie seinen Kopf legte und all die verstreuten, sterblichen Überreste, die die Menschen ihr brachten. Während sie sie eingesammelt hatte, hatte sie ein ums andere Mal gerufen, was das denn für ein Durcheinander sei und dass Sergei Unordnung doch abgrundtief verabscheue. Tage nach dem Attentat erhielt Elisabeth einen Finger, an dem sich sein Ring befand. All diese schrecklichen Dinge hatte die Tante Alice' Mutter in einem Brief mitgeteilt, und diese hatte wiederum ihrer Tochter davon berichtet.

Nein, diese grausamen Details brachte sie nicht über die Lippen. Stattdessen erzählte sie: »Tante Elisabeth hat den Mörder ihres Mannes im Gefängnis besucht. Sie hat ihn gefragt, warum er ihren Gatten umgebracht habe. Iwan erklärte ihr, er habe es tun müssen, weil Sergei das Volk tyrannisiert habe, und er habe es rächen wollen.«

In diesem Moment brachte das Mädchen den bestellten Tee, und Alice war dankbar für die Unterbrechung. So hatte sie die Gelegenheit, sich etwas zu fassen. Sie schickte das Mädchen wieder fort, nahm einen Schluck Tee und genoss das Gefühl der Entspannung, das sich in ihr ausbreitete, als die warme Flüssigkeit durch ihre Kehle floss.

»Elisabeth sagte zu dem Attentäter, wenn er seine Tat bereuen würde, dann würde sie den Zaren bitten, ihn nicht mit dem Tode zu bestrafen. Und dann fügte sie noch an, sie selbst habe ihm bereits verziehen.«

»Das ist unglaublich«, sagte Sophie leise. »Wie kann man so etwas verzeihen?«

»Das weiß ich auch nicht«, erwiderte Alice. »Wenn jemand Andreas so etwas antun würde – ich könnte das niemals verzeihen.«

»Und was geschah weiter?«, wollte Sophie wissen.

»Nun, Kaljajew war offenbar sehr bewegt vom Besuch meiner Tante und ihrer Großherzigkeit. Er wollte aber nicht begnadigt werden, er wollte für seine Tat sterben, und er sagte, dass er das mit Stolz tun würde. Sein Tod sei wichtig für das russische Volk. Tatsächlich wurde er dann gehängt.«

»Unglaublich«, wiederholte Sophie. »Und wie geht es deiner Tante inzwischen?«

»Sie sucht Halt in ihrem Glauben, und sie ist überzeugt davon, dass es Gottes Strafe war, dass ihr Mann ermordet wurde. Weil er so grausam mit den Juden umgegangen ist. Es ist, als würde sie an seiner Schuld tragen.«

»Mein Gott«, sagte Sophie erschüttert. »Wie schwer das sein muss.«

»Wir sorgen uns alle sehr um sie. Aber Mama, die sie kürzlich besucht hat, berichtet, das sie sich regelrecht in die Sorge um arme Menschen stürzt. Sie gibt ihnen zu essen und kümmert sich in Hospitälern um Soldaten, die im Krieg gegen Japan verwundet wurden. Mama sagt, dass sie eine sehr starke Frau sei und durch diese schrecklichen Ereignisse nur noch stärker wurde.«

»Denkst du das auch?«

Alice zuckte die Schultern. »Ich habe sie seitdem nicht mehr gesehen, aber ich habe meine Tante schon immer verehrt. Sie ist in der Tat eine sehr starke und besondere Frau. Insofern wundert mich die Einschätzung meiner Mutter nicht.«

Wie Alice später erfahren hatte, hatten die Revolutionäre eigentlich schon zwei Tage zuvor zuschlagen wollen, dann aber von dem Attentat abgesehen, weil sie die Kinder und Elisabeth, die sich in seiner Begleitung befanden, nicht verletzen wollten.

In diesem Moment betrat Andreas, gefolgt von seinem Adjutanten wieder das Zimmer.

Er begrüßte seine Schwägerin mit einem angedeuteten Diener. Alice stand rasch auf und küsste ihren Mann zur Begrüßung auf die Wange. »Gibt es schon Neuigkeiten?«

Andreas nickte müde. »Delyannis musste sterben, weil er streng gegen Glücksspieletablissements vorgegangen war. Er wollte die Spielhallen schließen, und die Besitzer hätten dann viel Geld verloren. Einer dieser Besitzer war der Mörder.«

»Sie haben ihn wegen des Geldes ermordet?«, stieß Alice hervor und wechselte einen betroffenen Blick mit Sophie. Auch wenn ein Mord natürlich immer auf das Allerschärfste zu verurteilen war: Das hier war etwas ganz anderes als der Mord an Onkel Sergei.

»Es scheint so«, sagte Andreas müde. »Und das ist leider nichts Ungewöhnliches. Viel zu oft geht es um das Geld.«

Teil 2

1912–1914

17. Kapitel

»Ich muss gehen, Liebling.« Die untergehende Sonne tauchte das Meer in funkelndes Licht, die Grillen zirpten, als ginge es um ihr Leben, der Duft nach Zypressen und Pinien erfüllte die Luft. Es war der 2. Oktober 1912, und der Friede dieser abendlichen Stimmung auf der Terrasse von Schloss Mon Repos auf Korfu, wo die Familie viele schöne Wochen und Monate miteinander verbracht hatte, stand im krassen Gegensatz zu Andreas' Worten und zu den Ereignissen, die das Land in Atem hielten.

»Ich weiß.« Sie schmiegte sich an seine Brust und vergrub ihr Gesicht an seiner Schulter. »Ich weiß es schon lange.«

Zärtlich griff er unter ihr Kinn und drehte ihr Gesicht zu sich: »Und du verstehst mich?«

»Aber natürlich verstehe ich dich.«

Und das tat sie wirklich: Es war Andreas wichtig, endlich wieder für sein Land kämpfen zu dürfen. Hinter ihnen lag eine schwere Zeit, wenn sie zurückblickte, dachte sie oft, dass die Reise zu ihrer Familie im Jahr 1904 der letzte wirklich unbeschwerte Sommer gewesen war – und das war nun auch schon wieder acht Jahre her. Margarita war inzwischen sieben, ihre kleine Schwester Theodora, von allen Dolla genannt, sechs Jahre alt, Cecilia hatte im Juni ihren ersten Geburtstag gefeiert, und die Welt stand kopf, Griechenland kam nicht zur Ruhe. Nachdem die beiden Morde Alice 1905 so erschüttert hatten, war es im Jahr darauf zu Unruhen auf Kreta gekommen: Die autonome Provinz wurde von Andreas' älterem Bruder, Prinz Georg, verwaltet, und eigentlich lief alles gut, bis ein Mann namens Elefiherios Venizelos, Anführer der kretischen Freiheitsbewegung, auf den Plan trat: Er wollte Kreta Griechenland unbedingt anschließen, während Alice' Schwager und ihr Schwiegervater eigentlich ganz zufrieden damit waren, wie es lief. Ein erbitterter Streit entbrannte, und Georg trat schließlich als Generalgouverneur zurück, nachdem Venizelos einseitig den Anschluss von Kreta an Griechenland proklamierte. All das war 1906 gewesen, und es hatte noch zwei Jahre gedauert, bis es zu einer schweren Staatskrise gekommen war. Alice' Schwiegervater, der sich mit Grauen an den verlorenen Krieg von 1896 erinnerte, hatte gezögert, den Anschluss von Kreta anzuerkennen, doch die Lage in Griechenland war schlecht, die Bürger forderten das Militär auf, ihnen zur Seite zu stehen. 1909 war es dann schließlich zu einem Staatsstreich gekommen. Für Alice' Familie war diese Zeit sehr schwer gewesen: Ihr Schwiegervater war zwar noch König, hatte aber viel von seiner Macht einbüßen müssen. Und Andreas und seine Brüder, allesamt leidenschaftliche Mitglieder der griechischen Armee, mussten ihre militärischen Ränge abgeben. Georg floh mit seiner Familie nach Paris, Alice und Andreas zogen sich zuerst nach Tatoi und dann nach Mon Repos zurück. 1910 wurde Venizelos Regierungschef. Sein Ziel war klar: Er wollte alle Gebiete, die einst griechisch gewesen waren und nun von den Osmanen beherrscht wurden, befreien. Das bedeutete Krieg. Im Mai hatten sich Serbien, Montenegro, Bulgarien und Griechenland zur Balkanliga zusammengeschlossen, um gemeinsam gegen das Osmanische Reich zu kämpfen. Und als der Erste Balkankrieg am 8. Oktober 1912 tatsächlich begann, waren die Prinzen wieder gefragt. Venizelos war nun, da der Krieg bevorstand, auf gute Männer angewiesen. In der Folge durften alle Prinzen zum Militär zurückkehren. Und genau deshalb musste auch Andreas gehen.

»Ich werde Mon Repos ebenfalls verlassen und nach Athen fahren«, erklärte Alice ihrem Mann nun. »Ich gehe davon aus, dass man von den weiblichen Mitgliedern der Königsfamilie ein karitatives Engagement erwartet – und ich will es auch. Ich möchte meinen Teil beitragen.«

Andreas nickte. »Die Mädchen sind hier mit ihren Kindermädchen gut versorgt.«

Er hatte recht: Tilda, die nach Margaritas Geburt aus Darmstadt gekommen war, um ihr als Nanny zur Seite zu stehen, liebte die Mädchen, als wären es ihre eigenen. Und auch Hestia, das Hausmädchen der Familie, kümmerte sich fürsorglich um den Nachwuchs. Ebenso wie Martha, ihre treue Zofe, die ihr in den schweren letzten Jahren zur Seite gestanden hatte, waren Tilda und Hestia der ganzen Familie eine unglaubliche Stütze. »Es fällt mir dennoch schwer, sie zurückzulassen.«

Andreas schlang die Arme um seine Frau und zog sie an sich. »Du bist eine wunderbare Mutter«, sagte er dann. »Ich finde es großartig, dass du sie in der Regel auch selbst versorgst und ihre Erziehung nicht nur den Kindermädchen überlässt.« Ein spitzbübisches Lächeln flog über sein Gesicht. »Wobei du manchmal vielleicht ein wenig zu fürsorglich bist. Du lässt sie ja nie aus den Augen.«

Alice nickte. »Ich glaube, das liegt aber auch daran, dass ich nicht hören könnte, wenn sie nach mir rufen oder weinen.«

»Ich weiß.«

»Das ist so ziemlich der einzige Punkt, an dem ich wirklich unter meiner Taubheit leide«, gestand Alice. »Wie gerne würde ich hören, wie es klingt, wenn die Mädchen mich Mama nennen.«

»Es klingt ganz wunderbar«, versicherte er. »Und ich kann deinen Schmerz verstehen. Deine enge Bindung an die Mädchen ist großartig, aber jetzt braucht uns unser Land, und wir müssen uns unserer Verantwortung als Mitglieder der Königsfamilie stellen.«

»Ja«, sagte Alice. »Es ist die richtige Entscheidung.«

*

In Athen wurde Alice von ihren Schwiegereltern herzlich willkommen geheißen, und während Andreas schon bald an die Front musste und nach Larissa aufbrach, wo Konstantin als Oberbefehlshaber eine Feldarmee leiten sollte, bezog Alice ihre gemeinsame Wohnung im Palast, verbrachte aber die allermeiste Zeit in der Königlichen Stickereischule. Dafür, Gewänder kunstvoll zu besticken, blieb nun keine Zeit mehr. Alice übernahm die Leitung über die Produktion und wies die zahlreichen Frauen, die bei der Stickereischule in Lohn und Brot standen, an, für die Soldaten an der Front und für die Flüchtlinge, die nun erwartet wurden, Kleidung herzustellen.

»Wir folgen damit der Tradition dieser Schule«, sagte sie, als sie an ihrem ersten Arbeitstag die Angestellten um sich versammelte. »Sie wurde im letzten Krieg gegründet, um Frauen, die aus den Kriegsgebieten geflohen sind, Arbeit zu geben. Viele von Ihnen erinnern sich noch daran.« Sie blickte in die Runde. »Einige haben die Flucht selbst erlebt, bei anderen waren es die Eltern, aber die allermeisten von Ihnen teilen dieses Schicksal mit den Menschen, die nun vielleicht bald unsere und Ihre Hilfe benötigen werden. Deshalb bitte ich Sie, alles zu geben.«

Die Frauen nickten feierlich, manche applaudierten gar oder

taten lautstark ihre Zustimmung kund, bevor sie sich wieder ans Werk machten.

Die Stimmung in der Stickschule hatte sich verändert, fand Alice, während sie durch die langen Flure ging, um hier ein Problem zu lösen oder dort ein Kleidungsstück zu inspizieren. Hatte hier früher ein kreativer Geist geherrscht, so waren nun alle mit großem Ernst bei der Sache. Griechenland war im Krieg. Und jede Einzelne half mit. Es ging nicht mehr um Schönheit, nicht um komplizierte Muster und Farben. Es ging nur noch darum, zu helfen. Und dafür, das war deutlich zu spüren, wollte ein jeder noch das letzte bisschen Kraft mobilisieren. Alice und ihre Mitarbeiterinnen arbeiteten Tag und Nacht, innerhalb eines Monats gelang es ihnen, achtzigtausend Kleidungsstücke herzustellen, darunter auch Baschliks, Kappen aus Fell, Wolle oder Leder, die nach oben spitz zuliefen und mit zwei langen Stoffstücken unter dem Hals gebunden werden konnten.

»Morgen fahre ich nach Larissa, um die Kleidungsstücke an die Front zu bringen«, teilte sie ihrer Schwiegermutter schließlich mit. »Schaffst du es in der Handarbeitsschule solange auch ohne mich?«

»Sicher«, sagte Olga lächelnd. »Und ich habe ja auch noch Sophie und Helena. Pass nur auf dich auf, auf dem Weg an die Front.«

18. Kapitel

»Um Himmels willen!«, rief Alice, als am 22. Oktober 1912 eine Gruppe von fünfzehn Männern zu Tode erschöpft auf das Krankenhaus zusteuerte. Die Soldaten waren schwer verwundet, dreien fehlte ein Bein, und sie wurden von ihren Kameraden halb gezogen, halb getragen. Zwei hatten schlimme Bauchwunden, und auch die anderen waren offensichtlich verletzt. »Wo kommen Sie her?«

Hastig erteilte sie ihren Kolleginnen im Militärkrankenhaus in Larissa Anweisungen, die Verwundeten zu versorgen.

»Aus Elassona, Königliche Hoheit«, erwiderte der Soldat, der von den Neuankömmlingen in der besten Verfassung war, und versuchte sich in einer Verbeugung.

»Aber das sind vierzig Kilometer!«, rief sie entsetzt. »Sie wollen mir doch nicht sagen, dass Sie in diesem Zustand vierzig Kilometer zurückgelegt haben?«

»Doch«, erwiderte der Mann schwach. »In Elassona gibt es keine ausreichende medizinische Versorgung.«

Alice nickte. Die ehemals türkische Stadt war erst vor zwei Tagen von den griechischen Truppen eingenommen worden. Aber wie schrecklich, dass sich niemand um die verwundeten Soldaten gekümmert hatte!

»Wie lange waren Sie unterwegs?«

Der Soldat zuckte die Achseln. »Fünfzehn oder sechzehn Stunden, schätze ich. Die Straßen sind sehr schlecht, auf dem Bergpass bei Melouna blockierten Steine den Weg. Die ganz schwer Verwundeten mussten wir in Elassona zurücklassen. Sie waren nicht transportfähig.«

Ein Wunder, dass die Männer alle lebend angekommen waren, dachte Alice. Obwohl sie keinerlei medizinische Vorkenntnisse hatte, packte sie mit an, um den verletzten Soldaten schnellstmöglich Hilfe angedeihen zu lassen. Sie säuberte Wunden, legte Verbände an und assistierte beim Nähen einer Wunde. Als die Soldaten alle verarztet waren, machte sie sich auf die Suche nach ihrem Mann, der sich ebenfalls in Larissa aufhielt.

Sie fand ihn im Haus des Präfekten Agyropoulo, als er gerade mit seinem Bruder, Kronprinz Konstantin, in einer offenbar militärstrategischen Besprechung war, an der auch andere Offiziere teilnahmen.

Die Männer sahen auf, als sie das Zimmer betrat. Sie knickste vor dem Kronprinzen.

»Alice«, sagten die Brüder wie aus einem Munde, und auch die anderen Männer begrüßten sie freundlich.

»Ich bitte um Entschuldigung für die Störung.«

Konstantin winkte ab. »Ich bitte dich, Alice. Wir wissen alle, dass du nicht aus Lust und Laune unsere Sitzung unterbrichst, sondern nur, wenn du ein wichtiges Anliegen hast.«

Sie nickte. »Soeben kamen fünfzehn schwer Verwundete im Militärkrankenhaus an. Sie sind zu Fuß aus Elassona gekommen. Dort gibt es offenbar keine medizinische Versorgung.«

»Meine Güte«, stieß Andreas hervor.

»Das ist den Männern nicht zuzumuten«, fuhr Alice ruhig fort. »Zumal die Strecke nach Elassona ausgesprochen unwegsam ist. Ich habe mich daher entschlossen, dorthin zu fahren, mir ein Bild zu machen und ein Lazarett einzurichten.«

»Alice!«, rief Konstantin. »Das ist viel zu gefährlich.«

Doch Andreas sprang ihr zur Seite. »Konstantin«, sagte er ruhig. »Ich kenne meine Frau, und du kennst deine Schwägerin. Wenn sie sich einmal was in den Kopf gesetzt hat, lässt sie sich nicht davon abbringen.«

»In der Tat«, bekräftigte Alice. »Diese Männer riskieren ihr Leben für unser Land, Konstantin. Es kann nicht sein, dass wir sie hilflos und verwundet zurücklassen.« Auffordernd sah sie ihren Schwager, den Oberbefehlshaber, an. »Also?«

Er nickte. »Es ist ja wichtig, was du tust und vorschlägst, Alice«, sagte er. »Mehr als wichtig. Wir werden dir ein Auto zur Verfügung stellen. Und da für die nächsten beiden Tage keine schweren Kämpfe erwartet werden, hast du etwas Zeit, um alles vorzubereiten.«

»Gut. Ich werde währenddessen ins Krankenhaus hinübergehen und nachsehen, was sich dort an medizinischem Material entbehren lässt, damit wir vor Ort einen Operationssaal für Notfälle einrichten können.«

*

»Königliche Hoheit!«

»Ja?« Alice hatte das Krankenhaus gerade verlassen, als eine junge, sehr schmale Frau auf sie zueilte, deren Kleidung sie als Rotkreuzschwester auswies. Sie hatte strahlend blaue Augen, braunes Haar, ein schmales Gesicht und wirkte außerordentlich vital.

Hastig knickste die Krankenschwester. »Ich bin Schwester Margarete aus Darmstadt«, sagte sie. »Ihre Tante Großherzogin Eleonore von Hessen schickt mich. Ich bin eben angekommen.«

»Oh, das ist ja wunderbar«, rief Alice. »Gerade jetzt kann ich Hilfe sehr gut gebrauchen. Ich bin auf dem Weg nach Elassona, um dort ein neues Krankenhaus einzurichten.«

»Darf ich Sie begleiten?«, fragte Margarete.

Alice zögerte, denn sie wusste, dass die junge Rotkreuzschwester auch hier in Larissa gebraucht werden würde, aber in Elassona war ihre Hilfe wohl noch dringender vonnöten, und die junge Frau wirkte so, als sei sie durchaus in der Lage anzupacken.

»Gut«, entschied Alice. »Begleiten Sie mich. Wir treffen uns in einer Stunde vor dem Hospital, dann reisen wir ab. Mit uns werden auch ein Chirurg, Dr. Meerminga, und sein junger Assistent Nikos Nikolaidis fahren. Ich habe vorhin mit ihnen gesprochen.«

»Ich werde da sein.«

Lächelnd eilte Alice davon. Dass die junge Schwester fast den gleichen Namen hatte wie Margarita, ihre älteste Tochter, schien ihr ein gutes Omen zu sein.

*

Punkt elf Uhr verließ der Wagen das Gelände des Hospitals von Larissa. Alice hatte noch eine weitere Begleiterin gefunden: Madame Agyropoulo, die Gattin des Präfekten von Larissa, deren Gastfreundschaft sie während ihres Aufenthalts dort genoss, hatte sich spontan bereit erklärt mitzukommen.

Der Weg nach Elassona erwies sich als derart unwegsam, dass sich Alice nicht mehr darüber wunderte, dass die verwundeten Soldaten sechzehn Stunden gebraucht hatten. Die Straße, auf der sie fuhren, verdiente diese Bezeichnung eigentlich gar nicht, eher handelte es sich um eine Aneinanderreihung von Schlaglöchern. Viel beängstigender fand Alice aber die schier unendlichen Abgründe, die sich zu ihrer Linken auftaten. Margarete, Madame Agyropoulo und Alice klammerten sich auf der Rückbank eng aneinander, doch der Chirurg, der das Auto lenkte, und sein Assistent blieben ruhig. Bis zu dem Moment, als nichts mehr ging.

»Verdammt!«, schimpfte Dr. Meerminga, als der Wagen mitten in einem Flussbett, das zu durchqueren sie gerade im Begriff gewesen waren, zum Stehen kam, um sich gleich darauf zu entschuldigen: »Verzeihung, Königliche Hoheit, meine Damen.«

Alice sah Madame Agyropoulo fragend an. Da die Männer vor ihnen saßen, konnte sie nicht von den Lippen des Arztes lesen.

»Er hat geflucht und sich sodann entschuldigt«, erklärte ihre Reisebegleiterin trocken.

Alice sah hinaus und erwiderte dann: »Schon gut. Er hat ja recht.«

Die Herren stiegen aus und versuchten mit aller Kraft, den voll beladenen Wagen aus dem Flussbett zu bekommen, doch sie hatten keine Chance. In den letzten Tagen hatte es ordentlich geregnet, wodurch der Fluss viel Wasser führte und der Untergrund auch am Ufer matschig und aufgeweicht war.

Dem jungen Assistenten Nikos Nikolaidis war es äußerst unangenehm, die Frauen aufzufordern, aus dem Auto zu steigen.

Da Alice wusste, dass die anderen es niemals wagen würden, in ihrer Gegenwart ihre Schuhe auszuziehen, beugte sie sich auf dem engen Rücksitz nach vorne und machte sich daran, die Schnürsenkel zu lösen.

»Bitte, tun Sie es mir nach«, bat sie die anderen. »Wir sind im Krieg, da kommt es nicht darauf an, die Etikette zu wahren, sondern darauf, gesund zu bleiben. Wenn wir alle krank in Elassona ankommen, ist keinem geholfen.«

Ohne ein weiteres Wort entledigten sich die anderen beiden Frauen ihrer Schuhe, rafften ihre Röcke und stiegen hinaus in die Fluten. Das Wasser war zum Glück nur knöcheltief, und nach einigen Anstrengungen gelang es ihnen, den Wagen ans andere Ufer zu schieben – ihre Rocksäume waren zwar nass geworden, aber diesem Umstand schenkten die drei Frauen wenig Beachtung.

Im nächsten Dorf legten sie eine Pause ein – sehr zur Freude der Bewohner, die Alice sogleich erkannten und dem Fahrzeug in Scharen zuströmten. »Alice!«, riefen sie. »Prinzessin!« »Königliche Hoheit!« Alle wollten sie begrüßen, alle ihre Hände küssen. Einige weinten. Eine alte Frau fiel vor Alice auf die Knie. Erschrocken bat sie sie aufzustehen. Etwas verlegen rappelte sich die Alte wieder hoch und gestand dann: »Wir sind so froh, dass Sie kommen und uns befreien. Es war schrecklich unter der türkischen Herrschaft, fünfhundert Jahre sind genug.«

Eine junge Frau eilte herbei, ein verhärmtes Gesicht, ein unterernährt wirkendes Baby im Arm. Ohne ein weiteres Wort schob sie ihren Ärmel hoch. Alice stöhnte entsetzt auf. Der ganze Arm war voller Brandwunden. »Das haben die Türken mir angetan«, sagte die junge Frau voller Hass. »Bevor sie mich zu dritt vergewaltigt haben.«

»Das ist ja entsetzlich«, rief Alice, und abermals war sie erschüttert, wie viel Grauen und wie viel Leid es auf der Welt gab. Ob das kleine Mädchen auf dem Arm der jungen Griechin bei der Vergewaltigung gezeugt worden war, fragte sie lieber nicht. Aber sie sprach ein stilles Gebet für die Kleine und flehte darum, dass sie, egal wer ihr Vater war, von ihrer Mutter ausreichend Liebe bekommen und nicht für die Art und Weise, wie sie möglicherweise gezeugt worden war, bestraft werden würde.

Trotz aller Unterbrechungen erreichten Alice und ihre Mitstreiter Elassona bereits sechs Stunden nach ihrer Abfahrt. Als sie über die alte osmanische Brücke fuhren, die die beiden Stadtteile miteinander verband, sah sie die griechische Fahne schon von Weitem wehen, und Alice spürte unendlichen Stolz in sich aufsteigen. Elassona war wieder griechisch, die Menschen befreit, und sie würde ihren Teil dazu beitragen, dass auch die medizinische Versorgung sichergestellt werden würde.

19. Kapitel

Königliche Hoheit. Was für eine Ehre«, begrüßte sie ein brünetter, hochgewachsener Offizier mittleren Alters, der aus einem nicht völlig zerstörten Haus trat, in dem die Kommandantur untergebracht war und sich als Mihalis Spanidis vorstellte. »Ich bin schon über Ihr Kommen unterrichtet worden.«

Nachdem er auch Alice' Begleiter begrüßt hatte, informierte er die Neuankömmlinge über die Lage: »Wir sind sehr erleichtert, dass Sie hier sind. Am 21. Oktober ist es unseren Soldaten gelungen, die osmanischen Truppen beim Sarandaporos-Fluss zu schlagen.«

Alice nickte. »Sehr erfreulich«, kommentierte sie.

»Das ja«, sagte der Offizier. »Aber leider gab es auch bei unseren Soldaten schwere Verluste. Wir erwarten in den nächsten Tagen viele Verwundete.«

»Oje.« Alice wechselte einen besorgten Blick mit Dr. Thanios Meerminga und dessen Assistenten Nikolaidis. »Aber deshalb sind wir ja hier.«

»Mit wie vielen Verwundeten wird gerechnet?«, fragte Dr. Meerminga fachkundig.

»Etwa zweihundert Mann«, schätzte Spanidis, dem das Bedauern über diese hohe Zahl ins Gesicht geschrieben stand.

»Zweihundert!«, rief Madame Agyropoulo entsetzt. »Die kriegen wir hier nie versorgt. Wir müssen doch erst noch ein Lazarett aufbauen.«

»Sie benötigen ein großes Haus mit Wasser und Strom«, pflichtete Mihalis Spanidis ihr bei.

Alice überlegte. »Gibt es ein Gebäude, das intakt und groß genug ist, um die Soldaten dort vorübergehend aufzunehmen?« Die Stadt war schwer zerstört, wie sie bei ihrer Ankunft entsetzt bemerkt hatte. Zahlreiche Häuser waren vollkommen in Schutt und Asche gelegt.

Spanidis nickte, offenbar stolz darauf, gleich eine Lösung parat zu haben. »Es gibt hier vor Ort eine Schule«, sagte er eifrig. »Sie eignet sich aus meiner Sicht hervorragend. Wenn Sie sie einmal besichtigen möchten?«

»Sehr gern. Am besten machen wir uns gleich auf den Weg«, stimmte Alice zu.

Die Schule war genau das, was sie gesucht hatten. Begeistert sah Alice sich um. »Das ist es. Die lässt sich zu medizinischen Zwecken herrichten, oder, was meinen Sie, Dr. Meerminga?«

»Sie ist tatsächlich geeignet«, pflichtete der Chirurg ihr bei.

»Bis auf das Mobiliar«, ergänzte Nikos Nikolaidis.

»Auf Schulbänken lässt es sich schlecht operieren«, pflichtete Margarete ihm bei.

Alice bemerkte, dass die beiden einen verständnisinnigen Blick tauschten, und lächelte still in sich hinein. Sie hatte schon immer ein feines Gespür für sich anbahnende Lieben gehabt und freute sich, dass der junge Assistenzarzt und die Rotkreuzschwester offenbar zarte Bande knüpften. Liebe gab Kraft in Zeiten wie diesen.

»Wenn ich einen Vorschlag machen dürfte?«, meldete sich der Offizier zu Wort.

»Sehr gern. Ihr erster Vorschlag war ja auch schon ganz hervorragend.«

»Nun«, murmelte Mihalis Spanidis, offenbar verlegen ob des Kompliments, »da die türkische Bevölkerung fliehen musste, stehen ihre Häuser leer. Dort gibt es jede Menge Matratzen, Federbetten und Kissen.«

»Wir plündern die Häuser!«, rief Madame Agyropoulo in wilder Entschlossenheit. »Das ist eine hervorragende Idee.«

»Das finde ich auch«, bekräftigte Alice. »Aber wenn wirklich zweihundert Verwundete erwartet werden, schaffen wir das nicht allein. Ich werde bei meinem Mann und meinem Schwager in Larissa weiteres medizinisches Personal anfordern. Und Sie«, sie sah Thanios Meerminga und Nikos Nikolaidis auffordernd an, »Sie sind viel zu schade, um mit uns Häuser zu plündern. Ich würde Sie bitten, an die Front zu reisen, um dort die Erstversorgung der Verwundeten sicherzustellen und sie dann hierherzubegleiten. Zwar sind auch Ärzte des Militärs vor Ort, aber ich bezweifle, dass diese in der Lage sein werden, den Transport der Verwundeten hierher zu organisieren. Sie haben mit der Versorgung sicher genug zu tun.«

Dr. Meerminga nickte. »Das ist ein vernünftiger Vorschlag.«

Alice bemerkte den bedauernden Blick, den Margarete und Nikolaidis tauschten. Sie sind ja bald wieder da, hätte sie die junge Schwester beinahe getröstet, doch in letzter Minute schluckte sie die Worte hinunter.

»Wunderbar«, sagte sie stattdessen zufrieden. »Wir bereiten hier solange alles vor, sodass Sie bei Ihrer Rückkehr ein intaktes und funktionierendes Lazarett vorfinden werden.«

Alice und ihre beiden Helferinnen arbeiteten fieberhaft, um alles rechtzeitig fertig zu bekommen. Mihalis Spanidis, der freundliche Offizier, hatte einige Reservisten bereitgestellt, die die verlassenen Häuser der türkischen Bewohner nach Matratzen absuchten. Alice, Margarete und Madame Agyropoulo wurden derweil in der Militärbehörde vorstellig, um um Unterstützung zu bitten, was sich als ausgesprochen schwierig erwies. Erst als Alice, was sie sonst nie tat, ihre Rolle hervorkehrte und ihren unwilligen Gesprächspartner fragte: »Hören Sie, wissen Sie eigentlich, wer hier vor Ihnen steht?«, nahm der Mann Haltung an. Ab diesem Moment war er ausgesprochen dienstbeflissen und half Alice dabei, dafür zu sorgen, dass alles, was man für ein funktionierendes Lazarett benötigte, rechtzeitig nach Elassona gebracht wurde.

»Die Schüsse rücken näher, oder vielleicht kommt mir das auch nur so vor«, sagte Margarete irgendwann mitten in der Nacht beunruhigt, während die drei Frauen das Dutzendste Bett mit frischen Laken bezogen.

Madame Agyropoulo, die inzwischen regelrecht erschöpft wirkte, nickte. »Das kommt mir leider auch so vor«, bestätigte sie.

»Ich kann dazu nichts sagen«, erwiderte Alice mit feiner Selbstironie. »Aber wir können es ohnehin nicht ändern. Wir müssen es nehmen, wie es kommt.«

»Da haben Sie wohl recht.«

Die Frauen arbeiteten bis zum Morgengrauen. Richteten Zimmer und Operationssäle ein, wuschen und bezogen Betten. Alice war froh darüber, dass Margarete mitgekommen war, sie war die Einzige, die Erfahrung mitbrachte, die medizinischen Geräte, die geliefert wurden, einordnen konnte und wusste, wo sie hingehörten. Sie waren unfassbar müde und zugleich hellwach, denn sie wussten: Was sie hier taten, würde den Männern, die sie erwarteten, das Leben retten.

Die ersten kamen im Morgengrauen, Dr. Meerminga transportierte sie mit dem Automobil. Nikos Nikolaidis folgte ihm mit einem zweiten Wagen voller weiterer Verwundeter, den die Männer an der Front organisiert hatten. Da die beiden Schwestern, die Alice in Larissa angefordert hatten, noch nicht eingetroffen waren, hatten sie alle Hände voll zu tun, und obwohl weder Alice noch Madame Agyropoulo über große medizinische Kenntnisse verfügten, banden sie sich Schürzen um, setzten Schwesternhauben auf, packten mit an und arbeiteten ohne Unterlass. Zwei Reservisten übernahmen den Fahrdienst an die Front und zurück und brachten immer neue Verwundete, Alice hatte das Gefühl, als würde der Strom niemals abreißen. Am Ende des Tages wusste sie nicht, wie viele Verbände sie gewechselt, bei wie vielen Operationen sie assistiert und wie vielen Verstorbenen sie die Augen geschlossen hatte. Sie war erschüttert angesichts all dieses Leids.

*

»Der Nächste«, drängte Dr. Meerminga, nachdem er die Kugel aus dem Bauch des Soldaten entfernt hatte. »Wir müssen sofort weiteroperieren, wir haben keine Zeit zu verlieren.«

Alice nickte und schob den soeben Operierten zur Seite, um dem folgenden Patienten Platz zu machen. Doch der Mann, halb wahnsinnig vor Angst und Schmerz, klammerte sich an ihre Hand.

»Bitte, Schwester! Lassen Sie mich nicht allein!«

»Prinzessin. Ich brauche Sie«, mahnte Thanios Meerminga. Johanna, eine der beiden Rotkreuzschwestern, die aus Larissa eingetroffen waren, hatte gerade die nächste Liege hereingeschoben. Alice keuchte auf, als sie den Verwundeten erblickte. Der Mann war vollkommen zerfetzt. Entsetzt sah sie Dr. Meerminga an. »Er hat eine Chance«, sagte der verbissen. »Und wer eine Chance hat, um den kämpfen wir.«

»In Ordnung.«

Der andere Verletzte hatte ihre Hand immer noch nicht losgelassen. Für eine Sekunde wandte sich Alice ihm wieder zu.

»Sie dürfen nicht gehen.«

Verzweifelt blickte sie wieder auf den Mann, der nun als Nächstes operiert werden sollte. Sie wurde gebraucht, aber sie konnte den anderen Verletzten doch nicht einfach im Stich lassen und ihm herzlos ihre Hand entziehen!

»Halten Sie einfach die Tupfer«, sagte die lebenspraktische Johanna, die ihre Lage erkannte. Mit ihren Ende zwanzig verfügte sie bereits über einige Erfahrung und erwies sich als ruhender Pol des Krankenhauses. »Das muss jemand tun. Dann können Sie hier sitzen bleiben und die Hand des Mannes halten. Ich assistiere Dr. Meerminga.«

»In Ordnung.«

Alice nahm die Tupfer in die eine Hand und wandte sich dann zu dem Mann um, der ihre andere immer noch umklammerte.

»Es ist schon gut. Ich bleibe bei Ihnen!«, versicherte sie und erwiderte den Händedruck des Sterbenden. Denn dass dieser Soldat trotz der Operation nicht am Leben bleiben würde, war klar, sie sah es in seinen Augen.

Und wahrscheinlich würde auch der sterben, um dessen Leben Dr. Meerminga in diesem Moment kämpfte. Alice spürte, dass etwas auf ihre Schürze und ihre Schuhe tropfte. Sie drehte sich um und sah, dass es das Blut des Mannes war, der gerade operiert wurde. Er war zum Glück bewusstlos geworden. Erschrocken wandte sie sich wieder dem zweiten Soldaten zu.

»Seien Sie froh, dass Sie es nicht hören können«, brachte der

Mann mühevoll über die Lippen. »Es sind grauenvolle Geräusche. Die Geräusche des Todes. Die Menschen schreien ganz entsetzlich. Und ständig das Donnern der Geschütze.«

Alice nickte. Zwar konnte sie all das, was dieser Todgeweihte ihr berichtete, tatsächlich nicht hören, aber sie spürte die Detonationen, sie sah die qualvoll aufgerissenen Münder der Männer, die ihre Finger vor Schmerzen in die Laken ihrer Matratzen krallten, sah all das Leid und die Todeskämpfe, sah die Hände, die nach ihr griffen, und las das Flehen um Erlösung, Essen oder Trinken von den Mündern ab.

»Sie brauchen Ihre Kraft«, sagte Alice zu dem Mann auf der Bahre. »Sprechen Sie nicht mehr. Versuchen Sie, Frieden zu finden.«

Der Mann starrte sie an. »Ich will Sie ansehen, bis es vorbei ist, Prinzessin. Sie sind wunderschön. Sie gehören nicht in dieses Grauen.«

»Sprechen Sie nicht mehr«, bat Alice ihn erneut. Der Blick des Mannes, der sie ins Visier genommen hatte, war ihr unangenehm. Ihr Gesicht würde das Letzte sein, was er sah, bevor er hinüberglitt. Nahm er sie mit in den Tod, in diese andere, ferne Welt?

Der Blick des Soldaten wurde starr, seine Hand in der ihren erschlaffte, er war tot. Alice erschauderte. Es kostete sie Überwindung, die Hand zu heben und ihm die Augen für immer zu schließen. Sie tat es dennoch. So, wie sie vieles tat, was sie sich niemals hätte vorstellen können. Und dann wandte sie sich zu dem Mann um, den Dr. Meerminga gerade operierte. Auch er war inzwischen tot. Sie hatten nichts mehr tun können.

20. Kapitel

Nachdem sie achtundvierzig Stunden lang auf den Beinen gewesen waren, wurde es ruhiger. »Legen Sie sich etwas hin, Königliche Hoheit«, sagte Johanna. »Sie kippen sonst um.«

Alice nickte. Auch Madame Agyropoulo, Margarete und die beiden Ärzte erklärten, eine Pause machen zu wollen. Johanna und Seraphina, die andere Rotkreuzschwester, die aus Larissa gekommen war, versprachen, Alarm zu schlagen, sollten neue Verwundete kommen oder jemand Hilfe benötigen.

Die Frauen waren in einem bescheidenen Bauernhaus untergekommen, das direkt neben der Schule stand und ebenfalls verlassen war. Die Menschen, die hier gewohnt hatten, waren der Einrichtung nach zu urteilen sehr arm gewesen, doch das war egal. Alice brauchte keinen Komfort, nur eine Matratze, auf die sie sich legen und etwas schlafen konnte.

Doch in ihrer bescheidenen Kammer fand Alice keine Ruhe. Sie warf sich auf ihrer Matratze hin und her, starrte in die stille Dunkelheit. Schließlich stand sie wieder auf, ging nach nebenan in die Küche, entzündete eine Öllampe, setzte sich an den wackeligen Tisch und begann zu schreiben.

Elassona, 24. Oktober 1912

Liebste Mutter,

vorgestern Morgen bin ich in Elassona angekommen, und es scheint mir, als sei ich schon mein ganzes Leben dort. Nie gab es einen Ort, an dem meine Hilfe dringender nötig gewesen wäre als hier. Und ich muss sagen: Es erfüllt mich auch mit Stolz, hier zu sein. Denn ich werde wirklich, wirklich gebraucht. Als ich hier ankam und die griechische Flagge sah, die über der Stadt wehte, war das der eindrucksvollste Moment meines Lebens. Ich hatte aber nicht lange Zeit, mich an diesem Anblick zu ergötzen, denn es gab so unendlich viel zu tun. Ich musste zunächst einmal eine Unterkunft für das Lazarett auftun und habe schließlich eine alte Schule gefunden, in der ich das Lazarett unterbringen konnte. Wir sind hier inzwischen drei Schwestern, zwei Ärzte, und außer mir gibt es noch Madame Agyropoulo, die mir zur Seite steht. Aber es sind viel zu wenig Menschen, um der Flut von verwundeten Soldaten Herr zu werden, und deshalb bitte ich Dich erneut um Hilfe. Vielen Dank, dass Du uns schon eine Schwester geschickt hast – Margarete ist sehr tüchtig und geschickt. Wir wären Dir und Euch sehr verbunden, wenn Ihr noch weiteres medizinisches Personal von zu Hause zur Verfügung stellen könntet. Obwohl ich keine medizinische Ausbildung habe, helfe ich momentan selbst bei der Versorgung der Verwundeten mit. Die Wunden, die durch die Granatsplitter verursacht werden, sind ganz fürchterlich, und ich gebe zu, dass ich mich zu Beginn ziemlich geekelt habe. Doch es hilft ja alles nichts. Die Wunden müssen gesäubert und die Verbände angelegt werden. Kraft gab mir immer wieder der Gedanke an Tante Elisabeth in

Moskau, die ihr Leben trotz ihres schweren Schicksalsschlags in den Dienst derer stellte, die Hilfe benötigen. So gelang es mir, meinen Ekel zu überwinden, und je länger ich die Verwundeten verarztete, desto weniger schlimm war es. Ich habe also den Ärzten bei der Operation geholfen und mich um die Sterbenden gekümmert. Im Moment geht es einfach nur darum, das Dringendste sofort zu erledigen. Doch für so viel anderes bleibt dadurch wenig bis gar keine Zeit. Das ist umso schlimmer, weil so vieles organisiert werden müsste. Es ist alles furchtbar chaotisch hier. Niemand fühlt sich zum Beispiel dafür verantwortlich, die Verwundetentransporte von der Front zu organisieren, sodass ich schließlich sowohl meinen Chirurg als auch meinen Assistent geschickt habe, die Verwundeten zu holen. Es gibt kein Essen, keine Getränke, nichts. Eigentlich wäre es wichtig, dass ich mich gemeinsam mit der Königin und meinen Schwägerinnen um diese Dinge kümmere, statt hier Wunden zu versorgen, aber dazu bleibt mir keine Zeit.

Alice zuckte zusammen, als plötzlich Seraphina neben ihr stand. »Königliche Hoheit«, sagte sie, »es tut mir sehr leid, dass ich hier einfach so hereinplatze, aber mein Klopfen können Sie ja nicht hören, und Sie haben gesagt, ich soll Sie gleich informieren, wenn wir Hilfe brauchen, und…«

»Ich komme«, unterbrach Alice den Redeschwall der jungen Lazarettschwester und folgte ihr, nachdem sie Margarete und Madama Agyropoulo geweckt hatten, durch die dunkle Nacht ins Schulhaus. Auf dem kurzen Weg über die Straße wurde sie wegen des heftigen Regens, der, von Alice unbemerkt, inzwischen eingesetzt hatte, bis auf die Haut durchnässt. Thanios Meerminga war schon da. Wie Alice war auch er nicht dazu gekommen, sich inzwischen umzuziehen, und trug noch immer den blutverschmierten Kittel, in dem er seit zwei Tagen herumlief.

»Gut, dass Sie kommen«, sagte er erleichtert. »Es sind gerade fünf neue Verwundete eingetroffen, rund fünfzig weitere werden erwartet. Durch den heftigen Regen sind sie vollkommen ausgekühlt. In ihrem Zustand ist das gefährlich. Außerdem benötigen alle dringend Wasser.«

Alice nickte. »Ich habe noch einige Dosen Kondensmilch«, sagte sie. »Ich versuche, sie mit Wasser zu verdünnen und über einer Öllampe zu erwärmen, damit die Männer ein warmes Getränk bekommen. Außerdem hat mir mein Mann drei Flaschen Brandy mitgegeben. Der wird vielleicht auch helfen.«

»Danke, Hoheit«, sagte der Arzt. »Ich weiß Ihren Einsatz hier sehr zu schätzen. Wir alle tun das. Dass Sie das Lazarett in so kurzer Zeit aufgebaut und so viel Unterstützung angefordert haben, ist enorm.«

»Das habe ich nicht allein getan«, erwiderte Alice, »sondern von Anfang an mit Ihrer aller Hilfe.«

»Aber Sie haben die Initiative ergriffen. Ohne Sie gäbe es dieses Lazarett nicht. Wenn ich Sie noch um etwas bitten dürfte …«

»Aber natürlich«, rief Alice. »Fragen Sie.«

»Es war in den letzten beiden Nächten sehr schwierig zu operieren, weil wir nur die beiden schwachen Lampen hatten, und …«

Alice nickte. »Ich werde für bessere Beleuchtung sorgen«, versprach sie. »Und nun helfe ich den Schwestern, die Verwundeten trocken zu bekommen und ihnen ausreichend zu trinken zu geben.«

*

Auch die nächsten beiden Tage und Nächte arbeitete Alice quasi durch. Ohne Unterlass strömten die verwundeten Soldaten von der Front ins Lazarett. In den wenigen Stunden Pause, die sie hatte, fiel sie in einen komaähnlichen Schlaf, anschließend machte sie weiter. Und dann kam Hilfe, ihre Mutter und ihre Tante Onor hatten tatsächlich nochmals zwei ausgebildete Rotkreuzschwestern aus dem Alice-Hospital in Darmstadt geschickt. Als sie eintrafen, konnte die inzwischen vollkommen erschöpfte Alice ein wenig pausieren. Doch bevor sie sich niederlegte, um endlich wieder einmal mehr als drei Stunden am Stück zu schlafen, setzte sie sich an den wackeligen Küchentisch und schrieb erneut an ihre Mutter. Sie hatte das Gefühl, dass sie sich all das, was sie in den letzten Tagen erlebt hatte, von der Seele schreiben musste, bevor sie in der Lage war, Ruhe und Frieden zu finden.

Mein Gott, was haben wir gesehen! Zerschmetterte Arme, Beine und Schädel – solch ein fürchterlicher Anblick, und dann muss man diese schrecklichen Verletzungen drei Tage und Nächte lang neu verbinden. Der Flur ist voller Blut, das Verbandsmaterial liegt kniehoch.
Ich danke Euch von Herzen für die beiden Rotkreuzschwestern, die Ihr mir geschickt habt. Nun kann ich etwas Schlaf finden. Aber ich kann sagen, dass ich stolz bin auf das, was ich in den letzten Tagen geleistet habe: Vor einer Woche gab es hier noch nichts, jetzt gibt es ein Lazarett, in dem wir inzwischen achthundert Verwundete versorgt haben. Ich möchte nicht prahlen, aber es tut gut zu sagen: Das ist mein Verdienst, das habe ich erreicht. Ich muss gestehen, es ist schön zu sehen, dass man mit dem eigenen Handeln wirklich etwas verändern und die so finstere und teilweise

so böse Welt ein kleines Stückchen besser machen kann. Das macht mir sehr viel Mut und gibt mir Kraft. Durch meine Erfahrungen in den letzten Tagen bin ich zu einer erstklassigen Krankenschwester geworden. Ausgerechnet ich, die ich nie zuvor einen Fuß in ein Krankenhaus gesetzt habe, weil ich den Anblick von Wunden und Schmerzen nicht ertragen konnte.

21. Kapitel

Alice wechselte gerade einem Verwundeten, der auf dem Weg der Genesung war und bald entlassen werden konnte, den Verband, als Margareta neben sie trat.

»Ihr Mann und Ihr Schwager sind soeben eingetroffen«, ließ die Schwester sie wissen.

Alice nickte. »Machen Sie weiter?«, bat sie Margareta.

»Sicher!« Die schmale Brünette übernahm, Alice eilte auf den Flur hinaus und lag Sekunden später in den Armen ihres Gemahls, während sich Dr. Meerminga und Nikos Nikolaidis ebenso wie ihr Schwager Konstantin taktvoll im Hintergrund hielten.

»Liebling«, flüsterte Andreas erschrocken. »Du bist furchtbar dünn geworden in der Woche, in der wir uns nicht gesehen haben. Wie kann man in einer Woche so viel an Gewicht verlieren?«

»Ich hatte weder Zeit zu schlafen noch zu essen«, erklärte Alice, auf einmal den Tränen nah. Bislang hatte sie stark sein müssen für all die Sterbenden, all die Verwundeten, all die Männer, deren einziger Trost und Hoffnung sie war und die schlimmer, viel schlimmer dran waren als sie selbst! Was waren schon bleierne Müdigkeit und Kopfschmerzen gegen all das Leid, das sie ertragen mussten? Doch nun lag sie in seinen Armen.

Er war stark und hielt sie, sie durfte schwach sein. Für einen Moment hatte sie das Bedürfnis, bis ans Ende ihrer Tage so zu verharren, den Kopf an seiner Brust, sich halten zu lassen und zu weinen, einfach nur zu weinen wegen all dem Grauen, das sie hatte sehen müssen. Aber da war ihr Schwager, der Kronprinz und ihre beiden Ärzte, vor denen sie nicht zusammenbrechen durfte.

»Mach dir keine Sorgen um mich«, sagte sie daher und löste sich aus Andreas' Armen. »Es gibt weiß Gott momentan Menschen, die mehr Leid ertragen müssen als ich.«

Dann ging sie zu ihrem Schwager, um ihn, wie in der Öffentlichkeit üblich, mit einem angedeuteten Knicks zu begrüßen.

»Konstantin. Wie schön.«

»Alice.« Er küsste ihre Hand und meinte dann stirnrunzelnd: »Du siehst erschöpft aus.«

Sie winkte ab. »Wie ich soeben schon zu Andreas gesagt habe, es gibt momentan Menschen, denen es schlechter geht als mir. Darf ich euch durch das Haus führen?«

»Es wäre uns eine Ehre.«

Alice, Thanios Meerminga und Nikos Nikolaidis zeigten den königlichen Brüdern das Lazarett. Konstantin und Andreas nahmen sich viel Zeit, gingen von Bett zu Bett und sprachen mit den Männern, denen die Freude über den hohen Besuch ins Gesicht geschrieben stand. Die Rotkreuzschwestern und Madame Agyropoulo versorgten in der Zwischenzeit die Verwundeten.

»Ich bin zutiefst beeindruckt von dem, was du hier aufgebaut hast«, sagte Konstantin zwei Stunden später, als sie in der Küche des Bauernhauses, in dem Alice wohnte, auf den wackeligen Stühlen beisammensaßen. »Das ist wirklich außerordentlich. Du kannst stolz auf deine Frau sein, Andreas.«

»Das bin ich auch«, versicherte er und gab Alice einen Kuss.

»Ich halte es für unsere Pflicht als Mitglieder der Königsfamilie, dass wir uns karitativ engagieren«, sagte Alice. »Das tut eure Mutter ja auch ebenso wie deine Frau, die Kronprinzessin.«

Konstantin nickte. »Was wären wir ohne unsere Frauen?«, fragte er lächelnd, wurde aber gleich darauf wieder ernst.

»Kann ich dich um etwas bitten?«

»Sicher.«

»Hier in Elassona wird es in der nächsten Zeit ruhiger werden, sodass das nun so wunderbar eingerichtete Lazarett von einem Arzt und ein, zwei Schwestern übernommen werden könnte.«

Alice sah ihren Schwager abwartend an.

»Wie du vielleicht weißt, ist es unseren Truppen am 24. Oktober gelungen, Servia und Kozani in Westmazedonien zu erobern. Leider ist die medizinische Versorgung dort ebenso schlecht wie hier, bevor du dich eingeschaltet hast.«

Alice nickte verstehend. »Und ich soll nun ...«

»Wenn du dir vorstellen könntest, mit den beiden Ärzten und den Schwestern dort ein Lazarett aufzubauen und den Transport der Verwundeten von der Front zu organisieren, wäre das ein Geschenk des Himmels. Und zuvor würden wir uns freuen, wenn du uns bei den offiziellen Besuchen des Königs bei den Truppen begleiten würdest.«

Alice zögerte. Nun, da sie es geschafft hatte, den großen Andrang der Verwundeten zu bewältigen, spürte sie, dass sie zutiefst erschöpft war. Außerdem vermisste sie ihre Kinder, die inzwischen nicht mehr auf Mon Repos, sondern in Athen bei ihrer Großmutter waren. Wie hatte sie sich auf ein baldiges Wiedersehen gefreut! Doch dann sah sie den Sterbenden wieder vor sich, der sie angefleht hatte, ihn nicht alleinzulassen. Sie führte sich vor Augen, wie viele Leben sie in der letzten Woche gerettet hatte. Und dass all diese Männer so viel riskierten, um für Griechenland zu kämpfen, versetzte sie gleichermaßen in die Pflicht, ihnen zu helfen.

»Ich denke, ich mache es«, sagte Alice zu ihrem Schwager. »Beides, denn natürlich freue ich mich auch auf das Wiedersehen mit Papa. Und ich danke dir für dein Vertrauen in mich, das ehrt mich sehr. Ich möchte aber gerne zunächst noch mit Andreas sprechen. Allein. Und natürlich mit den Ärzten und den Schwestern. Und mit Madame Agyropoulo. Ich kann mir vorstellen, dass sie hier die Leitung übernehmen könnte, wenn ich fort bin. Sie hat ebenso viel Erfahrung wie ich.«

»Selbstverständlich«, sagte Konstantin. »Ich lasse euch allein.«

»Ich mache mir Sorgen um dich«, bekräftigte Andreas, als Konstantin den Raum verlassen hatte. »Ich habe dich noch nie so erschöpft gesehen.«

»Es war ja auch bisher noch nie so anstrengend«, sagte Alice. »Und ich vermisse die Kinder ganz schrecklich. Aber zugleich merke ich, dass mir diese Sache sehr am Herzen liegt. Weil es wichtig ist, was ich tue. Weil ich gefordert bin. Und vielleicht auch, weil es auf einmal ganz unbedeutend ist, ob ich taub bin oder nicht. Darauf kommt es nicht an.«

»Darauf kam es nie an, Liebste«, sagte Andreas. »Und du stellst es gerade so dar, als ob du bisher noch nichts geleistet hättest. In der Stickereischule hast du eine so wichtige Position inne, und den Kindern bist du eine wundervolle Mutter.«

»Das weiß ich, aber darum geht es doch jetzt nicht«, widersprach Alice.

»Doch, darum geht es auch. Ich möchte nicht, dass du dich und das, was du tust oder geleistet hast, schlechtmachst. Und ich weiß auch, dass du das Leid anderer Menschen nur schwer ertragen kannst. Du bist ein solch mitfühlendes Wesen.«

»Das stimmt. Und es bricht mir auch beinah das Herz, all das zu sehen. Und dennoch hilft es auch mir, denn ich kann dazu beitragen, das Leid dieser Menschen zu lindern.«

Er nickte. »Und die Kinder?«

»Sie sind bei Tilda und deiner Mutter gut aufgehoben. Und sie werden es verstehen.«

»Da bin ich sicher. Und sie werden stolz auf dich sein. So wie ich es auch bin.«

»Gut.« Sie beugte sich vor, um ihn zu küssen. »Dann wäre das ja besprochen. Ich werde das Lazarett aufbauen.«

22. Kapitel

Alice wurde heftig gegen ihren Rücksitz gedrückt, als Thanios Meerminga scharf auf die Bremse trat. Es war der 25. Oktober, und sie hatten gerade Servia erreicht. Sie sah, dass die Männer auf dem Vordersitz einen entsetzten Blick wechselten und dann aus dem Wagen sprangen. »Was ist?«, wandte sie sich an Margarete, die neben ihr saß. »Haben Sie etwas gesagt?«

»Nein«, erwiderte die Rotkreuzschwester stirnrunzelnd. »Lasst uns aussteigen.«

Johanna, die sich mit ihnen die Rückbank teilte, öffnete bereits die Tür, und auch Alice und Margarete kletterten aus dem Wagen. Und dann sahen sie es.

»O mein Gott!«, rief Alice entsetzt. Auf der Straße lagen drei Priester, zwei Frauen und drei Kinder inmitten einer riesigen Blutlache. Dr. Meerminga und Dr. Nikolaidis knieten neben ihnen, doch als die Frauen bei ihnen ankamen, waren sie bereits im Begriff, sich wieder zu erheben.

Alice starrte auf Dr. Meermingas Hände, die rot waren vor Blut, ebenso wie seine Knie. »Es ist zu spät«, sagte er.

Alice keuchte auf, während Margarete entsetzt nach ihrer Hand griff und Johanna feststellte: »Sie sind erschossen worden.«

In diesem Moment raste ein Wagen heran. Alice schrie auf,

fürchtete schon, dass sie nun auch angegriffen würden, doch zu ihrer Erleichterung erkannte sie zwei griechische Soldaten.

»Sie müssen sofort hier weg«, brüllte der ältere der beiden ihnen entgegen, um, als er sie erkannte, respektvoll zu ergänzen: »Königliche Hoheit.« Dann fuhr er hastig fort: »Einige Türken sind noch in der Stadt und schießen aus dem Hinterhalt. Und Sie, Königliche Hoheit, sind wegen Ihres Ranges besonders gefährdet.«

»Aber wir können sie doch nicht einfach so liegen lassen«, sagte Alice und starrte auf die Kinder, von denen eines etwa das Alter ihrer Jüngsten hatte und auch vom Aussehen her an sie erinnerte.

»Sie müssen, Königliche Hoheit«, drängte der Soldat. »Denken Sie auch an Ihre Kinder. Ihnen zuliebe dürfen Sie sich keiner Gefahr aussetzen.«

»Prinzessin!«, sagte Margarete. »Sie können diesen armen Menschen nicht mehr helfen. Leider. Wir alle können das nicht. Aber wir können unzählige andere Menschenleben retten. Allerdings nur, wenn wir selbst am Leben bleiben.«

In diesem Moment ging etwa fünfzig Meter von ihnen entfernt ein Haus in Flammen auf.

Dr. Meerminga packte Alice kurz entschlossen am Arm und schob sie in den Wagen. Drinnen berichtete Johanna ihr, was der Soldat ihnen noch nachgerufen hatte. Das Gebäude sei nicht von den Türken in die Luft gejagt worden, sondern von den Griechen, die sich damit für den Mord an den christlichen Priestern rächen wollten. Schließlich handle es sich um ein türkisches Haus.

Alice nickte matt. So dicht am Geschehen waren sie in Elassona nicht gewesen.

Als sie am Stützpunkt ankamen, wurden sie von Andreas und Konstantin, die bereits vorausgefahren waren, mit besorgten

Mienen empfangen. Andreas eilte dem Wagen entgegen, riss die Tür auf und zog seine Frau in die Arme, kaum dass das Gefährt zum Stehen gekommen war.

»Gott sei Dank!«, rief er. »Ich habe mir schon schreckliche Sorgen gemacht. Hätte ich gewusst, wie sich die Lage hier entwickeln wird, hätte ich deinem Kommen niemals zugestimmt. Ich habe dich in Gefahr gebracht.«

»Jetzt bin ich nun mal da«, sagte sie, immer noch unter Schock stehend, »und es scheint, als würde ich hier dringend gebraucht.«

Konstantin, der ebenfalls zu ihrer Begrüßung herbeigeeilt war, stimmte ihr zu. »In der Tat. Es ist gut, dass ihr hier seid.«

Die Brüder führten die Neuankömmlinge ins Haus.

»Sie möchten sich sicherlich zunächst einmal erfrischen«, sagte Alice mit Blick auf die blutdurchtränkten Hosen der beiden Mediziner.

Dr. Meerminga und Nikos Nikolaidis nickten dankbar, auch die beiden Krankenschwestern ergriffen gern die Gelegenheit, sich zu säubern. Andreas wies einen Diener an, die beiden Frauen und die zwei Männer in ihre Gemächer zu führen, und wandte sich dann an Alice. »Ich zeige dir unser Zimmer.« Alice war dankbar, ihren Mann nach den furchtbaren Erlebnissen wenigstens einen kurzen Moment für sich zu haben.

Als sie ihre Gemächer betraten, zog er sie in die Arme, um sie zu küssen, doch Alice wehrte ab. Auch wenn sie die Toten nicht berührt hatte, hatte sie dennoch das dringende Bedürfnis, sich zumindest gründlich die Hände zu waschen, und trat in das Badezimmer, das an ihr gemeinsames Schlafzimmer angrenzte. Aber während sie ihre Hände unter den Strahl hielt, war es ihr, als färbe sich das Wasser, das in den Ausguss lief, rot. Klebte doch Blut an ihren Händen? Das konnte doch nicht sein!

Sie blinzelte, trocknete hastig ihre Hände und kehrte zurück zu ihrem Gatten, der ihr strahlend entgegensah. »Ich bin so froh, dass du da bist, Alice, dann kann ich mich gemeinsam mit dir freuen. Es läuft gut für uns. Uns ist ein grandioser Sieg gegen die Türken gelungen. Wir haben vierhundert Männer gefangen genommen, ein paar von ihnen haben wir gleich umgebracht. Als wir zum Sieg ritten, waren die Straßen hinter uns voller Leichen von Türken, zehn Fuß hoch lagen sie übereinander – wie eine Wand.« Er grinste.

Alice sah ihn entsetzt an.

»Was?«, fragte er. »Was ist?«

»Wie kannst du nur so reden?«, stieß sie hervor.

Er sah sie verständnislos an. »Freust du dich denn nicht über den Sieg? Ich hätte gedacht, du bist stolz auf mich. Ich habe entscheidend dazu beigetragen und werde auch eine Auszeichnung erhalten, wenn mein Vater morgen kommt.«

Reiß dich zusammen, befahl Alice sich. Du stehst unter Schock, und diesen Schock musst du jetzt verarbeiten.

Sie atmete tief durch und nahm versöhnlich seine Hände.

»Natürlich bin ich stolz auf dich. Aber sicher nicht darauf, dass du damit prahlst, Türken umzubringen.«

»Das sind unsere Feinde, Alice. Sie sind ungemein grausam, unterdrücken unsere Leute und bringen viel Leid …«

Alice schloss die Augen und sah wieder die Kinder, die Priester und die Frauen in der Blutlache liegen. In der Tat. Das waren die Türken gewesen. Aber war Andreas nicht ebenso grausam, wenn er türkische Männer tötete? Das waren doch auch Menschen, Väter, Ehemänner. Plötzlich kam ihr ein schrecklicher Gedanke: Würde er auch auf türkische Frauen und Kinder schießen?

Sie öffnete den Mund, um ihn danach zu fragen, schloss ihn

dann aber wieder. Was, wenn er ihre Frage bejahen würde? Sie stellte sie ja nur, weil sie hören wollte, dass er das natürlich nicht täte. Aber wenn doch? Das würde sie nicht ertragen können.

»Alice?« Er sah sie fragend an.

»Nichts«, sagte sie. »Lass uns zu den anderen gehen. Sie warten sicher schon auf uns.«

Als sie kurz darauf den Speisesaal betraten, in dem die Dienerschaft Erfrischungen bereitgestellt hatte, standen die beiden Mediziner und die Krankenschwestern etwas hilflos im Raum. Natürlich wagten sie es nicht, einfach Platz zu nehmen, und Konstantin war nicht zu sehen. Sie standen mit dem Rücken zu ihnen, und Alice bemerkte, dass Nikos Nikolaidis und Schwester Margarete einander zaghaft an den Händen hielten. Sie lächelte. Bei all dem Leid gab es eben auch noch die Liebe.

*

Die Straßen, die am Tag zuvor noch blutgetränkt gewesen waren, wurden nun von Blumen geschmückt, griechische Schulkinder bildeten ein Spalier, die Truppen standen stramm, die Zivilisten hatten ihr schönstes Festgewand angelegt, und obwohl ihnen die Schrecken über die Ereignisse der letzten Tage noch deutlich anzusehen waren oder vielleicht gerade deshalb, genossen sie den Besuch des Königs umso mehr. Georg I. war da. Und der Kronprinz. Und Prinz Andreas mit seiner Frau. Nun würde alles gut werden.

Alice schritt hinter ihrem Schwiegervater und neben Andreas durch die Straßen und winkte den Menschen zu. Heute war sie nicht die Krankenschwester. Heute war sie Griechenlands Prinzessin und auf dem Weg zu einem Dankgottesdienst, dem so viele Griechen beiwohnen wollten, dass sich auf dem Kirchplatz eine riesige Menschentraube gebildet hatte. Es tat gut, dass die

Familie, wenn nicht vollständig, so doch zumindest teilweise vereint war. Die schrecklichen Bilder vom Vortag waren noch sehr präsent, aber langsam gelang es Alice, sie zu verdrängen.

Beim gemeinsamen Abendessen lobte König Georg Alice ausdrücklich für ihren Einsatz und sprach ihr seine Bewunderung aus. Dann wiederholte er die Worte, die Konstantin wenige Tage zuvor so ähnlich zu ihrem Mann gesagt hatte: »Du hast eine wunderbare Frau, mein Junge. Du kannst stolz auf sie sein.«

Als Alice am nächsten Morgen erwachte, hatte sie das Gefühl, zum ersten Mal seit Wochen ausgeschlafen zu sein. Wohlig seufzend stieg sie aus dem bequemen Bett, um sich anzukleiden und dann zum Frühstück hinunterzugehen. Im Halbschlaf hatte sie mitbekommen, dass Andreas das Zimmer bereits vor einer ganzen Weile verlassen hatte. Sie fand ihren Mann im Speisesaal vor. Er war allein.

»Guten Morgen«, sagte sie und küsste ihn.

»Guten Morgen, mein Liebling«, erwiderte er. »Ich hoffe, du verzeihst, dass ich schon einmal hinuntergegangen bin. Ich habe es nicht übers Herz gebracht, dich zu wecken. Du hast so tief geschlafen.«

»Das habe ich gebraucht. Und jetzt fehlt nur noch eine ordentliche Mahlzeit. Wobei ich von gestern Abend noch satt bin.«

»Dennoch solltest du etwas essen.« Er schob ihr den Korb mit Brot und etwas Marmelade hin.

»Wo sind denn Tino und dein Vater?«, fragte sie.

»Schon wieder unterwegs, und ich muss auch bald los. Aber ich habe hier noch etwas für dich.«

Er streckte ihr ein Kuvert entgegen, und Alice erkannte die Handschrift ihrer Mutter. »Kam heute Morgen an.«

»Wie wundervoll«, sagte sie. »Ist es in Ordnung, wenn ich ihn gleich lese? Wir haben so wenig Zeit zusammen, aber …«

»Natürlich liest du ihn gleich«, ermutigte Andreas sie. »Zumal ich ja auch wissen will, was sie schreibt.«

Heiligenberg, Oktober 1912

Liebste Alice,
wie ich gestehen muss, bin ich in ständiger Sorge um Dich, wenn ich auch sehr stolz auf Deinen Einsatz bin und auf alles, was Du leistest. Wie sehne ich ruhige Tage mit Dir herbei, in denen ich Dich und die Mädchen umsorgen kann. Nun, sie werden sicher bald wiederkommen, und solange hoffe ich, dass die Krankenschwestern, die wir Dir geschickt haben, dazu beitragen können, dass Du etwas zur Ruhe kommst. Und ich hoffe, ich beunruhige Dich mit den folgenden Zeilen nicht, aber ich bin sicher, dass Du es wissen wollen würdest: Leider geht es dem kleinen Alexei sehr schlecht, und er schwebte einige Zeit sogar in Lebensgefahr. Du weißt ja, er darf sich nicht verletzen, und sowohl Deine Tante Alix als auch die beiden männlichen Nannys, die Nicky eigens eingestellt hat, weil sie ihn im Gegensatz zu Frauen besser bewachen und auch tragen können, haben ihn ständig im Auge. Dennoch hat sich am 5. September ein Unfall ereignet. Alix hat mit den Kindern einen Ausflug nach Bialowieza unternommen und einen Moment nicht aufgepasst, da ist der Kleine in ein Ruderboot gehüpft, gestolpert und auf eine der Ruderdollen gefallen. Es gab eine schreckliche Einblutung, doch nach einer Woche war alles wieder gut. Du kannst Dir vorstellen, dass Alix ihn nicht aus den Augen ließ. Doch dann, einige Wochen später, waren sie in einer Kutsche auf unebenem Untergrund

unterwegs. Alexei stieß sich an der Kutschenwand, und auf einmal war die Einblutung wieder da und wurde immer größer. Sie fuhren sofort zum Jagdschloss, doch bei ihrer Ankunft hatte Alexei bereits so starke Schmerzen, dass er nicht mehr bei Bewusstsein war. Er bekam Fieber und fiel ins Delirium. Wie Alix mir schrieb, schrie er vor Schmerzen, und sein Herzschlag war nur noch ganz schwach. Vier Wochen ging das so, und schließlich veröffentlichte die Familie ein Bulletin, in dem sie von dem Unfall berichtete. Ein Priester kam und gab unserem armen kleinen Alexei schon die Sterbesakramente. Und dann hat meine Schwester diesem furchtbaren Rasputin ein Telegramm geschickt und ihm vom Zustand des Jungen berichtet. Rasputin schickte ein Telegramm zurück und sagte, er werde für ihn beten und die Ärzte sollten ihn in Ruhe lassen. Am nächsten Tag ging es dem Kleinen wirklich besser, kurz darauf verschwand die Einblutung, und nach einiger Zeit war er ganz genesen. Na ja, du weißt, was ich von Rasputin halte und dass ich nicht an diesen Hokuspokus glaube. Doch meine Schwester fühlt sich nun natürlich in ihrem Glauben an diesen seltsamen Mönch bestätigt. Ich muss gestehen, ich mache mir ziemliche Sorgen um sie. Sie verändert sich auf eine Weise, die mir nicht gefällt, und ist obendrein ständig am Lamentieren. Nun ja, ich sollte nicht so hart urteilen. Lass nur recht bald von Dir hören,
ich bin in Gedanken immer und immer bei Dir.

Deine Dich liebende Mutter

Da Andreas zu wissen begehrte, was ihre Mutter schrieb, hatte sie den Brief laut vorgelesen. Nun ließ sie das Papier sinken und sah ihren Mann besorgt an. »Mir ist dieser Rasputin sehr unheimlich«, gestand Alice. »Und ich verstehe nicht, warum sie sich derart an ihn klammert. Es ist doch eindeutig, dass er ein Scharlatan ist.«

»Vielleicht ist das so, dass Menschen sich in solche Dinge flüchten, wenn sie das Leben nicht mehr ertragen«, sagte Andreas nachdenklich, um dann spitzbübisch hinzuzufügen: »Oder aus Langeweile. Ich kenne da eine junge Prinzessin, die kurz nach ihrer Hochzeit zusammen mit ihrem jüngsten Schwager Gläser hin und her geschoben hat.«

Alice winkte lachend ab. »Meine Seancen mit Christo meinst du? Das war doch nur ein Zeitvertreib. Ich bilde mir nicht wirklich ein, mit Geistern verkehren zu können.«

»Da bin ich ja froh.«

23. Kapitel

»Oje«, stöhnte Alice, als sie mit ihrem Mann, Dr. Meerminga, Niko Nikolaidis und den beiden Rotkreuzschwestern Johanna und Margarete das Krankenhaus der nordgriechischen Stadt Kozani besichtigte. »Da wartet ja ebenso viel Arbeit auf uns wie in Elassona.«

»Dabei hatten wir gehofft, dass es einfacher für euch werden würde«, sagte Andreas wütend. »Französische Ingenieure hatten ein Militärkrankenhaus aufgebaut, und sogar Verbandsmaterial, Medikamente, Matratzen, Betten, Decken, Lampen und Geschirr standen ordentlich in einem großen Lagerraum bereit. Als ich vor einer Woche hier war, konnte ich mich davon überzeugen. Aber offenbar ist es türkischen Truppen im letzten Moment gelungen, alles zu zerstören.«

»Ein Jammer«, befand Thanios Meerminga bei ihrem Rundgang durch das Hospital. Das Lager war größtenteils geplündert, die Zimmer verwüstet: Der Boden war von Dreck übersät, die Matratzen von den Betten gerissen und teilweise aufgeschlitzt worden, Geschirr lag zertrümmert auf dem Boden.

»Dann heißt es wohl, erst mal aufräumen«, seufzte Alice.

In diesem Moment schob sich eine Gestalt in ihr Gesichtsfeld, die Alice in den vergangenen Wochen sehr vertraut geworden war. Etwas kräftig, braune Ringellocken, die, zu einem kurzen Pony geschnitten, in die Stirn fielen, blitzende Augen.

»Wie gut, dass Sie dabei Unterstützung haben.«

»Madame Agyropoulo!«, rief Alice und fiel ihrer Wegbegleiterin um den Hals. Die Etikette scherte sie in diesem Moment herzlich wenig. »Wie wunderbar! Sie schickt der Himmel!«

»In Elassona geht alles seinen gewohnten Gang, und ich hatte das Gefühl, dass Sie mich hier gut gebrauchen können.«

»Ihr Gefühl hat Sie nicht getrogen«, bekräftigte Alice, und auch Andreas und die anderen Mitglieder ihres Medizinstabs begrüßten die Griechin herzlich.

»Dann wollen wir mal anfangen«, sagte diese tatendurstig. »Wird ja wie immer nicht viel Zeit bleiben, bis die ersten Verwundeten eintreffen.«

Alice nickte. Es lief gut für die griechischen Truppen, die am 31. Oktober in Giannitsa in Zentralmakedonien einmarschiert waren und nun weiter in Richtung Monastir vorstießen. Aber jeder Kampf brachte auch Verwundete mit sich, und darauf mussten sie vorbereitet sein.

»Vermutlich ist mit den ersten Verwundeten schon in Kürze zu rechnen«, meinte Andreas besorgt.

»Dann wollen wir keine Zeit verlieren.«

Die nächsten drei Stunden schrubbten Alice, Madame Agyropoulo, Johanna und Margarete ununterbrochen. Einige Griechinnen aus der Stadt, die von ihrer Ankunft erfahren hatten, boten spontan ihre Hilfe an, ebenso ein halbes Dutzend griechischer Soldaten, die mithalfen, die teilweise zerstörten Betten zu reparieren oder neue aufzubauen und mit Matratzen zu versehen, die die Frauen dann mit frisch bezogenen Decken und Kissen bestückten. Außerdem stellten sie neben jedes Bett einen Spucknapf und legten in die bereitstehenden Schränke saubere Wäsche.

Nach getaner Arbeit sah sich Alice zufrieden um. »Auch wenn es anstrengend war – die Mühe hat sich gelohnt«, konstatierte sie. »So ordentlich und gut ausgestattet hatten wir es in Elassona nie.«

»Stimmt.« Margarete stellte sich neben sie und ließ ihren Blick über den gut vorbereiteten Raum schweifen. Voller Zuneigung sah Alice sie an. Die junge Frau war ihr in den Wochen, die sie nun schon miteinander verbrachten, sehr ans Herz gewachsen, und sie wusste, dass das umgekehrt genauso galt. »Vermissen Sie ihn sehr?«, entschloss sie sich daher zu einer sehr persönlichen Frage. Dr. Meerminga und Dr. Nikolaidis waren an die Front gefahren, um den Transport der Verwundeten zu organisieren, würden aber bald zurückkehren.

Margarete errötete. »Ist es so offensichtlich?«

»Für mich schon. Aber ich habe, vielleicht bedingt durch meine Taubheit, auch sehr feine Antennen für so etwas«, sagte Alice und versicherte: »Ich freue mich sehr für Sie. Sie passen gut zusammen.«

In der Tat gaben die zierliche, brünette Krankenschwester und der muskulöse, blonde Grieche ein wunderschönes Paar ab – rein äußerlich. Aber auch ansonsten harmonierten die beiden wunderbar: Sie hatten beide ein fröhliches und unbeschwertes Wesen, waren aber deswegen keinesfalls oberflächlich. Und wenn sie zusammen waren, war ein tiefes Einverständnis zu spüren.

»Sie werden glücklich werden«, sagte Alice herzlich. »Dessen bin ich mir ganz sicher.«

»So glücklich wie Sie und Ihr Mann – das würde ich mir wünschen«, gestand die Rotkreuzschwester. »Darf ich fragen, wie lang Sie sich schon kennen?«

»Fast zwölf Jahre«, sagte Alice lächelnd. »Unglaublich, wie die Zeit vergeht.«

»Und haben Sie...?« Margarete zögerte, und Alice sah sie fragend an. »Was wollen Sie wissen?«

»Es ist mir peinlich, Sie so auszufragen«, gestand die Krankenschwester verlegen. »Schließlich sind Sie eine Prinzessin, die Nichte der Zarin und die Schwiegertochter des griechischen Königs.«

»Und eine ganz normale Frau, die liebt und leidet und lebt«, ergänzte Alice. Sie nahm auf einem der Betten, das sie gerade zusammen frisch bezogen hatten, Platz und klopfte neben sich. »Setzen Sie sich doch einen Augenblick zu mir, meine Liebe.«

»Gern.«

»Wissen Sie«, fuhr Alice fort, »ich hatte mein Leben lang in gewisser Weise eine Sonderstellung. Hochadel und dann auch noch taub, das führt bei manch einem dazu, dass er nicht weiß, wie er mit mir umgehen soll.«

»Entschuldigen Sie, ich wollte nicht...«, murmelte Margarete verlegen.

»Oje, jetzt bringe ich Sie auch noch dazu, sich zu entschuldigen«, sagte Alice lachend. »Das war nicht meine Absicht. Ich wollte auf etwas anderes hinaus.«

Margarete sah sie gespannt an.

»Die letzten Tage waren für mich ungemein bedeutsam. Nicht nur, weil es uns wirklich gelungen ist, Leben zu retten, und wir etwas sehr Wichtiges geleistet haben, nein, mit einem Mal war es nicht mehr von Bedeutung, wer ich war und ob ich nun hören kann oder nicht. Wir waren einfach Männer und Frauen, die helfen wollten, und das haben wir getan, unabhängig davon, wer wir sind oder mit welchen Schwierigkeiten wir zu kämpfen haben.«

»Ich verstehe sehr gut, was Sie meinen.«

»Und in dieser Welt, meine Liebe, da bin ich nicht die Prinzessin und Sie die Bürgerliche, in dieser Welt sind wir beide gleich, und bitte fragen Sie mich alles, wie Sie es eine Freundin Ihres Standes auch fragen würden.«

»Gut«, sagte Margarete, »das fällt mir sicherlich nicht schwer, im Gegenteil. Sie sind mir durch all die Erlebnisse in den letzten Wochen so vertraut geworden, dass ich mich manchmal daran erinnern muss, dass Sie eigentlich eine Prinzessin sind.«

»Dann lassen Sie das künftig bleiben«, lachte Alice. »Erinnern Sie sich einfach nicht daran, und alles ist gut.«

»In Ordnung. Eine Frage habe ich gleich: Fühlten Sie sich wirklich immer … ausgeschlossen? Wegen Ihrer Taubheit oder weil Sie eine Prinzessin sind?«

»Ein wenig«, sagte Alice nachdenklich. »Wobei das nie so wirklich aufgefallen ist. Wenn ich mich in meiner Welt bewege, unter meinesgleichen sozusagen, dann gehen alle völlig normal miteinander um, und auch mit meiner Taubheit hat kaum jemand ein Problem. Sie kennen mich inzwischen alle und wissen, dass ich gut von den Lippen ablesen kann und worauf sie achten müssen. Aber wenn ich Menschen aus dem Volk begegne, Menschen wie Ihnen, dann stelle ich fest, dass viele in doppelter Hinsicht befangen sind und nicht wissen, wie sie sich verhalten sollen. Eine taube Prinzessin, das ist schon eine Herausforderung.«

Margarete musste lachen. »Ich bewundere Sie«, sagte sie dann ernst. »Ich möchte gern so sein wie Sie.«

»Seien Sie lieber Sie selbst«, empfahl Alice. »Das ist einzigartiger.«

Alice und Margarete hatten ihr Gespräch gerade beendet, da ging es los: Die Ärzte kehrten mit den ersten Verwundeten zurück. Es war den Griechen gelungen, die Türken aus Kailar zu verdrängen, und dabei hatte es schwere Kämpfe und in der Folge zahlreiche Verletzte gegeben. Kurz darauf kam Alice kaum noch zum Atmen, es war wie in Elassona. Der Strom der Verwundeten, die im Hospital eintrafen, war schier endlos, sie alle mussten verbunden, versorgt, gewaschen und gefüttert werden. Die ganze Nacht hindurch waren die beiden Ärzte, die beiden Schwestern, Alice und Madame Agyropoulo auf den Beinen. Als der Morgen graute, bat Dr. Meerminga sie, bei einer Operation zu helfen. »Ich brauche eine Schwester, Margarete assistiert momentan Dr. Nikolaidis, und Johanna ist in der Pause«, sagte er hektisch. »Trauen Sie sich das zu, Königliche Hoheit? Wir können nicht länger warten. Wir riskieren sonst, den Mann zu verlieren.«

Fast verwundert sah Alice ihn an. »Selbstverständlich traue ich mir das zu. Ich habe Ihnen doch schon öfter bei Operationen assistiert.«

»Keine war so wie diese«, erklärte der Mediziner. »Wir werden ihm das Bein abnehmen müssen.«

Alice schluckte. »Amputieren?«

Dr. Meerminga nickte. »Wir haben keine Wahl.«

Sie atmete tief durch und dachte wie so oft in schweren Momenten an Tante Elisabeth, die nach dem grausamen Tod ihres Onkels Sergei Furchtbares hatte durchmachen müssen und ihr Leben trotzdem oder gerade deshalb in den Dienst der Ärmsten und Schwächsten gestellt hatte.

»Ich schaffe das«, versicherte sie.

»In Ordnung«, sagte Dr. Meerminga. »Dann hören Sie mir jetzt bitte genau zu. Sie müssen das Chloroform bereithalten und es ihm exakt in dem Moment verabreichen, den ich Ihnen nenne.«

»Gut.« Alice atmete erleichtert auf. Das würde sie hinbekommen, und vielleicht könnte sie während der Amputation einfach die Augen schließen.

Doch mit den nächsten Worten zerstörte der Mediziner ihre Hoffnung. »Wenn Sie ihm das Betäubungsmittel verabreicht haben, ist es ganz wichtig, darauf zu achten, dass er sich nicht die Zunge abbeißt. Das müssen Sie verhindern, indem Sie seinen Mund unter Kontrolle halten. Gleichzeitig müssen Sie mir aber auch die Operationsgeräte wie Tupfer und Schüssel anreichen. Eigentlich bräuchte ich für die Operation zwei Schwestern.«

»Soll ich nach Johanna schicken lassen?«

Dr. Meerminga schüttelte den Kopf. »Bis sie hier ist, ist es zu spät. Das müssen wir allein schaffen.«

Dr. Meerminga operierte hinter einem Paravent, wohl um den anderen Patienten, die frisch operiert waren und nicht allein gelassen werden durften, den Anblick zu ersparen. Alice blieb während des Eingriffs ausgesprochen tapfer, und als Dr. Meerminga die Säge zur Hand nahm, war sie dankbar für ihre Taubheit. So konnte sie zumindest das Geräusch der Knochen, die durchgesägt wurden, nicht hören. Doch am Ende der Amputation musste Dr. Meerminga zu einer anderen Operation eilen und ließ das Bein einfach neben dem Bett auf dem Boden liegen. Entsetzt starrte Alice darauf, unfähig, sich zu bewegen oder es aufzulesen. Sie wusste, dass sie es entsorgen müsste, aber sie brachte es einfach nicht über sich, das amputierte Bein zu berühren. Sie versuchte mit aller Macht, ihre Übelkeit zu unterdrücken, und hastete nach draußen in den Flur.

»Königliche Hoheit, was ist geschehen? Sie sind leichenblass«, rief Madame Agyropoulo, die in diesem Moment den Flur entlangkam. Alice atmete erleichtert auf. Die patente Weggefährtin mit ihrer praktischen Art war genau der Mensch, den sie jetzt brauchte.

»Ich war gerade bei einer Amputation dabei«, brachte Alice hervor.

»Ach herrje«, sagte Madame Agyropoulo bestürzt. »Hätte Dr. Meerminga nicht mich rufen können? Oder eine der Schwestern?«

»Es musste sehr schnell gehen«, erklärte Alice. »Und ich habe es ja auch gut überstanden, aber... da ist noch ein... das Bein liegt noch auf dem Boden. Könnten Sie jemanden rufen, der es entfernt? Das bringe ich einfach nicht über mich.«

»Ach«, sagte Madame Agyropoulo, »das mache ich schon selbst.«

Sie verschwand im Operationssaal und kehrte kurz darauf zurück. Das in Tücher gewickelte Bein hatte sie unter den Arm geklemmt und marschierte hinaus.

»Was haben Sie vor?«, rief Alice ihr verwundert nach.

»Ich vergrabe es irgendwo«, rief Madame Agyropoulo noch über die Schulter, dann war sie verschwunden.

24. Kapitel

»Nona! Endlich sehen wir uns wieder!«

Alice rannte aus dem Palast des Sultans von Saloniki, in den sie mit ihrem Schwiegervater und Andreas eingezogen war, nachdem der Sultan aus der Stadt geflohen war.

Sie hatte Kozani schon am Tag nach der Amputation verlassen: Acht Ärzte und drei Krankenschwestern des Roten Kreuzes waren aus Athen eingetroffen, und Alice war mit ihrem Schwiegervater König Georg I., Dr. Meerminga und Madame Agyropoulo nach Verria gereist, um dort ein kleines Hospital einzurichten. Margarete und Nikos Nikolaidis waren, inzwischen als offiziell Verlobte, in Kozani geblieben, und Margarete hatte Alice beim Abschied versichern müssen, den Kontakt zu halten.

Nach Verria wurde Alice in Saloniki gebraucht. Sechsundzwanzigtausend osmanische Soldaten hatten gegen bulgarische und griechische Truppen gekämpft, und Alice hatte die Kriegshandlungen mit dem Fernglas beobachten können, bis sie am 9. November besiegt waren und sich aus der Stadt zurückzogen. Zwei Tage später hatte Alice' Schwiegervater in Saloniki eine Siegesfeier gegeben, und kurz darauf kam Nona an: Alice' Mutter hatte der treuen Freundin wieder und wieder berichtet, was ihre Tochter im fernen Griechenland alles leistete, und

Nona hatte beschlossen zu kommen, um zu helfen. In Begleitung einer Krankenschwester, die Miss Boase hieß und am Charing Cross Hospital in London ausgebildet worden war, reiste sie zunächst nach Athen, um von dort aus gemeinsam mit der Königin und mehreren Ärzten und Krankenschwestern nach Saloniki zu fahren. Und nun waren sie endlich da.

Als Alice ihre alte Freundin und die Krankenschwester herzlich begrüßt hatte, kam in einer weiteren Kutsche auch die Königin an. Alice knickste und küsste ihre Schwiegermutter dann überglücklich auf die Wange.

»Ich zeige dir gleich dein Zimmer«, sagte Alice zu Nona, als wenig später der erste Ankunftstrubel vorüber war. »Und heute Abend gibt mein Schwiegerpapa einen Empfang für euch alle.«

»Ein Empfang beim griechischen König«, freute sich Nona. »Das ist schon was.«

Dann sah sie sich staunend im Palast um. »Es ist einfach wunderschön hier«, fand sie, und Alice musste ihr recht geben: Der einstige Sitz des Sultans war prachtvoll, überall befanden sich goldverzierte Ornamente, die Zimmer waren von verschwenderischer Pracht.

»Aber ich mache mir Sorgen um dich«, sagte Nona, als sie in deren künftigem Refugium angekommen waren. »Du bist unfassbar dünn geworden. Bist du krank?«

»Aber nein, Nona«, beruhigte Alice die Hofdame. »Mir geht es gut, wirklich.«

Nona schüttelte den Kopf. »Es kann dir nicht gut gehen. Du warst noch nie so dünn, und ich kenne dich nun schon eine ganze Weile.«

»Doch, glaube mir. Ich habe nur so furchtbar viel gearbeitet und hatte kaum Zeit zum Essen und zum Schlafen.«

»Nun bin ich ja da«, sagte Nona resolut. »Da werden wir das schnell ändern.«

*

Nona war nicht die Einzige, die sich Sorgen um Alice machte. Auch Königin Olga bat sie am Abend, nachdem die Familie gemeinsam gespeist hatte, zu einem Gespräch in ihre Gemächer.

»Mein Liebes«, begann sie, nachdem Alice sich gesetzt hatte. »Ich bin unglaublich stolz auf dich. Alle sind voll des Lobes und sagen, dass du wahre Wunder vollbracht hast.«

Verlegen winkte Alice ab. »Das war nichts Besonderes. Ich habe nur getan, was getan werden muss.«

»Deine Bescheidenheit in Ehren«, fuhr Königin Olga fort, »aber du hast wirklich Außergewöhnliches geleistet. Und ich glaube, du hast dich damit überfordert. Du bist so furchtbar dünn geworden. Offen gestanden war ich sehr erschrocken, als ich dich gesehen habe, und ich nehme es meinem Mann und meinen Söhnen übel, dass sie mich nicht über deinen Zustand informiert haben.«

»Es geht mir gut, wirklich«, versicherte Alice. »Ich habe das gleiche Gespräch vor wenigen Stunden schon mit Nona geführt und ihr das Gleiche gesagt.«

»Vielleicht solltest du dir dennoch eine Pause gönnen, um wieder zu Kräften zu kommen«, gab Alice' Schwiegermutter nicht so schnell auf. »Hier sind doch nun genügend Ärzte und Krankenschwestern, und die Mädchen vermissen dich sehr. Es täte ihnen gut, ihre Mutter wieder einmal um sich zu haben.«

Alice zögerte. Ihre Töchter waren ihr wunder Punkt, sie fehlten ihr schrecklich, und sie hatte ihnen gegenüber auch ein ausgesprochen schlechtes Gewissen. Aber sie musste einfach weitermachen, sie hatte keine andere Wahl.

»Ich weiß«, sagte sie daher leise. »Und glaube mir, ich vermisse die drei auch schmerzlich. Aber ich kann nicht einfach aufhören. Mein Platz ist an der Seite meines Mannes und an der Seite der griechischen Truppen.«

Um Verständnis heischend sah sie ihre Schwiegermutter an und sagte dann: »Ich bin überzeugt, dass es durch meinen Einsatz gelungen ist, Hunderten Soldaten das Leben zu retten. Diese Männer haben Ehefrauen und Kinder. Ich bin es ihnen schuldig. *Wir* sind es ihnen schuldig. Ich käme mir feige vor, wenn ich jetzt abreisen würde.«

Olga nickte und seufzte. »Ich dachte mir schon, dass du das sagst, und ich bin auch stolz darauf, dass du so denkst. Und in den rund zehn Jahren, die wir uns nun schon kennen, habe ich eines gelernt: Du hast einen ausgesprochen starken Willen.«

Sie lächelte. »Aber bitte versprich mir, etwas besser auf dich zu achten. Ich werde die Dienerschaft anweisen, dir jeden Morgen einen stärkenden Saft und jeden Abend eine Tasse Kakao bereitzustellen.«

»Ich verspreche es.«

Doch Olga war noch nicht zufrieden und sah ihre Schwiegertochter prüfend an. »Deine Mutter hat Nona alles berichtet, was du in deinen Briefen geschrieben hast«, sagte die Königin. »Und die hat es mir erzählt. Es ist entsetzlich, was du gesehen und erlebt hast. Ich mache mir Sorgen, ob du wirklich in der Lage bist, das alles zu verarbeiten.«

»Ich verstehe deine Sorge«, entgegnete Alice. »Und sie rührt mich. Aber ich kann dir versichern: Ich habe alles verarbeitet, was ich erlebt habe. Auch das Schreiben der Briefe half mir dabei. Und ich muss einfach weitermachen. Die Hospitäler hier in der Stadt, die ich bisher gesehen habe, sind in einem fürchterlichen Zustand. Wir haben viel zu tun, um den Soldaten ein würdiges Umfeld zu bieten.«

»Das stimmt«, bestätigte Olga. »Dennoch täte ein kurzer Aufenthalt in Athen dir und den Kindern gut. Nur ein paar Tage, an denen ihr euch wiedersehen und euch in die Arme schließen könnt. Das kannst du dir sicher erlauben.«

Nachdenklich sah Alice ihre Schwiegermutter an, dann stimmte sie zu. »Also gut. Wenn ich mir einen Überblick über die Hospitäler hier vor Ort verschafft habe, werde ich die Kinder besuchen.«

*

»Du lieber Himmel, das ist ja fürchterlich!«, rief Nona entsetzt, als sie in Alice' Begleitung am nächsten Morgen das jüdische Hospital betrat.

Alice musste ihr recht geben: Die Menschen, die hier untergebracht waren, vegetierten regelrecht vor sich hin, es stank nach Fäkalien und Fäulnis. Niemand war zu sehen, der sich um die Schwerkranken kümmerte, die Patienten lagen auf durchlöcherten Matratzen, zahlreiche Hände streckten sich ihnen Hilfe suchend entgegen.

»Wasser!«, flehte ein Mann, und ein anderer sagte mit brechender Stimme: »Wir verhungern.«

Nona und Alice wechselten einen betroffenen Blick, dann wandte die Prinzessin sich an einen Mann, der noch halbwegs bei Kräften zu sein schien, und fragte: »Wie lange sind Sie schon ohne Versorgung?«

»Seit drei Tagen«, krächzte der Soldat. »Vor drei Tagen waren plötzlich alle weg.«

»Das heißt, Sie haben seit drei Tagen nichts zu essen und nichts zu trinken mehr bekommen?«, fragte Nonna verstört.

»Doch. Es gibt hier Wasser.«

In diesem Moment traf auch Thanios Meerminga ein. »Doktor!«, rief Alice erleichtert, als sie seiner ansichtig wurde. »Gott sei Dank. Die Menschen hier sind in einem schrecklichen Zustand.«

»Typhus«, erkannte Dr. Meerminga mit einem Blick. »Das Wasser aus den Leitungen darf auf keinen Fall getrunken werden. Bitte sorgen Sie dafür, dass das jeder erfährt.«

Alice nickte. »Was können wir tun?«

»Als Erstes einmal sauberes Wasser und Nahrung organisieren«, sagte der Mediziner. »Ich mache mich sofort an die Arbeit. Und wenn es geht, könnten Sie Niko Nikolaidis, Schwester Johanna und Schwester Margarete bitten zu kommen, sofern sie in Kozani entbehrlich sind.«

»Das müsste gehen. Meine Schwiegermutter hat die Hälfte der Ärzte und Schwestern, die gestern hier angekommen sind, dorthin geschickt.«

»Gut«, sagte Dr. Meerminga zufrieden. »Könnten Sie dafür sorgen, dass mir sofort eine Schwester und ein Arzt zur Seite gestellt werden?«

»Ich kümmere mich um alles«, bot Nona an. »Prinzessin Alice könnte dann gleich mit Ihnen hierbleiben und Ihnen assistieren. Sie hat viel mehr Erfahrung als ich.«

»Gut«, sagte Alice. »Lassen Sie uns anfangen, Doktor.«

Dann fügte sie, an Nona gewandt, leise hinzu: »Bitte sorge auch dafür, dass ein Rabbiner sich so schnell wie möglich auf den Weg hierher macht.«

Nona nickte.

Den Rest des Tages waren Alice und Dr. Meerminga damit beschäftigt, die Kranken zu untersuchen, die Verstorbenen mit Kalk zu bestreuen, um eine Ausbreitung der Krankheiten zu verhindern, und bestatten zu lassen und die Menschen, die halbwegs gesund waren, nach Hause zu schicken, damit Plätze für andere Schwerkranke frei wurden.

Letzteres erwies sich als besonders große Herausforderung. »Das können Sie nicht machen«, protestierte ein Kranker. »Man lässt uns tagelang ohne Versorgung, und nun, als endlich medizinische Hilfe da ist und wir etwas zu essen bekommen, sollen wir gehen?«

»Sie wurden ja bereits medizinisch untersucht, und wir konnten feststellen, dass Sie gesundheitlich in besserem Zustand sind als viele Menschen dort draußen, die wir nicht aufnehmen können, weil wir zu wenig Plätze haben«, erklärte Alice.

»Dann schaffen Sie welche«, forderte der Mann. »Ich werde mich bei Ihrem Schwiegervater über Sie beschweren.«

»Tun Sie das«, ermutigte Alice ihn. »Niemand soll ungerecht behandelt werden. Ich gehe allerdings davon aus, dass Sie die halbe Stunde Fußweg bis zu meinem Schwiegervater nicht schaffen werden, wenn Sie so krank sind. Wenn Sie ihn aber schaffen, sind Sie gesund genug, um Ihr Bett einem anderen Schwerkranken zur Verfügung zu stellen.«

Sie hatte gewonnen. Der Mann bedachte sie nochmals mit einem wütenden Blick und stapfte dann ärgerlich von dannen.

25. Kapitel

Es hatte einige Tage gedauert, um die Verhältnisse im jüdischen Krankenhaus in Saloniki so weit zu ordnen, dass Alice beruhigt abreisen konnte. Aber als dann am 22. November tatsächlich Johanna, Margarete und Nikos Nikolaidis aus Kozani kamen, um sie zu unterstützen, trat sie ihre kleine Auszeit an und reiste in die griechische Hauptstadt, um endlich, endlich ihre Töchter in die Arme zu schließen.

»Mama! Mama!« Sechs kleine Arme umklammerten ihren Hals, kaum dass sie den Palast betreten hatte, und wollten sie gar nicht mehr loslassen. Die Mädchen weinten vor Freude, und auch Alice war den Tränen nah, bemühte sich aber, sich zusammenzureißen. Ach, wie gut tat es, ihre Kinder wieder um sich zu haben, ihre weiche Haut an ihren Wangen zu fühlen, die seidigen Haare unter ihren Händen, ihren süßen Duft einzuatmen.

»Nun lasst die Mami doch erst einmal richtig hereinkommen«, sagte Tilda, die Nanny, zu den drei Mädchen, doch Alice winkte ab. »Es ist schon gut, Tilda. Ich bin ja selbst ganz außer mir vor Freude. Kommt, ihr drei.« Während Margarita, die Älteste, voranging, nahm Alice Cecilia auf den Arm und Theodora, die Zweitälteste, an die Hand, um mit ihnen in den Salon hinaufzugehen, wo zu ihren Ehren eine prächtige Kaffeetafel gedeckt worden war. Es gab griechisches Gebäck mit Honig und Nüssen sowie in Fett ausgebackene Schnecken in einem Sirup aus Orangensaft und Honig, die mit Zimt und Sesam bestreut waren.

Zur Feier des Tages durften die drei Mädchen mit am Tisch der Erwachsenen sitzen und platzten fast vor Stolz.

»Gehst du nun nie wieder fort, Mama?«, fragte Margarita ernst. »Wir sind traurig, wenn du nicht bei uns bist.«

Alice wand sich. Sie wollte die Wiedersehensfreude auf keinen Fall mit der Nachricht trüben, dass sie bald schon wieder gehen würde – wobei die Kinder darüber eigentlich informiert waren –, aber die Mädchen auch nicht anlügen.

»Die Arbeit, die ich mache, ist wichtig, Margarita«, sagte sie deshalb zu ihrer Ältesten. »Ich helfe Papas, die schwer krank sind, dabei, wieder zu ihren Familien zurückkehren zu können. Ohne mich würden sie vielleicht sterben.«

»Und die Kinder hätten dann nur noch ihre Mama«, kombinierte Margarita ernst. »Da wären sie bestimmt sehr traurig. Dann musst du wieder fort, Mama, das verstehen wir.«

»Wie klug ihr doch seid«, sagte Alice gerührt und gab ihrer Tochter einen Kuss.

»Aber jetzt stirbt niemand, obwohl du gerade bei uns bist?«, wollte Theodora besorgt wissen.

»Nein, Dolla«, erwiderte Alice beruhigend. »Momentan sind sie alle gut versorgt.«

»Und geht es unserem Papa denn gut?«, wollte Dolla wissen, während die kleine Cecilia von ihrem Kinderstühlchen aus hungrig nach dem Rührkuchen griff, den ihr Tilda hingestellt hatte.

»Eurem Papa geht es ganz wunderbar, und er freut sich schon sehr darauf, euch bald wiederzusehen«, versicherte sie.

*

Eleftherios Venizelos war ein schmaler, hochgewachsener Mann mit Nickelbrille und modischem Schnauzbart, durch dessen dunkles Haar sich erste graue Strähnen zogen. Alice mochte ihn nicht. Insgeheim gab sie ihm die Schuld an dem Krieg, in dem Griechenland nun steckte, und damit auch für das viele Leid, das sie in den Lazaretten hatte sehen müssen. Wäre Venizelos mit seinen ehrgeizigen Plänen zur Vergrößerung des Landes nicht gewesen, hätten sie vielleicht alle friedlich leben können. Außerdem nahm sie ihm übel, wie er mit ihrem Schwiegervater umgegangen war, und sie lastete ihm auch an, dass Andreas und seine Brüder das Militär zeitweise hatten verlassen müssen. Das alles zeigte sie natürlich nicht, als der Premierminister für sie und die anderen Prinzessinnen einen Empfang im Palast gab, um ihnen für ihren Einsatz zu danken.

»Es ist großartig, was Sie, verehrte Prinzessin Alice, in den vergangenen Wochen geleistet haben. Selbstlos haben Sie sich unermüdlich und mit großem Engagement für unsere tapferen Soldaten engagiert. Dafür spreche ich Ihnen meinen Dank aus. Persönlich, aber auch stellvertretend für alle Griechen und Kreten und das gesamte Parlament. Ein jeder ist von Ihrem Einsatz zutiefst berührt.«

Alice war verlegen. Sie mochte es nicht, derart überschwänglich gelobt zu werden, zumal sie ja nur getan hatte, was die Pflicht der Mitmenschlichkeit ihr gebot. Vor allem aber bemerkte sie, dass Kronprinzessin Sophie, mit der sie sich eigentlich recht gut verstanden und die sie bei ihrer Ankunft vor zehn Jahren herzlich willkommen geheißen hatte, ihr finstere Blicke zuwarf. Sophie und Marie hatten sich in diesem Krieg ebenfalls karitativ engagiert, und nun lobte der Premierminister nur sie!

Bitte sag auch etwas über den Einsatz der anderen, flehte

Alice stumm, und als hätte Venizelos sie gehört, fügte er in diesem Moment hinzu: »Natürlich danke ich auch den anderen Prinzessinnen, allen voran der Kronprinzessin Sophie, für ihren Einsatz.«

Mehr sagte er nicht, und Alice, die ihrer Schwägerin unter gesenkten Lidern einen prüfenden Blick zuwarf, bemerkte, dass diese vor Wut kochte. Sie ahnte, was Sophie dachte: Wie konnte der Premierminister es wagen, eine einfache Prinzessin über sie zu stellen?

Während Sophie Alice mit ihren Blicken erdolchte, sprach Venizelos ungerührt weiter.

»Unsere Armee konnte zahlreiche Siege erringen, aber leider sind wir noch längst nicht am Ende. Wir erwarten harte Gefechte um die Hauptstadt der Region Epirus, Ioannina. Ich hoffe sehr, dass ich wieder auf Sie zählen kann, Hoheit?«

Er sah Alice direkt an. Die nickte, während sie die giftigen Blicke ihrer Schwägerin auf sich spürte. Leiser Ärger machte sich in ihr breit. Was sollte dieses Theater? Es ging hier darum, Menschenleben zu retten, und nicht um einen Wettstreit um die Gunst des Premierministers! Ob es daran lag, dass die zweiundvierzigjährige Sophie acht Jahre nach der Geburt ihres jüngsten Kindes zum sechsten Mal schwanger war? Handelte es sich um Schwangerschaftsanwandlungen?

Selbstbewusst hob sie das Kinn und sagte: »Selbstverständlich, Herr Premierminister. Sie können auf mich und meine Mitstreiter zählen. Wir werden uns auch weiterhin für das Wohl unseres Landes einsetzen. Wenn Sie mir Pferde und Wagen besorgen, breche ich sofort wieder auf.«

»Es wird mir ein Vergnügen sein.«

Nach dem offiziellen Teil ging Alice zu Venizelos hinüber, um ihm einen Vorschlag zu machen, der ihr während seiner

Ansprache gekommen war, den sie aber aus Angst vor Sophies bösen Blicken nicht öffentlich hatte äußern wollen.

»Königliche Hoheit«, sagte er. »Ich freue mich wirklich sehr, dass Sie uns auch weiterhin so unterstützen.«

»Es ist mir eine Freude«, erwiderte Alice knapp, denn sie hatte in der Tat mehr als genug Lob bekommen. »Ich wollte Ihnen aber einen Vorschlag unterbreiten, wie wir noch effizienter sein könnten.«

»Ja?«

»Was halten Sie davon, wenn wir nicht immer in jeder Stadt, um die gekämpft wird oder wurde, ein neues Hospital aufbauen, sondern stattdessen ein Lazarett einrichten, das der Front hinterherreist? Wir wären viel schneller vor Ort, um die Truppen zu versorgen, und müssten den Verwundeten nicht zusätzlich noch den strapaziösen Transport zumuten.«

»Das ist eine hervorragende Idee«, rief Venizelos. »Schade, dass wir darauf nicht schon früher gekommen sind. Ich weiß gar nicht, wie ich Ihnen danken soll.«

War Alice von den vielen Dankbarkeitsbekundungen bisher lediglich peinlich berührt gewesen, so begannen sie ihr nun wirklich auf die Nerven zu gehen.

»Danken Sie mir, indem Sie mir nicht mehr danken«, sagte sie daher zu dem verblüfften Premierminister. »Wie ich bereits sagte: Ich sehe es als meine Pflicht an, meinem Land zu dienen und zu helfen, wo ich nur kann.«

*

Zwei Tage blieben ihr noch in Athen, bevor Alice wieder abreisen musste. Sie wollte mit Nona nach Preveza in der Region Epirus fahren, um die dortigen, in aller Eile aufgebauten Hospitäler zu begutachten und sich ein Bild davon zu machen, wo welche Hilfe nötig war. Diese zwei Tage verbrachte Alice, wie auch die davor, intensiv mit ihren Töchtern, hatte sich aber auch vorgenommen, sich etwas mehr um ihre Schwägerin Sophie zu kümmern. Denn auch wenn sie über deren neidisches Gebaren wirklich verärgert gewesen war, so sagte sie sich nun, dass das vielleicht auch an deren Zustand lag und dass sie Sophie eine schlechte Schwägerin gewesen war. Eine Schwangerschaft im Alter von zweiundvierzig Jahren war sicher schwer, und Sophie musste diese Zeit weitgehend alleine durchstehen, Konstantin war im Krieg und die Königin und alle Schwägerinnen mit nichts anderem beschäftigt.

Als sie am Kronprinzenpalais eintraf, kam ihr bereits im Entree eine wütende Sophie entgegen. »Alice«, sagte sie eisig, »ich habe dich kommen sehen.«

»Ich wollte nach dir schauen«, erklärte Alice etwas verwundert. Ihr war klar, dass ihre Schwägerin wegen des Lobes von Venizelos verärgert gewesen war und sich übergangen gefühlt hatte. Aber den Zorn, der ihr nun entgegenschlug, hätte sie nicht erwartet.

»Wie kannst du es wagen?«, spie Sophie ihr entgegen, die Hand auf ihren leicht gewölbten Bauch gepresst.

»Wie kann ich was wagen?«, fragte Alice. »Mich vom Premierminister loben zu lassen? Es tut mir leid, wenn ...«

»Ach«, winkte Sophie empört ab. »Das ist es ja gar nicht. Du glaubst doch nicht, dass ich das Lob dieses ... dieses Emporkömmlings für mein Wohlbefinden benötige!«

»Aber mit was habe ich dann deinen Zorn auf mich gezogen?«, fragte Alice in echter Ratlosigkeit.

»Weißt du«, schäumte Sophie, »du tust immer so heilig und wunderbar, aber eigentlich kämpfst du mit unlauteren Mitteln.«

Alice war ehrlich verblüfft. »Wie meinst du das?«

»Die Krankenschwestern in Kairo, die du nach Saloniki geschickt hast, müssen eigentlich auf mein Kommando hören. Sie unterstehen mir als Kronprinzessin von Griechenland. Es war sehr eigenmächtig von dir, einfach über sie zu bestimmen.«

»Sophie«, seufzte Alice. »Wir kämpfen doch nicht gegeneinander, sondern setzen uns als Mitglieder der königlichen Familie für unser Land ein. Es tut mir leid, wenn ich irgendwelche Kompetenzen übersehen oder dich übergangen habe. Aber glaubst du nicht, dass all das im Moment nicht die allergrößte Rolle spielt? Es ist doch egal, unter wessen Befehl Krankenschwestern stehen. Fakt ist, dass sie in Saloniki dringend gebraucht wurden, während sie in Kairo nichts zu tun hatten.«

»Dennoch hätte das über mich veranlasst werden müssen«, tobte Sophie. »Du kannst mich nicht einfach übergehen.«

»In Ordnung«, sagte Alice friedfertig. »Ich entschuldige mich noch mal und versichere abermals, dass es nicht in meiner Absicht lag, dich zu übergehen. Und eigentlich bin ich auch nicht wegen irgendwelcher Krankenschwestern hier, sondern deinetwegen. Um zu fragen, wie es dir geht.«

Unauffällig hatte Alice ihre Schwägerin aus der Eingangshalle in den Salon geführt und sie dort dazu genötigt, auf der Sitzgruppe Platz zu nehmen, auch wenn es selbstredend an Sophie gewesen wäre, sie in ihre privaten Räume zu geleiten, sie darum zu bitten, Platz zu nehmen, und ihr etwas Tee anzubieten. Doch die Situation, wie sie dort in der Eingangshalle standen und stritten, war so absurd, dass Alice sie unbedingt auflösen musste.

»Das glaube ich dir nicht«, schnaubte Sophie gerade.

»Was glaubst du mir nicht?«, hakte Alice nach.

»Dass du meinetwegen hier bist. Wenn es dir um mich ginge,

hättest du ja auch schon vorher mal nach mir fragen können. Du weißt nicht erst seit gestern von meiner Schwangerschaft.«

»Sophie«, bemühte sich Alice nach wie vor darum, ihre Schwägerin zu beruhigen. »Du hast recht, wir vernachlässigen dich alle ganz fürchterlich, und ich würde dir von Herzen gern sehr viel mehr zur Seite stehen. Aber da draußen sterben jede Menge Menschen. Wir haben Krieg, Sophie. Unsere tapferen Soldaten lassen ihr Leben, und es ist unsere Pflicht, ihnen beizustehen.«

»Es ist nicht so, dass ich nichts tun würde, um ihnen zu helfen«, sagte Sophie beleidigt.

»Natürlich nicht. Ganz im Gegenteil. Du leistest großartige Arbeit, indem du von hier aus alles organisierst. Ich bitte dich nur: Unterstütze mich, statt gegen mich zu arbeiten. Wir haben doch dasselbe Ziel, Sophie.«

Der Mund der Kronprinzessin wurde zu einem sehr schmalen Strich. »Ich wusste es. Du hast nur so getan, als seist du meinetwegen hier. Eigentlich willst du dich nur bei mir einschmeicheln, damit ich dich unterstütze, weil du sehr genau weißt, dass ich die Kronprinzessin bin und du nur eine Prinzessin und dass ich damit innerhalb der Familie eine viel höhere Stellung habe als du. Aber da hast du die Rechnung ohne mich gemacht.«

Alice gab es auf und erhob sich. »Dir ist nicht mehr zu helfen, Sophie. Ich habe jedes Wort so gemeint, wie ich es gesagt habe. Aber du scheinst wild entschlossen zu sein, deinen Groll gegen mich zu pflegen. Bitte, dann tu das. Ich habe keine Zeit mehr, um deine Gunst zu betteln. Ich muss wieder an die Front.«

In der Tür wandte sie sich noch einmal um und sagte: »Ich wünsche dir eine gute Schwangerschaft. Und wenn du mich brauchst, bin ich für dich da.«

Sie ging davon aus, dass Sophie hinter ihr herschimpfte – doch sie wussten beide, dass sie, Alice, die Worte nicht hören konnte.

26. Kapitel

Was ist mit dir?«, fragte Nona, als die beiden Frauen am 15. Dezember gemeinsam nach Saloniki reisten. »Du bist so still.«

Alice seufzte. »Der Abschied von meinen Mädchen geht mir sehr nahe. Und dann beschäftigt mich auch Sophies harsche Ablehnung und die plötzliche Feindschaft. Eigentlich sind wir immer einigermaßen gut miteinander ausgekommen.«

»Ich kann dich verstehen. In beidem«, versicherte Nona. »Ich kenne dich nun schon sehr lange und weiß um dein sensibles Inneres. Du willst dich am liebsten mit allen gut stellen, Zwietracht ist dir fremd. Aber du wirst nicht verhindern können, dass es immer Menschen gibt, die dir nicht wohlgesonnen sind und die dir etwas neiden. Und was deine Mädchen angeht: Sie haben die beste Mutter, die man sich nur wünschen kann, und zumindest die beiden großen verstehen sehr gut, warum du gehen musstest. Du hast es ihnen wunderbar erklärt. Und wenn die Lage in Saloniki es zulässt, werden sie ja bald nachkommen.«

»Du hast recht.« Alice lehnte ihren Kopf auf der Rückbank des Wagens, der sie an die Front fuhr, an die Schulter ihrer Freundin. »Was täte ich nur ohne dich?«

»Ohne mich würdest du nicht gleich einen Brief deiner Mutter in Händen halten.«

Lächelnd überreichte Nona ihr ein Kuvert. »Er kam heute Morgen an, als du dich von deinen Töchtern verabschiedet hast.«

»Nona!«, rief Alice aufgeregt. »Wie gut, dass du ihn für mich mitgenommen hast. Wie ich mich freue!«

Hastig riss sie das Kuvert auf und begann zu lesen.

Heiligenberg, 10. Dezember 1912

Meine liebste Alice,
auch in schweren Zeiten wie diesen gibt es manchmal gute Nachrichten. Es wird Dich freuen zu hören, dass Dein lieber Vater gestern, am 9. Dezember, zum Ersten Seelord aufgestiegen ist und damit die ranghöchste Dienststellung bei der Royal Navy innehat. Ich bin unglaublich stolz auf ihn.

Alice sah von ihrem Brief auf, um Nona von dem großen beruflichen Erfolg ihres Vaters zu berichten.

»Wie wunderbar«, freute diese sich. »Deinem Vater ist die Royal Navy so unendlich wichtig.«

»Ja«, sagte Alice glücklich. »Es wird ihm sehr viel bedeuten. Und damit bedeutet es auch mir sehr viel.«

»Lies weiter«, bat Nona. »Vielleicht gibt es ja noch mehr gute Nachrichten für uns.«

Alice nickte und vertiefte sich wieder in das Schreiben, während der Wagen in Richtung Saloniki rollte.

Deine Brüder, Georgie und Dickie, sind ebenfalls sehr stolz auf Euren Vater, und er ist nun endgültig zu ihrem Vorbild geworden, dem sie nacheifern. Ach, was sind wir doch für eine stolze Familie, denn am meisten beeindruckst Du mich nach wie vor – Du und Dein mutiger und unermüdlicher Einsatz für Dein Land. Allein ich sehne friedliche Zeiten herbei, denn meine Sehnsucht nach Dir, Andreas und den Mädchen ist ausgesprochen groß, und ich hoffe, Euch alle bald wieder in die Arme schließen zu können. Nicht zuletzt aus diesen zugegebenermaßen sehr egoistischen Gründen hoffe ich, dass der Krieg auf dem Balkan bald vorbei sein wird. Bitte grüße alle herzlich von mir – und ganz besonders auch meine treue Nona. Dass sie bei Dir ist und Dich ein wenig im Auge behält, erleichtert mich sehr.

In Liebe, Deine Mutter

*

»Es tut mir so leid, Alice«, sagte Minnie hustend, als die Schwägerinnen am 23. Januar in der Bibliothek des nahe Epirus gelegenen Landgutes aufeinandertrafen, in dem die Mitglieder der königlichen Familie untergebracht waren. Prinz Georgs Gattin Marie Bonaparte, genannt Minnie, hatte sich eine schwere Erkältung zugezogen und einige Tage das Bett hüten müssen. Nun war sie auf dem Weg der Besserung und hatte sich auf der Suche nach Lektüre in die Bibliothek begeben.

»Aber das muss dir doch nicht leidtun, Liebes«, versicherte Alice. »Jeder wird mal krank.«

Doch Marie schüttelte den Kopf. »Darum geht es nicht. Durch meine Krankheit konnte Sophie ja erst auf diese absurde Idee kommen. Wäre ich nicht krank geworden, wäre ich längst wieder in Athen gewesen. Und damit gar nicht vor Ort. So aber konnte sie mir das aufbürden – um dich zu ärgern.«

Alice nickte seufzend. Leider beschränkte sich die plötzliche

Feindschaft ihrer Schwägerin Sophie von Preußen nicht nur auf die wenigen Tage in Athen, sondern hatte weitreichende Folgen: Sophie war derart erbost, dass sie Alice die Aufsicht über die Krankenhäuser des Militärs entzogen und Marie übertragen hatte.

»Damit werde ich schon fertig.« Sie lächelte ihrer Schwägerin aufmunternd zu, was Marie jedoch nicht beruhigen konnte.

»Mir macht nicht nur die Tatsache zu schaffen, dass sie dich ärgern will«, brach es aus ihr heraus. »Es ist auch, was sie mir damit antut.«

Alice sah sie fragend an. »Dir?« Zwar wusste Alice, dass Minnie nicht sonderlich stabil war und dass sie sich vermutlich erst noch eingewöhnen musste, schließlich hatte Marie mit Georg noch bis vor Kurzem in Paris gelebt. Aber einen wirklichen Reim konnte sie sich auf ihre Worte dennoch nicht machen.

»Ich kann nicht in all diese Hospitäler gehen, das erinnert mich immer an Mutter«, gestand die andere.

»An deine Mutter?«, hakte Alice nach.

»Ja!« Marie nickte und legte das Buch, das sie in der Hand gehalten hatte, zur Seite. »Meine Mutter starb kurz nach meiner Geburt – an Typhus. Ich habe mir immer vorgestellt, wie sie schwer atmend vom Tod gezeichnet im Krankenhaus lag«, stieß sie hervor. Alice nahm die Hände ihrer Schwägerin mitfühlend in die ihren und ließ sie weitersprechen. »Meine Großmutter, bei der ich nach dem Tod meiner Mutter aufwuchs, war sehr streng, sie erlaubte mir nicht, dass ich mich frei bewegte oder gar mit Gleichaltrigen spielte. Zu groß war ihre Sorge, ich könnte mich auch anstecken und dann sterben.« Für einen kurzen Moment wurde es ganz still im Raum. Alice drückte Maries Hand und sagte sanft: »Wenn du mir noch mehr erzählen möchtest, ich höre dir gerne zu.«

Marie nickte. »Wollen wir uns setzen?«

»Gern.«

Die Frauen gingen zu den beiden ledernen Ohrensesseln, die einander gegenüberstanden, und nahmen Platz.

»Das erste Mal fühlte ich mich im Sommer 1898 nicht ganz so einsam, ich hatte mich verliebt. Er war der Sekretär meines Vaters. Wir schrieben uns glühende Liebesbriefe. Doch als mein Vater davon erfuhr, entließ er ihn einfach«, fuhr Marie nun fort.

»Oh, und dann konntest du ihn nicht wiedersehen?«, fragte Alice.

Marie schüttelte den Kopf: »Nein, ich habe ihn nicht wiedergesehen, aber das wollte ich auch dann gar nicht mehr.« Mit Bitterkeit in der Stimme sprach sie weiter: »Er hat versucht, mich und meinen Vater mit den Liebesbriefen zu erpressen.«

»Wie schrecklich«, stieß Alice hervor.

»Ich verfiel in Depressionen und Hysterie«, erzählte ihre Schwägerin weiter. »Und dann wurde die Ehe mit Georg arrangiert.«

Alice nickte. Inzwischen hatte das Paar zwei Kinder: Petros war gerade vier Jahre alt geworden, und die kleine Evgenia würde am 23. Januar ihren dritten Geburtstag feiern. Alice hatte schon oft überlegt, ob die beiden miteinander glücklich waren, aber sie wagte auch jetzt nicht zu fragen. Marie hatte sie ins Vertrauen gezogen – und sollte selbst entscheiden, wie weit dieses Vertrauen reichte.

Als ihre Schwägerin schwieg, sagte Alice: »Ich danke dir sehr, dass du mir das alles erzählt hast, und bin immer für dich da.«

»Danke, Alice.« Die andere lächelte. »Es ist schön, dass es dich gibt. Und was Sophie angeht: Ich wollte wirklich nicht zwischen die Fronten geraten. Und schon gar nicht will ich dir bei deiner Arbeit im Weg stehen. Ich bewundere dich sehr für das, was du tust.«

»Ich brauche gar keine Bewunderung«, sagte Alice etwas unwillig. »Ich möchte nur meine Arbeit tun können, ohne immer blockiert zu werden.«

»Ich weiß«, sagte Marie eifrig, »und ich verspreche dir, in deinem Sinne zu handeln. Du sagst mir einfach, was ich tun muss, und ich führe es aus.«

»Gut«, erwiderte Alice. »Ich danke dir für deine Unterstützung.« Sie überlegte, ob sie Minnie bitten sollte, sie zu den Hospitälern zu begleiten und ihre Anweisungen auszuführen, doch nach allem, was Marie ihr erzählt hatte, wollte sie sie damit nicht belasten. Sie würde Sophies Befehl ignorieren, sie hatte keine Zeit für solche Albernheiten.

Alice wollte gerade aufbrechen, als Andreas wütend in die Bibliothek stürmte.

Erschrocken stand sie auf, um nach dem Grund seiner Verärgerung zu fragen. Doch er platzte sogleich heraus: »Sophie benimmt sich unmöglich! Wie ich gerade erfahren habe, ist sie, ihren anderen Umständen zum Trotz, nach Filippiada gereist und denunziert dich im dortigen Hospital. Offenbar erklärt sie, du würdest gegen den Willen der königlichen Familie ziellos überall hinreisen, um dich aufzuspielen, aber nur alles durcheinanderbringen.«

»Das ist unglaublich«, rief Marie empört. »Wie kann sie nur! Du tust so viel, und nun musst du dich auch noch anfeinden lassen. Ich hoffe, du nimmst dir diese Albernheiten nicht sehr zu Herzen.«

Alice sandte ihrer Schwägerin einen überraschten Blick. Dass diese die Kronprinzessin in Anwesenheit zweier Familienmitglieder als albern bezeichnete, war gewagt, zeigte aber auch ein großes Vertrauen zu Alice und Andreas und vor allem: Solidarität.

»So sehen das die Ärzte und Schwestern vor Ort auch«, versicherte Andreas. »Du hast einen hervorragenden Ruf im ganzen Land, alle lieben dich, und keiner schenkt Sophies Worten Glauben. Sie diskreditiert sich damit nur selbst.«

»Aber das ist auch nicht gut«, murmelte Alice. »Ich hoffe, man lässt sie das nicht spüren. Sie handelt ja nur deshalb so, weil sie gekränkt und neidisch ist. Wenn sie nun merkt, dass alle um sie herum ihr Verhalten seltsam finden, wird es nur noch schlimmer.«

»Da musst du dir keine Sorgen machen«, beruhigte Andreas seine Frau. »Sie ist die Kronprinzessin. Alle werden ihr den nötigen Respekt entgegenbringen.«

»Du hast recht«, seufzte Alice. »Also machen wir dann wohl einfach weiter?«

»Genau«, bekräftigte Andreas. Und dann sprach er das aus, was sie kurz zuvor gedacht hatte: »Wir haben gar keine Zeit für solche Spielchen. Es geht schließlich um Menschenleben. Alle stehen hinter dir, du inspizierst weiterhin die Hospitäler und tust, was in deiner Macht steht, damit die Verwundeten schnellstmöglich Hilfe bekommen.«

»Vielleicht könntest du dir auch mal die Suppenküchen für die Flüchtlinge ansehen?«, mischte sich Marie wieder ins Gespräch. »Das war eigentlich meine Aufgabe, doch ich weiß nicht so recht, worauf ich achten muss.«

»Selbstverständlich«, sagte Alice zu. »Dann machen wir uns mal an die Arbeit. Es gibt viel zu tun. Nona wartet sicher schon. Wenn Hilfe nötig ist, helfe ich. Punkt.«

27. Kapitel

Ioannina ist gefallen!«

Im nächsten Moment brach das Chaos aus. Alice und Nona standen in ihren Schwesterntrachten ganz nah an der Front bereit, um Verwundete sofort zu versorgen, als der Ruf ertönte. Die Türken flohen, die Griechen ließen ihre Waffen fallen – manche schossen aber auch noch wild durch die Gegend, übermütig waren sie, schließlich war Griechenland in den letzten Tagen von einem Sieg zum nächsten gerauscht.

»Komm«, sagte Nona und zog Alice in die Ruine eines zerstörten Hauses. »Ich habe Angst, dass wir in diesem Tumult in letzter Minute noch von einer feindlichen Kugel getroffen werden.«

Eine halbe Stunde verharrten sie so, dicht aneinandergepresst.

»Danke, dass du mir eine so treue Freundin und Wegbegleiterin bist«, flüsterte Alice, doch die Gesellschafterin reagierte nicht. Alice nahm an, dass der Lärm, der von draußen hereindrang, zu stark war, als dass Nona sie hätte hören können.

Als es vorbei war, zog Nona sie wieder aus dem Haus. »Mein Gott«, flüsterte Alice. Die Straße war übersät von Leichen, hauptsächlich Türken. Die griechischen Soldaten hatten die Flüchtenden einfach niedergeschossen. »Kennen die denn gar keine Gnade?«

»Der Krieg ist auf beiden Seiten grausam, Liebes«, tröstete Nona, doch Alice merkte der Freundin an, dass auch sie ausgesprochen betroffen war. Diese Menschenleben waren sinnlos geopfert worden!

»Ich möchte die türkischen Gefangenen in ihren Lagern besuchen«, sagte Alice, als sie am späten Abend die vielen Verwundeten versorgt hatten. »Nach ihnen sieht bestimmt niemand.«

Irgendwie hatte sie das Gefühl, die Brutalität der Griechen wiedergutmachen zu müssen. Vermutlich verhielt sie sich unpatriotisch und einem Mitglied der königlichen Familie nicht angemessen – aber stand am Ende nicht das menschliche Leben über allem?

»Ja«, sagte Nona. »Das ist eine gute Idee. Ich begleite dich.«

Die Zustände in den Gefangenenlagern erinnerten Alice an ihren Besuch im jüdischen Krankenhaus – aber hier war es viel schlimmer! Die Männer lagen schwer verwundet auf dem Boden, flehten um Wasser, sofern sie noch die Kraft dazu hatten, und die Verzweiflung stand ihnen ins Gesicht geschrieben.

»Warum geben Sie ihnen denn nichts zu trinken?«, fragte Alice den grimmig aussehenden Lageraufseher, doch der Mann zuckte nur die Achseln. »Warum sollten wir? Das sind unsere Feinde. Sie haben versucht, uns umzubringen.«

»Nichtsdestotrotz sind es Menschen in Not, und die Mitmenschlichkeit gebietet es uns, ihnen zu helfen. Wir hoffen ja umgekehrt auch, dass die Türken unsere Gefangenen gut behandeln.«

»Natürlich, Hoheit«, sagte der Mann, und der abfällige Gesichtsausdruck machte Alice ebenso wütend wie die Tatsache, dass man diese Gefangenen derart schlecht behandelte.

»Zeigen Sie mir, wo ich Wasser finde. Ich kümmere mich jetzt um die Versorgung der Verwundeten.«

Murrend tat der Mann wie ihm geheißen und führte sie zu einem Ziehbrunnen, aus dem sie Wasser schöpfen konnte. Alice schauderte bei dem Gedanken daran, was für Krankheiten das Wasser wohl übertragen könnte, aber ihr war auch klar: Wenn sie den Männern jetzt nichts zu trinken gab, würden sie jämmerlich verdursten.

»Du weißt, dass es ziemlichen Aufruhr geben kann, wenn bekannt wird, dass du hier feindliche Gefangene versorgst«, warnte Nona und sprach damit aus, was Alice vorhin selbst gedacht hatte. Da die beiden Frauen stets auf Deutsch miteinander kommunizierten, konnte der Grieche sie nicht verstehen und blickte nur weiter grimmig drein.

»Das ist mir klar«, sagte sie. »Und wenn dieser Mann hier das weitererzählen will, dann wird er es tun, das kann ich nicht ändern. Aber ich kann und werde auf keinen Fall mit meinem Gewissen vereinbaren, diese Männer hier einfach sterben zu lassen.«

Nona nickte. »Ich helfe dir. Und ich bin stolz auf dich.«

Im Laufe ihrer Zeit im Kriegseinsatz hatte Alice es geschafft, ihre Scheu und ihren Ekel vor Verwundeten zu überwinden, aber angesichts dieser Zustände musste sie mit Macht gegen ihre aufsteigende Übelkeit ankämpfen. Wieder einmal half ihr der Gedanke an ihre Tante Ella im fernen Russland – und auch der dankbare, teilweise sogar fassungslose Blick der Männer, die nicht damit gerechnet hatten, in diesem feindlichen Lager Hilfe zu bekommen.

Alice und Nona gingen von Baracke zu Baracke – und in der letzten fanden sie das pure Grauen: Als sie die Tür öffneten, schlug ihnen ein entsetzlicher Gestank entgegen. Während es Alice gelang, ihren Würgereiz zu unterdrücken, erbrach sich Nona in das nächste Gebüsch. Alice eilte ihr nach und hielt ihre Schultern.

»Was ist da drin?«, keuchte Nona, als sie sich wieder einigermaßen gefangen hatte.

Alice nahm all ihren Mut zusammen und stieß die Tür erneut auf: In der Baracke lagen, zu einem riesigen Berg aufgeschichtet, die Leichen Hunderter türkischer Soldaten. Der Verwesungsprozess hatte bereits eingesetzt.

*

Alice und Nona befanden sich auf dem Rückweg nach Athen. Der Krieg war so gut wie gewonnen, und es war zwar noch mit einigen Kämpfen zu rechnen, diese würden aber wahrscheinlich nicht sonderlich verlustreich sein. Sie wurden nicht mehr gebraucht, und das war gut so: Vor allem Alice, die seit einem halben Jahr ununterbrochen gearbeitet hatte, brauchte ganz dringend Erholung. Sie war noch dünner geworden und musste unbedingt wieder an Gewicht zulegen. Sie bemerkte auch, wie sehr ihr die letzte Zeit und die Zwietracht ihrer Schwägerin zugesetzt hatte. Und das Bild der verwesenden Leichen wollte einfach nicht aus ihrem Kopf weichen.

»Es war grausam«, sagte sie leise zu Nona. »Unendlich grausam, und ich bin froh, dass es vorbei ist.«

Die Freundin sah sie forschend an. »Ich mache mir Sorgen um dich. Ob du das alles verarbeiten kannst.«

Doch Alice winkte ab. »Selbst wenn ich im Moment geschwächt und auch belastet bin: Insgesamt bin ich überzeugt davon, dass dieser Krieg mich stärker gemacht hat – auch für alles, was vielleicht noch kommen wird.«

Nona sah sie zweifelnd an, aber Alice erwiderte ihren Blick fest. »Doch, Nona, glaub mir. Ich bin vorbereitet.«

28. Kapitel

Mit einem Seufzen lehnte Alice ihren Kopf an die Schulter ihres Gatten. »Was für ein Friede«, sagte sie leise. »Ich wusste schon gar nicht mehr, wie sich das anfühlt.«

»Das geht mir auch so«, bestätigte er und gab ihr, während sie zu ihm aufsah, einen Kuss.

Der Krieg war vorbei, endlich vorbei, sie waren wieder vereint mit ihren Kindern, die im Garten des königlichen Palastes, beaufsichtigt von Kindermädchen Tilda, Fangen spielten. In ihren weißen Kleidern und mit den langen Haaren sahen sie einfach entzückend aus, wie Alice fand. Würde ihr Leben nun endlich wieder normal werden?

In diesem Moment stürmte Dímos Karafoulidis, Andreas' Kammerherr, aus dem Haus und auf sie zu.

Alice und Andreas sprangen gleichzeitig von ihrer Gartenbank auf, um dem Mann entgegenzueilen. Es war offensichtlich, dass etwas geschehen war.

»Bitte sehen Sie nach den Kindern«, rief Alice Tilda im Gehen noch zu, dann hatten sie Dímos Karafoulidis schon erreicht. Entsetzt bemerkte Alice, dass sein Gesicht leichenblass war.

»Was ist geschehen?«, rief sie.

Doch der Kammerherr schüttelte nur den Kopf. »Bitte kommen Sie. Schnell«, stieß er hervor und eilte ihnen voraus. Karafoulidis rannte fast zurück in den Palast.

Alice wechselte einen entsetzten Blick mit ihrem Mann, den er erwiderte. Eine kalte Angst griff nach ihrem Herzen und kroch durch ihren ganzen Körper.

Der Kammerherr führte sie in die Eingangshalle, und dort sahen sie zwei Polizisten und den Stallmeister von König Georg stehen, der ihnen kaum in die Augen schauen konnte. »Mein Vater?«, stöhnte Andreas auf. »Was ist mit meinem Opa?«, fragte in diesem Moment der zweiundzwanzigjährige Georg, der älteste Sohn des Kronprinzen, der über die geschwungene Treppe in die Eingangshalle gekommen war. »Sagen Sie schon!«, schrie er mittlerweile die beiden Männer an.

»Wir ... ich ... König Georg wünschte in Saloniki einen Spaziergang zu machen, und kaum gingen wir am Weißen Turm vorbei, da ... da«, begann der Stallmeister und rang förmlich um die richtigen Worte. Verzweifelt blickte er zu den beiden Polizisten, die Anspannung im Raum war kaum zu ertragen.

Der ältere Beamte atmete tief durch und sagte dann: »König Georg wurde heute Nachmittag erschossen.« Die Worte hallten durch den Raum. Während Andreas nur stumm dastand, stürzte Georg auf ihn zu und rief: »Nein, nicht mein Großvater. Das kann nicht sein. Sie erzählen Lügen.«

Die von der Nachricht vollkommen erschütterte Alice fürchtete, er könne auf den Mann einprügeln, und blickte Hilfe suchend zu Andreas, doch der stand wie erstarrt und schien gar nicht wahrzunehmen, was um ihn herum vor sich ging. Und dann war es wie so oft: Alice funktionierte, ungeachtet ihrer eigenen Befindlichkeiten, weil irgendjemand von ihnen funktionieren musste.

Sie eilte zu Georg, legte ihm beruhigend die Hand auf die Schulter, zog ihn an sich und ließ ihn weinen.

Alice hielt ihn und sah aus den Augenwinkeln, dass Dímos Karafoulidis, dem inzwischen ebenfalls die Tränen über das Gesicht rannen, die Polizisten und den Stallmeister nach draußen geleitete.

»Wir müssen Großmutter Bescheid sagen.«

Georg löste sich aus Alice' Armen und taumelte in Richtung Salon.

Sie hielt ihn zurück. »Warte«, sagte sie. »Bitte warte auf uns. Ich muss erst versuchen, deinen Onkel zu beruhigen.«

Georg zögerte.

»Bitte«, wiederholte Alice eindringlich.

»Also gut«, sagte er und sank auf der Chaiselongue, die für wartende Gäste bereitstand, regelrecht in sich zusammen.

Alice ging zu ihrem Mann, der immer noch wie erstarrt dastand. Vorsichtig strich sie über seine Wange und nahm ihn dann in den Arm. Sie merkte, wie seine Schultern zu zucken begannen, die Tränen flossen. Wie lange sie dort standen, konnte Alice nicht sagen. Schließlich löste er sich von ihr, sah sie mit verweintem Gesicht an und stieß hervor: »Wir müssen Konstantin informieren. Er wird jetzt König.«

Alice nickte. »Wir werden ein Telegramm senden. Aber zunächst, mein Liebling, müssen wir es deiner Mutter sagen.«

Andreas schluckte. »Ja.«

»Dímos«, rief Alice den Dienstboten, der inzwischen wieder hereingekommen war und gramgebeugt auf Anweisungen wartete.

»Jawohl, Königliche Hoheit?« Froh, etwas tun zu können, kam der Mann näher.

»Sorgen Sie dafür, dass das Hauspersonal sich zurückzieht, damit wir die Königin informieren können.«

»Sehr wohl.«

Schweren Schrittes gingen Alice, Andreas und Georg zum Salon, wo die Königin weilte.

»Ich werde es ihr sagen«, erklärte Andreas, als sie an der verschlossenen Tür angekommen waren. »Bitte lasst mich mit ihr allein.«

»Bist du sicher?«, fragte Alice.

Er nickte. »Ja.«

Vor der Tür wechselten Alice und Georg bange Blicke. »Hörst du etwas?«, fragte Alice ihren Neffen. Der schüttelte den Kopf. »Es ist beinahe unheimlich still.« Dann zuckte er zusammen. »Jetzt schreit sie ganz furchtbar.«

»O Gott«, wisperte Alice.

»Sie hört gar nicht mehr auf.« Georg war ganz blass geworden.

»Dann gehen wir jetzt hinein.« Alice atmete tief durch und öffnete die Tür, durch die ihr Mann Minuten zuvor verschwunden war. Drinnen bot sich ihnen ein furchtbares Bild. Olga kauerte auf dem Boden, ihr ganzer Körper wurde von Schluchzern geschüttelt. Andreas hockte neben ihr und hielt sie hilflos von hinten umschlungen. Auch ihm strömten die Tränen über das Gesicht.

Alice kniete neben ihrer Schwiegermutter nieder.

Olga hob den Kopf und sah sie aus verquollenen Augen an, ihr Blick schien aus weiter Ferne zu kommen.

»Er ist tot.«

»Ich weiß«, sagte Alice.

Sie streckte die Hände aus, nahm das Gesicht ihrer Schwiegermutter zärtlich zwischen ihre Hände und wiederholte ihre Antwort.

»Ich weiß!« Sie sah der Königin eindringlich in die Augen, und erst jetzt schien die andere sie wirklich wahrzunehmen.

»Georg!«, schrie sie. »Der König ist tot! Sie haben ihn umgebracht.«

Und dann geschah mehreres gleichzeitig: Olga fiel Alice schluchzend um den Hals, Andreas an ihrer Seite schlug die Hände vors Gesicht und brach erneut in lautes Wehklagen aus, und die Zofe, die etwas abseits stand und sich offenbar nur mühevoll zusammengerissen hatte, fiel in Ohnmacht.

Und plötzlich war es auch um Alice' Fassung geschehen. Auch wenn sie noch so sehr dagegen ankämpfte: Die Tränen rannen ihr nur so über die Wangen, sie wurde von heftigen Schluchzern geschüttelt. Vor ihrem geistigen Auge tauchten die schrecklichen Details des Mordes an ihrem Onkel Sergei wieder auf. Dass die Einzelteile seines Körpers überall herumgelegen hatten und Tante Elisabeth sie in einem Korb einsammeln musste. Und dann sah sie ihren Schwiegervater. Nur seinen Kopf. Wie er mit offenen Augen dalag und in den griechischen Himmel starrte, während seine Gliedmaßen um ihn herum verstreut lagen. Ihr lieber, lieber Schwiegervater, dieser gütige, humorvolle Mann. Sie begann zu schreien.

Alice brauchte lange, um sich wieder zu beruhigen. Irgendwann lagen sie einander alle in den Armen und hielten sich. Olga, Andreas, Georg und Alice. Stunden später hatten sie sich einigermaßen gefasst und saßen mit der entsetzten Sophie, die ein Diener inzwischen im Kronprinzenpalais informiert hatte, im großen Salon.

Der ermittelnde Beamte, Alexios Xenakis, berichtete der trauernden Familie nun noch weitere Einzelheiten.

»Sie wissen ja, dass der König ein, nun ja, sehr volksnaher Monarch war«, begann er.

Andreas nickte und sagte mit brechender Stimme: »Ich habe

ihm immer gesagt, dass es leichtsinnig ist, sich nicht besser zu schützen. Aber er war da einfach hartnäckig.«

»Er fand, dass es mein Onkel, Zar Nikolaus, sehr übertreibt mit all den Sicherheitsvorkehrungen«, mischte sich nun Alice ins Gespräch. »Er hat immer gesagt, wenn zu viele Wachen zwischen dem Monarchen und seinem Volk stehen, dann entfremdet das nur.«

»Nun, der Zar ist am Leben, unser Schwiegervater tot«, sagte die hochschwangere Sophie. Alice sah sie nur müde an. Die Zwistigkeiten mit der künftigen Königin schienen angesichts dieser Katastrophe nur noch unbedeutender und lächerlicher.

»Ich nehme an, dass er auch nicht gut bewacht war, als er in Saloniki in der Stadt spazieren ging?«, wandte sich Andreas nun an Xenakis.

Dieser blickte verlegen zu Boden. »Nein«, sagte er dann. »Nur zwei meiner Männer waren bei ihm und der Stallmeister. Er bestand aber darauf, dass sich diese in möglichst großem Abstand zu ihm befinden. Sie konnten also nicht eingreifen, als … als …«

Olga nickte. »Schon gut«, sagte sie, und Alice bewunderte ihre Schwiegermutter dafür, wie gefasst sie inzwischen schon wieder war, obwohl ihr der Tod ihres Mannes ganz sicher das Herz gebrochen hatte. Ihr Schwiegereltern hatten einander innig geliebt. Nun aber spendete sie dem sichtlich aufgelösten Polizisten Trost.

»Machen Sie sich keine Vorwürfe. Ich kenne meinen Mann, und ich weiß, dass er in dieser Hinsicht nicht mit sich reden ließ. Bitte fahren Sie mit Ihrer Schilderung fort.«

Xenakis hatte sich inzwischen wieder gefasst und nickte. »Er war gerade am Weißen Turm angelangt, als er plötzlich umkehrte und einige Schritte zurückging. Er passierte ein Café, als ein Mann herauslief und ihm in den Rücken schoss. Er war sofort tot, die Kugel hatte direkt sein Herz getroffen. Man brachte ihn zwar noch in das Krankenhaus, aber da war es längst zu spät. Er musste nicht leiden.«

Zum Glück, dachte Alice und kämpfte erneut gegen die Bilder an, die trotzdem wieder in ihr emporstiegen und ihren Schwiegervater in einem ähnlich schrecklichen Zustand zeigten wie einst ihren Onkel Sergei.

»Weiß man schon etwas über den Attentäter?«, fragte Georg.

»Bedaure.« Xenakis schüttelte den Kopf. »Der Mann wird gerade noch vernommen. Mit Ihrer Erlaubnis würde ich nun wieder nach Saloniki fahren und mich auf den neuesten Stand der Ermittlungen bringen lassen. Gleich anschließend werde ich Ihnen Bericht erstatten.«

»Gut.« Olga nickte und erhob sich, ein Zeichen, dass das Gespräch beendet war. »Ich danke Ihnen sehr für Ihre Mühe.«

Gleich nachdem sich Xenakis verabschiedet hatte, wies die Königin die erschütterte Dienerschaft an zu packen.

»Wir reisen noch heute nach Saloniki«, teilte sie ihrem Sohn, ihren Schwiegertöchtern und ihrem Enkel Georg mit. »Andreas, Alice, ihr begleitet mich, Georg, du bleibst mit deiner Mutter hier. In ihrem Zustand ist die Reise zu strapaziös.«

»Aber …«, setzte Sophie zu einem Widerspruch an, doch Olga fiel ihr ins Wort: »Tu, was ich dir sage. Dein Schwiegervater hätte auf keinen Fall gewollt, dass du dich in Gefahr bringst – und schon gar nicht seinen Enkel.«

»Ich …«, beharrte Sophie.

»Schluss«, fiel ihr Olga mit ungewohnter Schärfe ins Wort. Alice wusste, dass die Königin ihrer Schwiegertochter deren Gebaren im Krieg sehr übel genommen hatte. »Noch bin ich die

Königin und obendrein deine Schwiegermutter, und so wirst du dich meinem Wort beugen müssen.«

Sophie kniff die Lippen aufeinander und kämpfte offenbar mit den Tränen. Mit einer gemurmelten Entschuldigung eilte sie, gefolgt von ihrem etwas verlegen wirkenden Sohn, davon.

29. Kapitel

Der Weiße Turm ragte dick und rund in den Himmel von Saloniki. Unbeeindruckt von den Dramen, die sich hier kurz zuvor abgespielt hatten, schwiegen die Mauern, wie sie das seit Jahrhunderten getan hatten. Olga hatte darauf bestanden, zum Ort des Verbrechens zu reisen. Der Königin rannen die Tränen über die Wangen, als sie die Hand an die Mauersteine legte und ihre Stirn dagegen lehnte, als könnten ihr die Steine Kraft geben. Nur einen kurzen Moment dauerte diese Geste der Schwäche an, ansonsten zeigte die schwarz gekleidete Olga Haltung – ebenso wie der Rest der Familie.

»Wahrscheinlich war der Weiße Turm das Letzte, was er noch von dieser Welt gesehen hat«, murmelte Olga.

»Eigentlich ist es von besonders bitterer Ironie, dass er ausgerechnet hier ums Leben kam«, sagte Andreas leise. »Schließlich wurde dieser Turm einst zur Überwachung gebaut und sollte der Sicherheit der Menschen dienen, die in der Stadt lebten oder sich hier aufhielten.«

»Er war bestimmt glücklich, als er den Turm betrachtet hat«, sagte Alice tröstend. »Und stolz auf seine Söhne, die ihm im Krieg so tapfer zur Seite standen. Immerhin war es Konstantin, der erst kürzlich dafür sorgte, dass der Turm weiß getüncht wurde – als Zeichen des Sieges.« Sie warf ihrem Schwager, der inzwischen zu seiner Familie gestoßen war, einen aufmunternden Blick zu.

»Vielleicht kam er ja auch, um sich dieses Anblicks noch mal zu erfreuen, und wäre nicht gestorben, wenn ich den Turm nicht hätte tünchen lassen«, erwiderte der Thronfolger, der offenbar mit den Tränen kämpfte.

»Das ist Unsinn, Konstantin«, beschied ihm Königin Olga. »Und das weißt du auch. Du kannst nichts für seinen Tod.«

Doch Konstantin senkte nur den Kopf und antwortete nicht. Ihm stand neben dem Verlust seines Vaters eine anstrengende Zeit bevor. Schließlich würde er in zwei Tagen in Athen vereidigt werden – dann war er der neue König Griechenlands. Darauf war er zwar vorbereitet, denn im Oktober hätte sein Vater nach fünfzig Jahren auf dem Thron ohnehin zu seinen Gunsten abdanken wollen, aber niemals hätte Andreas' ältester Bruder sich träumen lassen, den Thron unter solch entsetzlichen Umständen zu besteigen.

Am folgenden Tag reiste Konstantin über den schnelleren Landweg nach Athen, wo dringende Angelegenheiten auf ihn warteten. Währenddessen fuhren Olga, Alice und Andreas auf der *Amphitrite* zurück in die Hauptstadt der Hellenen. Alice wusste, dass ihr Schwiegervater den Raddampfer, der seit 1869 als königliche Jacht fungierte, immer sehr geliebt hatte. Mehrere Schiffe der griechischen Kriegsmarine folgten ihnen.

In Athen wurden sie von einer riesigen trauernden Menge empfangen. Die Menschen folgten dem Sarg, der auf einer Kutsche zur Kathedrale Mariä Verkündigung gefahren wurde, wo Georg für drei Tage aufgebahrt lag. In einer unendlichen schwarzen Trauermasse zogen die Griechen an dem Leichnam ihres Königs vorbei, der die Geschicke ihres Landes so lange gelenkt hatte.

*

Die Trauer lag wie eine lähmende, schwarze Decke über dem Palast und der ganzen Stadt.

Inzwischen waren auch Georgs jüngere Enkelkinder über seinen Tod informiert worden und trauerten bitterlich um ihren Großvater. Um sie zu schonen, hatten sich die Erwachsenen aber einvernehmlich entschieden, ihnen die Informationen zu den genauen Todesumständen vorzuenthalten. Der Schmerz, dass sie den geliebten Opa verloren hatten, wog schwer genug.

»Er war einfach schon alt, Liebes«, sagte Alice daher nur zu Margarita und Theodora, als diese in ihren Armen bitterlich weinend nach dem Warum fragten. Cecilia war zum Glück noch zu klein, um zu begreifen, was passiert war, doch die Stimmung im Palast schlug sich auch auf sie nieder, und wenn ihre großen Schwestern weinten, brach die Kleine stets ebenfalls in Tränen aus.

»Wenn Großvater Georg schon alt war, muss unser anderer Großvater dann auch bald sterben? Und Großmutter Viktoria? Und Großmutter Olga?«

»Nein, sicher nicht«, beruhigte Alice ihre Kinder und schalt sich innerlich, dass sie keinen anderen Grund für den Tod ihres Schwiegervaters gefunden hatte.

»Aber die sind doch auch alt.«

»Aber … aber bei bester Gesundheit«, stammelte Alice.

»War Großvater denn krank?«, ließ Margarita nicht locker.

»Kommen Sie, Fräulein Margarita, Fräulein Theodora«, eilte das Kindermädchen Tilda der überforderten Alice zu Hilfe. »In Ihrem Zimmer hat Hestia Kakao und Gebäck bereitgestellt. Sie müssen sich dringend stärken.« Tilda nahm die kleine Cecilia auf den Arm, und ihre großen Schwestern folgten ihr artig. Für Gebäck und Kakao waren sie selbst in Zeiten größter Trauer zu haben.

»Vielen Dank, Tilda«, sagte Alice lächelnd.

Die andere erwiderte das Lächeln. »Das ist doch selbstverständlich, Eure Hoheit.«

In diesem Moment kam Andreas herein. Er wirkte angespannt.

»Alice«, sagte er. »Der ermittelnde Beamte Xenakis ist gerade eingetroffen. Es gibt Neuigkeiten zu Vaters Tod.«

Sie nickte. »Ich komme.«

Wenig später betrat Alice hinter ihrem Mann die Bibliothek, wo sich die Familie bereits versammelt hatte.

»Königliche Hoheiten«, begrüßte Xenakis sie und erhob sich.

»Bitte nehmen Sie Platz«, bat Andreas, während er und Alice sich selbst auf das Sofa neben der Königin setzten, und sah den Beamten gespannt an.

»Wir kennen nun seinen Namen«, erklärte der Polizist. »Er heißt Alexandros Schinas.«

»Also ein Grieche«, murmelte Andreas. »Ich hätte eher gedacht, es handle sich um einen Türken, der an Vater für den verlorenen Krieg Rache nehmen will.«

»Das war auch unsere erste Vermutung«, bestätigte Xenakis. »Es wäre naheliegend gewesen.«

»Was für ein Motiv hatte er denn?«, fragte Konstantin. Alice dachte, dass ihn, wer ihn nicht kannte, für herzlos und kalt halten musste. Sie selbst hingegen sah ihrem Schwager deutlich an, wie nah ihm der Tod seines Vaters ging.

»Wir wissen, dass er dreiundvierzig Jahre alt ist, aus Volos stammt – das ist eine Stadt nahe Saloniki – und dass er eine Zeit lang in New York im Fifth Avenue Hotel als Kellner arbeitete. Schon dort fiel er mit äußerst abwertenden Bemerkungen über die Aristokratie und die Monarchie auf.«

Wie schon beim letzten Mal blickte Xenakis auch jetzt wieder verlegen zu Boden und fuhr dann fort: »Offenbar war ihm jegliche Art der unterdrückenden Regierung zutiefst zuwider.«

Empört sprang Andreas auf. »Aber mein Vater hat doch niemanden unterdrückt, im Gegenteil!«, rief er. »Es gab wohl kaum einen volksnäheren König als ihn!«

»Natürlich nicht«, beeilte sich der Polizist, der sich respektvoll ebenfalls sofort erhoben hatte, ihm zuzustimmen. »Es besteht kein Zweifel daran, dass Ihr Vater ein ganz wunderbarer Mensch und König war. Ich wiederhole nur, was der Attentäter ausgesagt hat. Das ist nicht meine Meinung.«

»Das wissen wir«, sagte Olga ruhig und sah Andreas strafend an. Der setzte sich wieder, und Alice nahm seine Hand.

»Bitte, nehmen Sie Platz, und fahren Sie fort«, sagte Konstantin.

»Sehr wohl, Königliche Hoheit. Also, Schinas kehrte 1908 nach Griechenland zurück und eröffnete in Volos eine anarchistische Schule, die später von der Regierung geschlossen wurde. Das brachte ihn noch mehr auf. Er gilt auch als geistig verwirrt. In der Schule verbreitete er Hetzkampagnen. Unsere Männer fanden, als sie die Schule durchsuchten, Schriften, in denen er gegen die Monarchie im Allgemeinen und gegen den König im Besonderen hetzte.«

Die Mitglieder der Königsfamilie wechselten betroffene Blicke.

»Bei der Vernehmung sagte Schinas, er habe den König gebeten, ihm Geld zu geben, und dieser habe abgelehnt. Das entspricht aber nicht der Wahrheit. Alle Zeugen haben übereinstimmend ausgesagt, dass es keinen Wortwechsel gab, bevor Schinas schoss.«

»Und selbst wenn er gefragt und Georg abgelehnt hätte«, sagte Alice, »man kann doch keinen Menschen erschießen, nur weil dieser ihm kein Geld gibt.«

»Da haben Sie wohl sehr recht, Königliche Hoheit«, pflichtete Xenakis ihr bei. »Meine Kollegen sagen, dass er wohl auch dem Alkohol sehr zugetan und nicht unbedingt intelligent sei. Alle, die ihn bisher vernommen haben, teilen die Ansicht, dass er psychisch krank ist.«

Olga nickte.

»Was wird nun?«, fragte sie, und Alice musste spontan an ihre Tante Elisabeth denken, die den Mörder ihres Mannes im Gefängnis besucht und ihm verziehen hatte. Sie hatte sich damals gefragt, ob sie dazu auch in der Lage wäre. Nun hatte sie die Antwort: Sie würde diesem Mann nie, niemals verzeihen können. Er hatte ihrem Mann den Vater genommen, Olga den Gatten, den Kindern den liebenden Großvater, ihr den Schwiegervater und dem Land seinen König. Er hatte kaltblütig einen warmherzigen, humorvollen Mann erschossen. Alice spürte eine nie gekannte Wut in sich auflodern, und am liebsten wäre sie ins Gefängnis marschiert, um Schinas höchstpersönlich an die Gurgel zu gehen.

Ob Elisabeth dem Mörder ihres Mannes wohl auch verziehen hätte, wenn Sergei ein besserer Mensch gewesen wäre?

30. Kapitel

König Georg I. wurde in Tatoi bestattet, dem Ort, an dem die Familie unzählige unbeschwerte Sommer verbracht hatte. Wie schon in Saloniki und Athen waren die Straßen gesäumt von trauernden Griechen, die sich gar nicht zu fassen wussten vor lauter Schmerz und Entsetzen.

Alice trug voller Demut das Großkreuz des Erlöser-Ordens, den sie von ihrem Schwiegervater verliehen bekommen hatte, und während sie Andreas dabei zusah, wie er, ebenso wie seine Brüder, einen Veilchenstrauß und Erde ins Grab warf, musste sie daran denken, wie liebevoll ihr Schwiegervater sie einst in Griechenland willkommen geheißen hatte. Wie bemüht er um sie gewesen war und wie aufmerksam. Unglaublich, dachte sie nun, dass Georg erst siebzehn Jahre alt gewesen war, als er dereinst den griechischen Thron bestiegen hatte. Enge Bande mit Großbritannien waren somit geknüpft, schließlich war dieser junge König der Bruder von Alexandra, der englischen Kronprinzessin, die gerade den Thronerben Edward VII. geehelicht hatte. Das hatte allen gefallen, den Griechen und den Engländern.

Und nun war er tot. Feige ermordet.

Alice hatte das Gefühl, in ihren Grundfesten erschüttert zu sein. Hatte sie nicht am Ende des Krieges zu Nona gesagt, dass sie nun für alles gewappnet wäre? Sie hatte sich getäuscht.

Mon Repos, 1. Juni 1913

Liebste Mama,
mehrere Wochen ist mein Schwiegerpapa nun schon tot, und ich habe immer noch das Gefühl, dass es nie wieder gut wird. Unsere ganze Familie zerbricht und zersplittert. Als hätte Georg alles zusammengehalten und nun nach seinem Tod lösten wir uns auf. Zwar hat Sophie am 4. Mai die kleine Prinzessin Katharina zur Welt gebracht, aber ihre Freude darüber wurde dadurch getrübt, dass Tino eine Affäre hat, stell Dir das nur vor! Offenbar hat er sie während des Krieges in einem Hospital kennengelernt, und das ganze Militär wusste Bescheid – nur wir nicht. Ich glaube, Sophie hatte schon während ihrer Schwangerschaft Kenntnis davon und war deshalb auch so unfreundlich mir gegenüber. Was muss sie gelitten haben, die Arme!
Die Königin hat das Land verlassen. Es ist ihr zwar erlaubt, auf Lebenszeit im Palast zu wohnen, aber sie hat mir anvertraut, dass sie ohne ihren lieben Gemahl nicht mehr in Griechenland verweilen will. Zu viele schöne Erinnerungen gibt es hier, und außerdem hat ihr das Land am Ende ihren Mann, ihre große Liebe genommen. Sie ist in ihr Geburtsland zurückgekehrt, Russland. Ob man es noch ihr Heimatland nennen darf, weiß ich nicht, denn eigentlich war unser geliebtes Griechenland ihre Heimat, so wie es auch für mich lang schon Heimat geworden ist, obwohl ich Deutschland und England natürlich für immer in meinem Herzen trage. Olga lebt nun bei ihrem Bruder, dem Großfürsten Konstantin Konstantinowitsch Romanow im Pawlowsk-Palast in St. Petersburg. Vielleicht kannst Du sie dort einmal besuchen, wenn Du auf einer Deiner vielen Reisen in Russland bist, Ihr beide standet Euch schließlich

immer nah. Du wirst wahrscheinlich auch ihren Bruder kennen, er ist ja ein sehr erfolgreicher Schriftsteller. Doch zurück nach Griechenland.
Der Letzte Wille meines Schwiegervaters bezüglich der Politik ist vom Volk gut aufgenommen worden. Er hat Konstantin mitgegeben, dass er sein Land von ganzem Herzen lieben solle. Es gelte, die Interessen von Griechenlands Bürgern an die oberste Stelle zu stellen. Außerdem ermahnte der König seinen Sohn in seinem Testament, er solle seinen Kindern eine gute griechische Erziehung gewähren, und er erinnerte ihn daran, dass die Griechen ein südländisches Temperament hätten: Sie seien leicht erregbar, aber ein möglicher Streit schon nach kurzer Zeit wieder vergessen. Ein König, so gab er seinem Sohn mit auf dem Weg, habe immer mehr zu leiden als sein Volk.
Die griechische Königsfamilie war ja nie sehr reich, aber Andreas und ich bekommen nun eine jährliche Apanage von viertausend englischen Pfund. Und der König hat uns Mon Repos vermacht, jetzt haben wir endlich ein eigenes Zuhause. Du weißt, wie sehr wir Mon Repos lieben. Auch alle Wertgegenstände, die sich darin befinden, gehören nun uns. Ach, liebste Mama, das klingt schrecklich habgierig. So ist es aber überhaupt nicht gemeint. Ich wäre lieber auf immer heimatlos und arm, wenn nur der Schwiegervater noch am Leben wäre. Wenn nur dieser Mörder nicht wäre. Übrigens, Du wirst es vielleicht schon gehört haben, ist auch er inzwischen tot. Angeblich ist er bei einer der vielen Vernehmungen einfach aufgestanden und aus dem Fenster gesprungen. Es geht aber auch das Gerücht herum, dass man ihn gestoßen hat – aus Rache für den Mord am König. Ansonsten bin ich sehr froh, dass der Krieg endlich vorbei

ist. Am 1. Mai haben die Bulgaren und die Osmanen ja einen Waffenstillstand geschlossen, und die europäischen Großmächte haben vermittelt. Dass die Osmanen letztendlich auf alle europäischen Gebiete verzichten mussten, auch auf die Insel Kreta, hat Venizelos bestimmt besonders gefreut. Irgendwie, auch wenn ich das eigentlich gar nicht sagen darf, dauern mich die Osmanen, die die Insel nun verlassen müssen, ebenso wie die Hunderttausende Muslime, die von der Balkanhalbinsel in Richtung Osten fliehen. Es war doch seit Jahrhunderten ihre Heimat, für so lange Zeit. Sie müssen irgendwo ganz neu beginnen, aber nicht freiwillig, so wie das ja einst bei mir der Fall war, sondern weil sie vertrieben wurden. Ihre Moscheen werden nun wohl verfallen oder in Kirchen umgewandelt werden, ihre Kleidung ist verboten.
Nun ja, alles Leben ist wohl Bewegung.
Für heute muss ich Schluss machen und mich wieder um die Kinder kümmern. Bitte schreibe mir bald, wie es Dir und allen Lieben geht.

In Liebe,
Deine treue Tochter Alice

*

»Ich muss euch etwas sagen.«

Zwei Tage nach der Taufe der kleinen Prinzessin Katharina, am 16. Juni, hatte König Konstantin seine Geschwister und deren Ehepartner zu einem Familiendinner geladen. Nikolaus und Helena hatten sich zwar entschuldigt, Alice und Andreas hatten jedoch ebenso zugesagt wie George und seine Frau

Marie. Nach dem Dessert zogen sich die Männer für gewöhnlich zu Kaffee und Zigarren zurück, während die Damen süßere Getränke genossen, doch dieses Mal bat Konstantin sie alle zu bleiben.

»Es wird euch vielleicht schon zu Ohren gekommen sein«, begann der verlegen wirkende König, »dass es eine neue Frau in meinem Leben gibt.«

Erschrocken blickte Alice zu Sophie. Wie konnte ihr Schwager es wagen, seine Gattin vor ihnen allen derart bloßzustellen! Gut, Sophie mochte einen schwierigen Charakter haben, und sie konnte sich vorstellen, dass Konstantin es nicht immer ganz leicht mit ihr hatte, obendrein mochten die Griechen sie nicht und warfen ihr ihre Verbindung zum deutschen Kaiser vor. Doch hier derart vorgeführt zu werden hatte sie ebenso wenig verdient wie die Affäre ihres Mannes.

Die Königin war in der Tat feuerrot angelaufen und starrte angestrengt auf ihre Schuhspitzen.

»Sophie weiß davon, und sie duldet es«, ließ Konstantin seine Familie wissen.

Da hatte Alice genug. Empört sprang sie auf und fuhr ihren Schwager an: »Das ist ungeheuerlich. Diese ganze Affäre ist ungeheuerlich. Aber noch ungeheuerlicher ist, wie du deine Frau vor uns allen demütigst. Wie du sie vor dem ganzen Land demütigst. Sie ist die Königin und du der König! Und entsprechend musst du sie auch behandeln.«

»Sei still!« Nun war auch Sophie aufgesprungen und sah ihre Schwägerin kalt an. »Wie redest du mit ihm? Er ist der König! Und wenn er eine Affäre hat, dann ist das seine Sache und vielleicht noch meine, aber ganz bestimmt nicht deine.«

Nun war es an Alice, feuerrot anzulaufen. »Ich wollte nur …«

»Du wolltest nur, natürlich.« Sophie warf die Hände in die

Luft. »Die heilige Alice setzt sich wie eh und je für die Schwachen und Unterdrückten ein. Und zu denen gehöre ich jetzt auch. Aber weißt du, was? Ich brauche dein Mitleid nicht.«

Gekränkt und ratlos sank Alice wieder auf das Sofa, doch Sophies Angriff hatte nun wiederum Andreas' Zorn erregt. »So redest du nicht mit meiner Frau«, rief er erbost. »Deine Spielchen und Intrigen während des Krieges haben wir ja alle noch ertragen und auf deine Schwangerschaft geschoben. Und vor allem hat deine Hetzereien und Sticheleien niemand ernst genommen. Du bist unbeliebt genug beim Volk, und zwar nicht nur, weil du die Schwester des deutschen Kaisers bist! Alice ist auch eine Deutsche, und sie wird geliebt. Weil sie das Herz am rechten Fleck hat, aber du, du bist kalt und …«

»Es reicht!« Konstantin ging drohend auf seinen Bruder zu. »Wie redest du mit ihr!«

»Wie behandelst du sie!«, fauchte Andreas. »Und genau, nun zu dir. Du glaubst doch nicht, dass du uns etwas Neues erzählst! Wir wissen das längst alle, ebenso wie alle Griechen. Wanda Paola Lottero heißt deine Liebste, und sie hat 1909 den Prinzen Hermann von Sachsen-Weimar-Eisenach geheiratet. Der war allerdings kein Prinz mehr, die Ansprüche hatte er nach einer morganatischen Eheschließung verloren. Was deine Frau eigentlich besonders empören müsste, schließlich macht sie meiner Frau ja zum Vorwurf, einer morganatischen Verbindung, die weit in die Vergangenheit reicht, zu entstammen.« Konstantin war inzwischen weiß wie die Wand.

»Nun, die werte Gräfin von Ostheim ist mittlerweile ja geschieden, allerdings besitzt sie nicht mehr so viel Geld, weil ihr Gatte auf ihre Kosten ein ziemlich prunkvolles Leben geführt hat. Immerhin darf sie sich nun wenigstens Gräfin nennen, nicht wahr?«, fuhr Andreas schonungslos fort.

»Andreas!«, flehte Alice und verfluchte sich innerlich, weil sie nicht ihren Mund gehalten hatte. Dann wäre die Situation vielleicht nicht eskaliert.

Ihr Gatte sah sie zwar mit zornesrotem Gesicht, aber liebevollem Lächeln an. »Es ist gut. Irgendjemand muss das Tino ja mal sagen.«

Dann wandte er sich wieder an seinen Bruder. »Deine Liebste ist ein leichtes Mädchen von zweifelhaftem Ansehen und ebenso zweifelhafter Herkunft. Du bist der König, Konstantin, du kannst dich nicht so benehmen.«

»Wie du richtig sagst: Ich bin der König. Und du kannst dich mir gegenüber nicht so benehmen.«

Andreas presste die Lippen aufeinander.

»Ich habe gesagt, was es zu sagen gibt«, erklärte er. »Mehr habe ich nicht hinzuzufügen. Wenn du uns nun entschuldigen würdest.« Er reichte seiner Frau die Hand.

»Auf Wiedersehen«, sagte Alice leise und warf Konstantin und Sophie nochmals einen Blick zu, dem allerdings beide auswichen.

»Wir begleiten euch.« Auch Georg hatte sich erhoben. »Kommst du, Marie?«

»Sicher.«

Erst jetzt fiel Alice auf, dass ihr Schwager und ihre Schwägerin während der ganzen Unterhaltung kein Wort gesagt hatten und seltsam bedrückt wirkten. Sie war derart auf Sophie und Konstantin konzentriert gewesen, dass sie das überhaupt nicht bemerkt hatte.

Unten in der Eingangshalle verabschiedeten sich die Prinzenpaare. »Wir haben das gleiche Problem«, formte Georg mit den Lippen, als Alice sich von ihm verabschieden wollte, sodass nur sie es verstehen konnte. Erschrocken sah sie ihn an. Bahnte sich hier das nächste Drama innerhalb der königlichen Familie an? Kamen sie denn niemals zur Ruhe?

*

Am nächsten Morgen wusste Alice mehr. Sie hatte soeben erst ihr Frühstück beendet, als Marie Bonaparte angekündigt wurde. Verwundert ließ Alice bitten. Ihre Schwägerin besuchte sie sonst eher selten und nie zu einer solchen Uhrzeit!

»Marie«, begrüßte sie ihre Schwägerin, als diese kurz darauf den Wintergarten betrat. »Dass wir uns so schnell wiedersehen!«

»Ich muss einfach mit jemandem reden«, sagte Marie. »Du bist immer so verständnisvoll.«

Alice bat sie, Platz zu nehmen. Nach dem, was ihr ihr Schwager gestern zu verstehen gegeben hatte, ging sie davon aus, dass Marie ihr Herz ausschütten wollte. Alice hatte die halbe Nacht darüber nachgedacht, wer Georgs Auserwählte denn wohl sein mochte, und sich darüber gewundert, dass er seine Frau Marie, die er sehr liebte, betrog. Sie hoffte, dass die arme Marie, die das schließlich schon einmal hatte durchmachen müssen, dadurch nicht erneut in Depressionen verfallen würde.

Doch zu ihrer Überraschung stieß Marie hervor: »Ich bin verliebt, Alice. Bis über beide Ohren verliebt.«

Alice sah sie verblüfft an. »Du? Aber ich dachte …«

»… dass *Georg* es ist, der mich betrügt«, erriet Marie und winkte dann lachend ab. »Aber nicht doch. Warum sollen es immer die Männer sein, die andere Wege gehen?«

Es klang fast trotzig, und Alice hatte augenblicklich Mitleid mit ihrem Schwager. Georg war ihr mit Christo von Andreas' Geschwistern am nächsten.

»Ich habe eine Liaison mit Aristide Briand«, sagte Marie unumwunden.

»Dem französischen Premierminister?«, fragte Alice verblüfft.

Marie nickte.

»Aber der ist doch uralt«, war das Erste, was Alice einfiel.

»Zwanzig Jahre älter als ich«, winkte Marie ab. »Das ist nichts. Viel ärgerlicher finde ich, dass er bereits eine Geliebte hat. Berthe Cerny heißt sie, und wer wäre ich, dass ich bereit bin, meinen Geliebten zu teilen!«

Alice sah ihre Schwägerin sprachlos und auch empört an. Minnies Haltung war absurd! In zehn Ehejahren mit Andreas hatte ihr durchaus der eine oder andere Mann schon einmal schöne Augen gemacht, und auch sie hatte, das musste sie gestehen, manches Mal Herzklopfen wegen eines anderen gehabt. Aber sie hätte dem doch niemals nachgegeben! Sie liebte Andreas und er sie, sie gehörten zusammen, und nie würde sie ihn öffentlich demütigen oder verletzen!

Auch wenn sie Konstantins Verhalten in höchstem Maße ungehörig fand, so musste sie sich eingestehen, dass sie ihn durchaus verstehen konnte. Minnie hingegen konnte sich, sofern Alice das beurteilen konnte, keinen liebevolleren und fürsorglicheren Ehemann wünschen als Georg.

»Tut mir leid«, sagte Alice daher kühl. »Ich kann dich nicht verstehen, und ich heiße dein Verhalten auch nicht gut. Du musst dir jemand anderen suchen, dem du dein Herz ausschütten kannst. Ich stehe dafür nicht zur Verfügung.« Sie erhob sich. »Du entschuldigst mich? Ich habe noch andere Verpflichtungen. Wie du sicher weißt, bin ich gerade dabei, ein neues Krankenhaus in Athen einzurichten.«

31. Kapitel

Es kehrte einfach keine Ruhe ein – weder in der Familie noch im ganzen Land: Am 29. Juli griffen bulgarische Truppen aus heiterem Himmel serbische und griechische Armeen an – und zwar vollkommen ohne Kriegserklärung. Alice weinte bitterlich in Andreas' Armen, als sie davon erfuhr. »Hört das denn nie auf?«, klagte sie. »Als der Krieg vorbei war, dachte ich: Nun haben wir es überstanden, nun wird alles gut. Und dann brach alles um uns herum zusammen. Ich vermisse deinen Vater so sehr, Andreas. Und auch Mutter ist ja nun fort. Sie waren für mich wie Eltern. Und seit seinem Tod scheint es, als seien alle Werte, alles, wofür er stand, was ihm wichtig war, mit einem Mal bedeutungslos. Konstantin. Sophie. Georg. Marie. Wo soll das alles hinführen? Und jetzt schon wieder Krieg.«

Andreas schloss die Arme fester um seine Frau. Dann ließ er sie los, sah ihr ins Gesicht und versprach: »Alles wird gut, Liebes.«

Aber es wurde nicht gut. Nichts wurde gut. In Saloniki kam es zu heftigen Gefechten, und abermals reiste Alice an die Front, um die griechischen Soldaten zu versorgen. Die offizielle Kriegserklärung von Serbien und Griechenland an Bulgarien erging am 8. Juli. Rumänien und das Osmanische Reich folgten, und schon befand sich der Balkan wieder mitten in einem blutrünstigen und verlustreichen Krieg. Allerdings hatte Bulgarien nun zu starke Gegner, als dass es eine Chance gehabt hätte, und musste sich nach wenigen Wochen geschlagen geben. Auch dieser zweite Krieg hatte viele Menschenleben gekostet, Griechenland sich jedoch durch die beiden Balkankriege um rund neunzig Prozent vergrößert, und Tino, der als König gleichermaßen Oberbefehlshaber der griechischen Armee war, war nun ein Held. Er hatte das Land zu Ruhm und Größe geführt, da verzieh man ihm sogar seine Affäre. Zumindest galt das für die meisten Griechen. Die Stimmung zwischen Andreas und Konstantin war seit dem heftigen Streit jedoch ausgesprochen kühl, und Alice hatte jeden Kontakt zu Marie vermieden.

*

»Ich brauche mal wieder etwas Ruhe«, seufzte Alice. »Ruhe und offen gestanden auch etwas Abstand von diesen endlosen Streitereien und Zwistigkeiten. Ich habe Sehnsucht nach meiner Familie. Lass sie uns besuchen fahren, Liebster, bitte.«

Als Andreas zögerte, fuhr sie fort: »Schau doch mal. Früher sind wir in den Sommermonaten auch immer verreist. Das war sogar üblich für die königliche Familie. Jeder hat damit gerechnet.«

»Das schon«, stimmte er zu und strich ihr zärtlich über das Haar. »Und glaube mir, Liebes, ich würde dir die Erholung von Herzen gönnen. Niemand hat in der letzten Zeit so hart gearbeitet wie du. Aber ich habe ein wenig Sorge.«

»Weshalb?« Alice sah ihn mit großen Augen an.

»Nun, ich möchte einen erneuten Krieg zwischen Griechenland und der Türkei nicht ausschließen. Wenn dem so wäre, müssten wir natürlich sofort zurückkehren.«

»Ich glaube nicht, dass das passiert«, sagte Alice. »Und wenn doch, dann ist es eben so. Dann kommen wir eben zurück. Aber ein Besuch bei meiner Familie wird uns allen guttun. Wir müssen zu Kräften kommen.«

»Also gut«, seufzte Andreas. »Du hast ja recht, und ich bin es dir schuldig. Schließlich habe ich die beste Ehefrau von allen. Das wird mir umso bewusster, wenn ich die Probleme sehe, die meine Brüder haben.«

Alice gab ihm einen Kuss.

»Dann ist es also abgemacht?«

Er nickte. »Es ist abgemacht. Wir fahren nach Deutschland.«

Alice wurde von einem solchen Glücksgefühl übermannt, wie sie es schon lange nicht mehr verspürt hatte. Sie musste regelrecht einen Jubelschrei unterdrücken.

*

»Ich kann es gar nicht fassen, dass ihr wirklich da seid«, rief Viktoria von Battenberg ein ums andere Mal und überschüttete ihre Enkelkinder mit einer für sie untypischen Begeisterung.

Margarita, Theodora und Cecilia waren zu Beginn etwas schüchtern, doch die Zurückhaltung verflog schnell, und sie ließen sich die Kuchen und Törtchen schmecken, die ihre Großmutter für sie hatte bereitstellen lassen, bevor sie mit Tilda, dem Kindermädchen, ausgelassen im Park von Mall House spielten. Alice' Eltern hatten das herrschaftliche Gebäude, das in Spring Gardens nahe des Londoner Trafalgar Square gelegen war, bezogen.

Alice nutzte die Gelegenheit für ein ausführliches Gespräch mit ihrer Mutter, während Andreas sich mit Ludwig von Battenberg auf einen langen Spaziergang begab.

»Dein Vater ist ein sehr angesehener Mann, Alice«, sagte

Viktoria, als sie am Fenster des Wohnzimmers standen und ihren beiden Gatten nachsahen. »Als Erster Seelord genießt er den höchsten Respekt aller.«

»Ich gönne es ihm von Herzen«, erwiderte Alice glücklich. »Er hat es mehr als verdient.«

Viktoria nickte. »Kopfzerbrechen bereitet deinem Vater nur Winston Churchill, der Erste Lord der Admiralität, denn der ist häufig anderer Meinung als er. Aber darüber brauchst du dir keine Sorgen zu machen. In Ordnung, dann zur Tagesplanung. Morgen wird mein Onkel Arthur zu Besuch kommen. Ich freue mich schon sehr, ihm meine drei reizenden Enkelkinder vorzustellen.«

»Der Herzog von Connaught und Strathearn?«, vergewisserte sich Alice.

»Ebenjener«, bestätigte ihre Mutter. »Für die Mädchen ist das ja dann der Großgroßonkel.«

»Ich freue mich auf ihn. Aber noch mehr freue ich mich auf meine Geschwister. Wo sind sie denn alle?«

»Zum Abendessen werden bis auf Dickie alle hier sein«, versprach Viktoria.

»Wie schön, dass sie es möglich machen konnten – schließlich haben sie ja jetzt bedeutende Verpflichtungen«, freute sich Alice.

Viktoria nickte stolz. Alice wusste schon aus den Briefen ihrer Mutter, dass George, nach erfolgreichem Abschluss des Naval Colleges, inzwischen Unterleutnant war. Es stand außer Frage, dass eine glänzende Karriere in der englischen Marine auf ihn wartete. »Ich habe ihn immer dafür bewundert, wie gut er rechnen und kalkulieren kann«, stöhnte Alice.

»Ja«, sagte Viktoria lächelnd. »Da hat er uns alle schon als kleiner Junge stets überflügelt.«

»Und unfassbar, dass Dickie nun auch schon das Naval College besucht«, sagte Alice. Ihr kleiner Bruder war bei ihrer Hochzeit gerade drei Jahre alt gewesen.

Ihre Mutter nickte. »Seit Mai ist er nicht mehr mein kleiner Junge, sondern der Kadett Prinz Louis von Battenberg, und ich sehe ihn erst wieder, wenn wir gemeinsam nach Deutschland reisen. Alle meine Kinder sind nun groß.« Sie wirkte plötzlich ungemein einsam.

»Ich werde dich in Zukunft öfter besuchen«, versprach Alice. »Und dann hast du allein mit deinen Enkeln jede Menge zu tun. Jetzt, da die Zeiten hoffentlich wieder friedlicher werden, dürfte das möglich sein. Außerdem ist Louise ja auch noch da.«

*

»Ich bin sprachlos, wie groß du schon geworden bist«, sagte Alice zu ihrem Bruder Dickie, als sie nach dem gemeinsamen Abendessen gemütlich im Salon von Schloss Heiligenberg zusammensaßen. Sie waren im September aus England angereist und Dickie direkt aus dem Internat gekommen. Nun hatte die Familie sich auf verschiedene Sitzgelegenheiten verteilt, sodass alle die Möglichkeit hatten, auch in kleinerer Runde miteinander zu sprechen. Alice hatte die Gelegenheit genutzt, sich zu ihrem jüngsten Bruder zu setzen, der auf sie seltsam bedrückt wirkte. Außerdem war ihr aufgefallen, dass er sein linkes Bein beim Gehen nachzog – er hatte jedoch bisher, sofern sie wusste, nie Probleme mit einem seiner Beine gehabt.

»Geht es dir gut, mein Schatz?«, fragte sie leise.

Dickie schüttelte heftig den Kopf und presste die Lippen aufeinander. Bestürzt bemerkte Alice, dass ihr kleiner Bruder den Tränen nah war.

»Aber was ist denn mit dir?«

Seine Lippen bebten.

»Wenn ich es dir jetzt erzähle, muss ich weinen, und dann merken es alle«, brachte der schmale und feingliedrige Junge mühsam hervor.

»Weißt du, was? Ich schleiche mich heute Abend mit zwei Tassen Kakao zu dir ins Zimmer, und dann erzählst du mir alles. Wie wäre das?«, schlug Alice vor.

Dickie nickte eifrig. »Das ist gut. Das machen wir.«

Um zu vermeiden, dass sie gesucht wurde, hatte Alice Andreas und Tilda in ihre Pläne eingeweiht. Gegen neun Uhr abends klopfte sie an die Tür von Dickies Zimmer, um es gleich darauf zu betreten. In der freien Hand balancierte sie ein Tablett, auf dem zwei Tassen mit dampfendem Kakao standen.

Dickie sah ihr entgegen. An seinen geröteten Augen konnte sie erkennen, dass er geweint hatte.

»Rutsch rüber«, sagte sie und reichte ihm eine Tasse. »Und nun erzähl.«

»Es ist schrecklich in der Schule«, presste er hervor, und schon wieder kullerten die Tränen über sein zartes Jungengesicht. »Die Lehrer sind furchtbar streng und schlagen mich.«

Alice wusste, dass derartige Bestrafungen durchaus zur Erziehungsmethode gehörten und somit an der Tagesordnung waren. Es wunderte sie aber auch nicht, dass sie einem sensiblen Jungen wie Dickie zusetzten. Sie und Andreas hatten noch nie die Hand gegen eines ihrer Kinder erhoben und auch den Nannys stets deutlich gemacht, dass sie so etwas nicht duldeten.

»Noch viel schlimmer aber sind meine Mitschüler«, schluchzte der Junge. »Ich hab doch niemandem was getan, aber trotzdem ärgern und schikanieren sie mich, wo sie nur können.«

Alice stellte ihre Kakaotasse ab.

»Jetzt trinkst du erst mal einen Schluck«, sagte sie zu ihrem verzweifelten Bruder.

Dickie tat wie ihm geheißen.

»So. Und jetzt noch einen.«

Schließlich gab sie sich zufrieden, nahm ihm seine Tasse aus der Hand und zog ihn an sich.

»Dein Bein«, sagte sie. »Ist das auch deswegen? Mir ist aufgefallen, dass du dein linkes Bein nachziehst.«

»Ja«, gestand er.

»Was ist passiert?«

»Brian hat mich mit aller Wucht gegen eine Mauer geschlagen. Mein Arm ist auch ganz blau«, sagte Dickie.

»Zeigst du es mir?«, fragte sie behutsam.

Er nickte, schlug die Decke zurück und schob seine Schlafanzughose hoch. Als Alice sein Bein zu sehen bekam, keuchte sie entsetzt auf. Es schimmerte grün, blau und violett und war furchtbar geschwollen.

»Hast du das jemandem gezeigt?«

Er schüttelte den Kopf. »Ich schäme mich so. Du bist die Einzige, weil …«

»Weil ich taub bin?«, vermutete sie.

Er nickte verlegen. »Entschuldige.«

»Du musst dich nicht entschuldigen«, versicherte sie. »Ich verstehe, was du meinst. Ich kann vielleicht dann besser nachempfinden, was dich umtreibt.«

»Ja.«

»Aber hat Mama es denn nicht bemerkt?«

»Sie wollte schon wissen, was mit meinem Bein ist. Ich habe dann einfach gesagt, dass ich umgeknickt bin, und sie hat keine weiteren Fragen gestellt.«

Alice sah ihren Bruder ernst an. »Du hast zwei Möglichkeiten, mein Schatz.«

»Welche?«

»Entweder du wehrst dich und schlägst zurück.«

Dickie wirkte erschrocken, und sie musste sich eingestehen, dass sie sich ihren schüchternen und stets freundlichen Bruder nur schwer dabei vorstellen konnte.

»Oder du redest mit unseren Eltern.«

Auch das schien ihm nicht zu behagen.

»Zumindest mit Mama«, bat Alice. »Du bist ihr kleiner Schatz, ihr Ein und Alles. Sie wird alles tun, um dich zu schützen. Du musst dich nicht vor ihr schämen. Ohnehin muss man sich nie schämen, wenn man drangsaliert oder geärgert wird. Diejenigen, die den anderen Qual zufügen, die sind es, die sich schämen müssen.«

Dickie überlegte. »Ich will Mama aber keinen Kummer machen.«

»Das tust du nur, wenn du dich ihr nicht anvertraust«, sagte Alice. »Glaub mir, ich weiß das, ich habe ja selbst drei Kinder.«

Zögernd sah er sie an.

»Und wenn du willst, dann bin ich dabei, wenn du mit ihr redest.«

»Also gut«, sagte Dickie entschlossen. »Ich werde mich ihr anvertrauen.«

»Das ist doch wunderbar.« Alice gab ihm einen Kuss auf die Schläfe. »Dann müssen wir jetzt nur noch unseren Kakao austrinken.«

32. Kapitel

»Ich habe das Gefühl, ich bin ein Vogel!«, rief Alice begeistert. »Das ist ja großartig!«

»Das finde ich auch«, sagte Andreas und prostete ihr mit einem Glas Champagner zu. »Zum Wohl, mein Liebling.«

Wie geplant war die ganze Familie nach Darmstadt gereist, um Onkel Ernie und Tante Onor zu besuchen, und die Tage, die sie gemeinsam verbrachten, waren einfach nur unbeschwert und glücklich. Und für den 12. September hatte der technikbegeisterte Ernie sich etwas ganz Besonderes ausgedacht: Er hatte seine Familie zu einer Zeppelinrundfahrt eingeladen. Von Frankfurt aus flogen die Hoheiten über Friedrichshof, Wiesbaden, Mainz und Darmstadt über den Odenwald bis nach Wolfsgarten und dann wieder nach Frankfurt.

»Schau, da ist unser Zuhause! Schloss Heiligenberg!«, rief Margarita, die neben Theodora am Fenster stand, aufgeregt und zeigte nach unten.

»Wie winzig es von hier oben aussieht«, sagte Alice gerührt. »So klein und schutzlos.«

»Das ist es aber nicht, Liebes«, versicherte ihre Mutter und legte die Hand auf ihren Oberarm. »Es ist der Ort, an dem wir alle uns immer ganz sicher und geborgen fühlen können.«

Auch Dickie sah hinunter, und Alice ahnte, was in ihm vorging. Ein Zuhause. Ein Ort, an dem einen niemand quälte oder triezte, ein Ort, an dem man sich nicht verteidigen musste. Ihr Bruder war Alice' Rat gefolgt und hatte Viktoria sein Herz ausgeschüttet. Die hatte ihren Mann zurate gezogen, und der hatte, gemeinsam mit George, ein ernstes Gespräch mit seinem Sohn geführt. Alice war nicht dabei gewesen, doch Dickie hatte ihr später berichtet, sein Vater und sein großer Bruder hätten ihm ausdrücklich empfohlen, sich zur Wehr zu setzen. Der Sohn des Ersten Seelords müsse kämpfen können.

Dann schweifte Alice' Blick zu ihrer Schwester Louise, die verträumt aus dem Fenster blickte. Louise war inzwischen vierundzwanzig Jahre alt, bildhübsch und das Sorgenkind ihrer Mutter, weil sich immer noch kein Ehemann für sie gefunden hatte.

»Ich glaube, dass das Fliegen immer beliebter werden wird«, sagte Ernie in diesem Moment.

»Das glaube ich auch, denn es ist wirklich wunderbar«, schwärmte Alice. »Unglaublich, dass ich mir das bisher habe entgehen lassen.«

»Wie solltest du auch anders, schließlich gibt es in Griechenland ja noch keine Zeppeline und auch keine anderen Möglichkeiten, sich einfach so in die Lüfte zu erheben«, kommentierte Andreas.

»Hier in Deutschland allerdings schon«, ergänzte Ernie. »Man kann mit dem Zeppelin zum Beispiel auch nach Helgoland fliegen und dort einen Urlaub verbringen.«

»Über das Meer zu fliegen ist sicherlich sehr aufregend«, vermutete Alice. Gerade waren sie im Begriff, den Odenwald zu überqueren, und sie starrte auf den riesigen Teppich aus grünen Baumwipfeln, der sich unter ihnen ausbreitete.

»Ich bewundere den Erfinder dieses Luftschiffes sehr«, ließ sich Dickie in diesem Moment vernehmen. »Er heißt Ferdinand

Graf von Zeppelin und war auch beim Militär. Dort kam er in Kontakt mit Ballonen, bemerkte auch bald deren Schwäche und …«

»… kam so auf die Idee seines lenkbaren Luftschiffes«, beendete Ernie den Satz seines Neffen. »Die Charakteristik seiner Konstruktion ist auch wirklich besonders.«

»Gewiss, Onkel«, pflichtete Dickie ihm bei. »Das starre Gerippe aus Aluminium und die daran angesetzten beiden Gondeln, dass der Gasraum in identisch große Zellen aufgeteilt ist …«

Ernie lächelte, als er die Aufzählung vervollständigte: »… und dass die Luftschrauben auf der Höhe des Luftwiderstandsmittelpunktes montiert sind.«

Alice war glücklich, als sie sah, wie gut sich die beiden verstanden. Die Zuneigung ihres Onkels tat dem verunsicherten Dickie gut. Ernst Ludwig hatte zwar aus seiner Ehe mit Onor ebenfalls zwei Söhne, Georg und Ludwig, aber die waren mit ihren sieben und fünf Jahren noch zu klein, um mit ihrem Vater fachsimpeln zu können. Seine Technikbegeisterung teilten sie allerdings, und auch jetzt standen sie mit Alice' Töchtern am Fenster des Zeppelins und drückten sich begeistert die Näschen platt.

Alice freute sich für ihren Onkel, dass er wieder eine so glückliche Familie hatte, und Tante Onor war wirklich ein Engel. Sie wusste aber auch, dass Ernie die kleine Ella und seinen schmerzlichen Verlust niemals vergessen hatte. Sacht berührte sie die Kette an ihrem Hals, die sie inzwischen immer trug, und flüsterte: »Du fehlst uns, kleine Ella!«

*

»Wie schade, dass ihr schon wieder abreisen müsst. Ich hätte am liebsten noch Wochen, nein, Monate, ach was, ganze Jahre mit euch verbracht«, seufzte Onor, als sie mit Alice gemeinsam durch die weitläufigen Parkanlagen von Schloss Wolfsgarten spazierte.

»Das geht mir ganz genauso«, sagte Alice. »Ich genieße deine Gesellschaft immer sehr, Onor, und ich finde es schrecklich, dass wir uns so selten sehen.«

»Wie gut, dass wir uns wenigstens schreiben können«, erwiderte Onor. »Deine Mutter und ich tauschen die Briefe auch immer untereinander aus, sodass ich stets über alles informiert bin. Ich bewundere sehr, was du im Krieg getan hast, Alice.«

»Und ich bin dir und Mutter sehr dankbar für eure Unterstützung. Wenn ihr uns keine Krankenschwestern geschickt hättet, wären wir verloren gewesen.«

»Das war das Mindeste, was wir tun konnten.«

»Es war unendlich viel.«

»Damit du vorgewarnt bist«, fuhr Onor fort. »Deine Mutter hat all deine Briefe kopiert und den Familienmitgliedern gegeben. Auch König Georg war über alles informiert.« Georg war seinem Vater Edward VII. nach dessen Tod am 6. Mai 1910 auf den Thron gefolgt.

Alice blieb verwundert stehen. »Wieso denn das?«

»Nun, deine Mutter sagte, es sei in politischer Hinsicht wichtig, weil deine Briefe ein ausgesprochen bedeutsames Dokument der Kriegshandlungen seien. Aber ich glaube, sie war auch einfach ungemein stolz auf dich.«

»Ach, deshalb«, erkannte Alice.

»Deshalb was?«

»Wenn wir wieder in London sind, will Onkel Georg mir den königlichen Orden des Roten Kreuzes, das Royal Red Cross, verleihen.«

»Das ist ja wunderbar«, rief Onor. »Und du hast es so verdient.«

»Danke«, erwiderte Alice. »Aber offen gestanden ist es mir auch ein wenig unangenehm.«

»Wieso denn das?«

»Na ja, alle machen so ein Aufhebens darum und um mich. Aber all das ist mir nicht wichtig«, erklärte sie. »Ich wollte einfach nur helfen.«

»Und genau deshalb«, sagte Onor und gab ihr einen Kuss auf die Wange, »genau deshalb hast du es umso mehr verdient.«

Ohne es zu merken, hatten sie ihre Schritte zum Spielhäuschen der kleinen Ella gelenkt.

»Hier haben wir bei unserer ersten Begegnung gesessen«, sagte Alice und deutete auf die weiße, schmiedeeiserne Bank.

»Dann sollten wir das auch heute tun«, fand Onor und nahm Platz.

Alice ließ sich neben ihr nieder. »Damals hast du mir auf den Kopf zugesagt, dass ich schwanger bin. Und du hattest recht.«

»Und nun ist Margarita schon fast eine junge Dame«, lachte Onor.

Alice schluckte. Ella war bei ihrem Tod nur ein Jahr älter gewesen als Theodora jetzt. Die Vorstellung verursachte ihr Gänsehaut. Sie hatte ihren Onkel damals unendlich bedauert und mit ihm geweint, aber erst jetzt, da sie selbst Mutter war, konnte sie das Ausmaß seines Schmerzes erahnen. Sie war überzeugt, dass sie den Tod eines ihrer Kinder niemals überstehen würde. Wieder berührte sie die Schneewittchenkette an ihrem Hals.

Onor sah derweil zu dem Spielhäuschen hinüber, das schmuck und gepflegt inmitten der wunderbarsten Blumenrabatten lag. »Und Ella wäre jetzt achtzehn Jahre alt.«

»Und wirklich eine junge Dame«, ergänzte Alice, um dann vorsichtig zu fragen: »Hast du das Gefühl, dass er es inzwischen einigermaßen überwunden hat?«

»Sagen wir so«, erwiderte Onor nachdenklich, »die Trauer um Ella wird er nie verwinden, sie gehört zu unserem Leben, auch zu dem unserer Jungen, die ihre große Schwester nie kennenlernen durften und die sie trotzdem … irgendwie lieben. Klingt das merkwürdig?«

Alice schüttelte den Kopf. »Überhaupt nicht. Es klingt wunderschön.«

Dann deutete sie mit dem Kinn auf das Häuschen der verstorbenen Prinzessin. »Haben irgendwann wieder Kinder hier gespielt?«

Onor schüttelte den Kopf. »Das hätte Ernie nicht gewollt. Und ich glaube, es wäre auch für alle anderen komisch gewesen. Es ist Ellas Haus, und wir lieben und hegen und pflegen es für sie.«

Dann sah sie Alice wieder an und lächelte. »Und wenn ich dir vor neun Jahren eine Schwangerschaft auf den Kopf zugesagt habe, dann tue ich das auch jetzt wieder.«

»Wie bitte?«, fragte Alice verblüfft. »Wie kommst du denn darauf?«

»Ist es denn auszuschließen?«

»Nein, nur … ich habe wirklich nicht damit gerechnet, mein Leben war in der letzten Zeit so von Krieg und Leid und Tod geprägt …«

»Da wäre es doch nur normal, all dem nun das Leben entgegenzusetzen«, sagte Onor und sah ihre Schwägerin an. »Glaub mir, ich bin mir sicher.«

33. Kapitel

Onor hatte recht gehabt. Am 26. Juni 1914 brachte Alice auf Mon Repos ihr viertes Kind zur Welt. Es war wieder ein Mädchen, und ihre Mutter Viktoria, die zur Geburt eigens aus Deutschland angereist war, zeigte sich leise enttäuscht, wenn sie auch versuchte, das vor ihrer Tochter zu verbergen. Doch Alice und Andreas ließen sich davon in ihrem Glück nicht trüben, und die drei großen Schwestern waren vom Familiennachwuchs ebenfalls ganz hingerissen. Das galt auch für Tilda, das Kindermädchen, das nun schon so lang in Alice' Diensten stand und die Kleine herzte, als wäre sie ihr eigenes Kind.

Zwei perfekte Tage lang genoss die Familie ihr großes Glück, und als am dritten Tag im fernen Sarajevo der österreichische Thronfolger Erzherzog Franz Ferdinand von Österreich-Este und seine Gattin, Sophie von Hohenberg, ermordet wurden, war es eigentlich nur Viktoria, die sich deswegen Sorgen machte.

»Ich hoffe, es wird nun keinen erneuten Krieg geben«, sagte sie bedrückt.

»Aber nein, Mutter«, versuchte Alice sie zu trösten, während sie auf der prachtvollen Terrasse von Mon Repos saßen und sie die kleine Sophie in ihren Armen wiegte. »Du musst dir keine Gedanken machen. Das wird keine Auswirkungen auf Griechenland oder Deutschland haben. Und auch nicht auf England.«

»Ich bin mir da nicht so sicher«, murmelte Viktoria. »Man denke nur an all die bestehenden Bündnisse. Wenn ich ehrlich bin: Ich bin zutiefst beunruhigt.«

Und Viktoria hatte recht mit ihren Sorgen. Es war genau so, wie sie es befürchtet hatte: Am 28. Juli erklärte Österreich-Ungarn Serbien den Krieg, und die Großmächte Europas hatten wegen der geschlossenen Bündnisse keine andere Wahl, als ebenfalls mitzuziehen.

Viktoria war direkt nach dem Attentat abgereist – sie wollte noch einmal ihre Schwestern in Russland besuchen, insbesondere Alix, um die sie sich ebenfalls sehr sorgte. Denn Rasputin spielte eine immer wichtigere Rolle im Leben der Zarin, und dieser war Viktoria von Battenberg durch und durch suspekt. Andreas hingegen war zu seinem Bruder nach Athen gereist, um mit ihm die Lage zu besprechen.

»Und?«, fragte Alice nach der Rückkehr ihres Mannes besorgt, doch Andreas wirkte zu ihrer Erleichterung sehr entspannt.

»Wir haben schon Grund zur Sorge, was unsere Verwandten in England, Deutschland und Russland betrifft. Aber Griechenland wird nicht in den Krieg eintreten.«

»Das ist gut«, sagte Alice erleichtert.

»Tino möchte, dass Griechenland neutral bleibt«, erklärte Andreas.

»Oh, ich bin so froh«, rief Alice und fiel ihrem Mann um den Hals. »Noch einen Krieg hätte ich nicht ertragen.«

Dann sah sie ihn besorgt an: »Aber was ist mit Sophie? Schließlich ist sie die Schwester des Kaisers. Macht Willy keinen Druck?«

»Er hätte schon gern, dass Griechenland an der Seite Deutschlands in den Krieg eintritt«, bestätigte Andreas. »Doch das schert Tino wenig. Er will Vaters Erbe fortführen und sich für die Menschen einsetzen. Und das Land zu Wohlstand bringen. Griechenland hat in der letzten Zeit genug unter den beiden Balkankriegen gelitten. Ein weiterer Krieg würde zu einer enormen Belastungsprobe für die Bevölkerung werden.«

Andreas küsste sie auf die Wange und fügte dann hinzu: »Außerdem hat sich Griechenland durch die Balkankriege enorm vergrößert. Tino will sicher nicht riskieren, das Land gleich wieder zu verlieren.«

»Ich bin wirklich sehr froh«, wiederholte Alice. »Aber dennoch wird dieser Krieg unsere Familie spalten. Auf einmal werden nun Feinde aus uns allen.«

Andreas nickte. »Es ist schon absurd. Deutschland ist nun mit der Triple Entente verfeindet.«

»Und damit mit Frankreich, England und Russland. Das heißt, Onkel Nicky und Onkel Georg sind jetzt die Feinde des deutschen Kaisers – und dessen Schwester ist mit Konstantin verheiratet.«

»Ja«, seufzte Andreas. »Schön ist die Situation wirklich nicht, selbst wenn wir nicht ganz direkt betroffen sein sollten.«

»Vor allem mache ich mir Sorgen um meinen Vater«, sagte Alice leise. »Er ist immerhin Erster Seelord der Britischen Marine, und meine Familie lebt überwiegend in England, ist aber nun mal deutsch. Dabei muss ich meinen Vater gar nicht fragen, auf welcher Seite er steht. Natürlich auf der Englands! Und der englische König ist immerhin Mamas Cousin.«

»So weit wird das nicht gehen, dass das Probleme bereitet«, prophezeite Andreas. »Du wirst sehen, bis dieser Umstand deinen Vater in Schwierigkeiten bringen könnte, ist der Krieg schon wieder vorbei. Allerdings …«

»Ja?«, fragte Alice alarmiert. Sie kannte ihren Mann und hatte geahnt, dass noch etwas kommen würde.

»Nun, Venizelos ist nicht ganz Tinos Meinung.«

Alice ächzte. »Und das heißt?«

»Erst mal nichts. Sie sind nur nicht einer Meinung.«

»Aber was bedeutet das?«, beharrte Alice. »Will er in den Krieg eintreten?«

»Das nicht unbedingt. Es geht mehr um die Sympathien. Auch wenn Tino neutral bleiben will, so sympathisiert er doch eher mit Deutschland, während Venizelos ganz klar für die Mittelmächte ist. Er findet, die starke britische Marine sei für Griechenland von großer Bedeutung, und da hat er ja nicht mal unrecht. Außerdem bezeichnet er Willy als Kriegstreiber. Deutschland steht militärisch sehr gut da, und Venizelos behauptet, dass der Kaiser schon lange auf die Gelegenheit wartet, Krieg zu führen.«

»Also, dass ihm das Attentat gerade recht kam?«

»So ungefähr, ja.«

»Und was sagt Konstantin dazu?«

»Dass es nicht klug wäre, Deutschland als Feind zu haben. Gerade wegen der großen militärischen Stärke könne Deutschland Griechenland im Zweifel einfach niederwalzen, und die Entente sei nicht in der Lage, einen ausreichenden Schutz zu gewähren.«

»Bei der Streitkraft der britischen Marine glaube ich das nicht.«

»Wie auch immer«, erwiderte Andreas. »Jedenfalls sind wir erst mal nicht in den Krieg verwickelt. Trotzdem haben wir einen Krieg in Europa, und der belastet auch uns. Es tut mir leid, mein Liebling. Ich hätte dir so sehr etwas Ruhe gegönnt. Ich hoffe, der Riss, der durch Europa geht, spaltet nun nicht auch dich.«

Alice schüttelte den Kopf. »Ich glaube, darauf kommt es jetzt an. Dass wir uns als Familie und auch als einzelne Personen eben nicht zerreißen lassen. Du musst doch nur in die griechische Königsfamilie schauen: Konstantins Frau ist Deutsche, ich auch. Helena ist Russin, deine Schwester Maria mit einem Russen verheiratet, und Marie ist Französin.«

»Wie klug du bist«, sagte Andreas. »Das ist eins der vielen Dinge, die ich an dir liebe. Dass du so klug bist und irgendwie immer und auf alles eine Antwort hast.«

Alice gab ihm einen Kuss. »Das Schöne ist ja, dass wir es ziemlich einfach haben. Konstantin ist neutral? Gut. Er ist unser König. Da ist es selbstverständlich, dass wir es auch sind. Da brauchen wir gar nicht viel diskutieren.«

Andreas nickte. »Allerdings wird unsere schöne, unbeschwerte Zeit hier auf Mon Repos bald vorüber sein. Ich werde in Athen gebraucht, und ich hätte euch gern um mich.«

»Und wir möchten bei dir sein. Wir brauchen dich«, versicherte sie. »Es waren vier herrliche, harmonische und unbeschwerte Monate auf Mon Repos. Schön, dass wir sie hatten, nun können wir gestärkt nach Athen gehen.«

»Ja«, bestätigte Andreas. »Die Mädchen könnten fröhlicher nicht sein. Und sie sind braun gebrannt wie Haselnüsschen.«

»Ich hätte noch ewig so weiterleben können in diesem Frieden von Mon Repos«, seufzte Alice.

»Ja«, bekräftigte Andreas. »Ich auch.«

London, 20. August 1914

Meine liebe Alice,
ich hoffe, dass Dich dieser Brief erreicht und dass Du einen Weg findest, mir zu antworten. Gerade in Zeiten wie diesen ist es so unendlich wichtig, dass wir uns austauschen

können. Da Griechenland zum Glück seine Neutralität erklärt hat, hoffe ich, dass es keine allzu großen Schwierigkeiten mit unserer Korrespondenz geben wird. Ich bin wohlbehalten wieder in England angekommen. Wie Du ja weißt, bin ich noch mit Louise und Nona nach Russland gereist, um meine Schwester zu besuchen. Es war wohl unvernünftig, da die Welt doch gerade ein Pulverfass ist, aber ich hatte irgendwie das Gefühl, dass ich unbedingt noch einmal zu ihr reisen muss. Papa wollte ja mit Dickie nachkommen, aber dann haben sich die Ereignisse überschlagen, und sie konnten ihre Reise nicht antreten. Dein Vater hat uns ein Telegramm geschickt und geschrieben, wir sollten sofort nach Hause reisen. Das war allerdings gar nicht so einfach: Wir mussten über Estland in das neutrale Schweden gebracht werden. Unser Geld war ungültig geworden, weshalb wir mit Gold und Schmuck für unsere Verpflegung und Weiterfahrt bezahlen mussten. Den meisten Schmuck habe ich zwar aus Sicherheitsgründen in Russland gelassen, aber etwas hatte ich zum Glück dabei. Wir übernachteten bei Kronprinz Gustav Adolf von Schweden auf Schloss Drottningholm und reisten am nächsten Morgen nach England weiter. Ich hatte den Eindruck, dass unsere Louise Gefallen an dem Kronprinzen gefunden hat, aber bedauerlicherweise ist er ja schon verheiratet. Auch in diesem Fall ist ihr also kein Liebesglück beschieden. Leider erkrankten Nona und ich auf der Heimreise an einer Mandelentzündung, es ging uns sehr schlecht. Immer wenn unser Schiff irgendwo anlandete, kamen Ärzte an Bord, um uns zu untersuchen. Ehrliche und erfahrene Ärzte waren das und keine merkwürdigen Wunderheiler, denn, ach, Liebes, ich sorge mich immer mehr um meine Schwester

Alix, und mein Besuch bei ihr hat mich nicht beruhigt, ganz im Gegenteil. Sie ist diesem merkwürdigen Rasputin immer noch verfallen! Es gibt sogar Gerüchte, sie hätte eine Affäre mit diesem merkwürdigen Mönch. Du weißt ja, wegen ihrer schüchternen Art und ihrer Unsicherheit war sie nie eine besonders beliebte Monarchin, aber jetzt ist ihr Ansehen auf dem Tiefpunkt. Das ganze Land lacht über sie und verspottet sie. Ach, aber wenn das doch alles wäre!
Hinzu kommt noch, und das macht mir riesige Sorgen, dass man sie verdächtigt, eine deutsche Spionin zu sein. Wer meine Schwester kennt, weiß, wie absurd diese Anschuldigungen sind, aber sie stehen nun einmal im Raum. Man unterstellt ihr allen Ernstes, geheime Angriffspläne ihres Landes an Willy zu verraten! Das ist wirklich an Unsinnigkeit nicht zu überbieten.
Nun, ich bin froh, dass ich mir wenigstens um Dich keine Sorgen machen muss, mein liebes Kind, und umarme und herze Dich und die Deinen.

Deine Dich liebende Mama

London, 15. September 1914

Liebste Schwester,
ist es wirklich schon fast ein Jahr her, dass Ihr uns besuchtet und wir die wunderbare Zeppelinfahrt unternommen haben? Mir kommt es vor, als wäre es erst gestern gewesen. Und gleichzeitig ist seitdem so unfassbar viel geschehen. Ich bin Deinem Beispiel – Du warst mir immer ein Vorbild – gefolgt und bin jetzt bei der Soldiers, Sailors, Airmen and Families Association aktiv. Man kann auch einfach SSAFA

sagen, aber ich finde, der lange Name klingt so unglaublich bedeutsam, dass ich ihn einfach ausschreiben musste.
Meine Organisation kümmert sich um die Familien der britischen Streitkräfte, wir besorgen ihnen Wohnungen und medizinische Hilfe. Aber ehrlich gesagt erscheint mir das nicht bedeutsam genug. Ich möchte mehr tun, um zu helfen. Deswegen werde ich mich bald als Krankenschwester beim Roten Kreuz bewerben. Leider sind ja weder England noch Deutschland neutral, und deshalb ist es uns unmöglich, mit allen in Verbindung zu stehen, wir machen uns große Sorgen. Daher bitte ich Dich: Wann immer Du etwas von jemandem unserer Lieben hörst, lass es uns wissen. Wir werden es umgekehrt genauso halten. Von Onor kann ich Dir berichten, dass sie Schloss Heiligenberg in ein Lazarett umgewandelt hat, aber das weißt Du sicher bereits.
Nun muss ich meinen Brief auch schon wieder beenden, ich habe mich gleich zum Dienst zu melden.
Deine treue Schwester Louise
PS: Gut, dass wir damals mit dem Zeppelin gefahren sind. Du hast sicherlich mitbekommen, dass kurz nach unserem Rundflug – oder sagt man bei einem Luftschiff Rundfahrt? – ein Zeppelin abgestürzt und vollkommen ausgebrannt ist. Ich bin sicher: Nach diesem Unglück hätte ich mich nie wieder in ein solches Gefährt gewagt.

34. Kapitel

»Das kann nicht sein. Das darf nicht sein!«, rief Alice und starrte ihren Mann entsetzt an.

»Was ist denn, Liebes?« Besorgt ließ Andreas die Zeitung sinken, in der er während des Frühstücks gelesen hatte.

»Sie haben Vater rausgeworfen.«

»Wie meinst du das – rausgeworfen?«, fragte er verwundert.

»Suspendiert. Er musste seinen Rang als Erster Seelord bei der Royal Navy abgeben.«

»Aber das ist doch absurd!« Verärgert schlug Andreas seine Zeitung zu und streckte die Hand nach dem Papier aus. »Lass sehen.«

Alice reichte ihm den Brief, und Andreas las mit gerunzelter Stirn.

»Das ist doch absurd!«, wiederholte er dann. »Man bezichtigt deinen Vater ernsthaft der Spionage für Deutschland? Dieser Mann ist britischer als der britischste Brite und seinem Land und der Marine treu ergeben.«

Wider Willen musste Alice lachen. Sie fand es zu rührend, wie sehr Andreas sich echauffierte, und das Bild des britischsten Briten war so herzerfrischend wie wahr. Doch gleich darauf wurde sie wieder ernst. Erster Seelord zu werden hatte ihrem Vater alles bedeutet. Wenn sie ihm das nun nahmen und obendrein behaupteten, er würde gegen die Interessen des Landes handeln, das er so liebte, dann taugte das durchaus dazu, Ludwig von Battenberg zu vernichten. Ihr Vater hatte der britischen Marine sechsundvierzig Jahre treu gedient: Sie war sein Lebensinhalt gewesen.

»Wie kommen sie denn auf solchen Unsinn?«, fragte Andreas.

»Winston Churchill macht wohl als Erster Lord der Admiralität Stimmung gegen ihn«, erklärte Alice. »Und die britische Presse bringt Hetzberichte gegen alles Deutsche.«

»Was umso lächerlicher ist, als dass das britische Königshaus ziemlich deutsch ist«, murmelte Andreas. »Aber das scheint keinen zu stören.«

»Mama ist ganz außer sich«, sagte Alice und blickte wieder auf den vor ihr liegenden Brief. »Die Presse veranstaltet wohl eine regelrechte Hetzjagd auf Papa und sein Leben und bringt jedes Detail ans Licht, auch über uns als seine Familie.«

»Unglaublich. Verabscheuenswert. Ich kenne kaum einen integreren Mann als deinen Vater.«

»Auch im Gentlemen's Club haben sie gegen meinen armen Vater gehetzt«, sagte Alice mit einer Stimme, die bebte vor Wut und Trauer und Mitgefühl und unterdrückten Tränen.

»Schließlich hat er keine andere Möglichkeit mehr gesehen, als sein Rücktrittsgesuch einzureichen.«

»Wie hat Georg denn drauf reagiert?«

»Der König wollte es zwar ablehnen und stellte sich hinter Vater, aber der wollte nicht gegen allen Widerwillen weitermachen. Dazu war er zu stolz und auch zu geschwächt. Wie soll er denn auch seinen Dienst verrichten, wenn alle gegen ihn sind?«

»Nein, das ist völlig unmöglich«, stimmte Andreas ihr zu.

»Immerhin hat der König ihm zugesagt, ihn nach dem Krieg

wieder in Amt und Würden zu bringen. Nun lässt er es mit Mama in Kent House auf der Isle of Wight ruhig angehen und schreibt ein Buch. Wie Mama berichtet, ist es auch für Dickie sehr hart. Es schmerzt ihn, dass man Vater derart gedemütigt hat.«

»Das kann ich mir gut vorstellen«, murmelte Andreas. »Der arme Junge.«

»Ich sorge mich auch um Tante Alix und Onkel Nicky«, gestand Alice nach kurzem Schweigen. »Ich habe neulich lediglich einen völlig nichtssagenden Brief erhalten, in dem die Zarin mir mitteilte, dass ihre Töchter sich nun ebenfalls als Lazarettschwestern verdingen. Irgendwie scheint unsere gesamte Familie sich berufen zu fühlen, mir mitzuteilen, dass sie sich karitativ engagiert.«

»Sie eifern dir eben nach«, sagte Andreas. »Sei doch froh.«

»Wahrscheinlich hast du recht. Ich müsste mich geehrt fühlen.«

»Das müsstest du«, bestätigte Andreas.

»Aber warum sorgst du dich nun um die beiden?«

»Offenbar ist Tante Alix immer noch diesem Rasputin verfallen. Aber auch Nicky, sie sind beide so sensibel und so zart, was man bei derart mächtigen Monarchen gar nicht vermuten würde. Onkel Nicky will keinen Krieg. Er hat Mama wohl sein Herz ausgeschüttet, als sie ihn besucht hat. Er hat Angst, dass nach einem solchen Krieg alles anders wäre als zuvor.«

»Da mag er allerdings recht haben.«

»Aber er hat ja als Schutzmacht keine andere Wahl, als Serbien zu unterstützen«, fuhr Alice fort. »Allzu viel weiß ich nicht, denn Mutter kann natürlich nicht offen schreiben, aber sie und auch Papa haben wohl den Eindruck, dass mein Onkel von mächtigen Ministern regelrecht zu diesem Krieg gedrängt wurde.«

Andreas nickte finster. Dass Nicky sich durchaus leicht beeinflussen ließ, war kein Geheimnis.

»Und nun befinden sich Onkel Willy und Onkel Nicky im Krieg. Die beiden Cousins. Es ist so absurd«, fuhr Alice fort. »Ich habe Angst, dass Alix das nicht durchstehen wird. Allein die Tatsache, dass das Land, das ihr nun Heimat ist, gegen das Land, aus dem sie stammt, Krieg führt...«

»... ist absurd, ich weiß«, wiederholte Andreas die Worte seiner Gattin. »Aber das geht unzähligen anderen genauso. Unter anderem deinem Vater«, führte er das Gespräch auf seinen Ausgangspunkt zurück.

»Ja.« Alice schluckte. »Um ihn mache ich mir vielleicht die allergrößten Sorgen. Und natürlich auch um meine Brüder, die ebenfalls in den Krieg ziehen müssen. Wer weiß, welchen Verwandten sie an der Front gegenüberstehen werden.«

35. Kapitel

Mit raschen Schritten eilte Alice auf das Gebäude innerhalb des griechischen Armeestützpunktes zu, im dem die britischen Streitkräfte stationiert waren. Die Lage spitzte sich immer mehr zu: Im Januar 1915 hatten Frankreich, England und Russland Griechenland und Bulgarien hinsichtlich eines Kriegseintritts auf ihrer Seite regelrecht umworben und ein attraktives Angebot gemacht: Griechenland würde nach dem Krieg Gebiete Kleinasiens erhalten. Und das wäre ein wichtiger Schritt im Sinne der Megali Idea gewesen, denn dieser Traum von Groß-Griechenland schloss Kleinasien mit ein. Doch Konstantin war hart geblieben. Das hatte den Premierminister derart erbost, dass er sein Rücktrittsgesuch einreichte. Neuwahlen waren die Folge gewesen, Venizelos wurde einstimmig wiedergewählt und somit in seiner Macht bestärkt. Venizelos hatte viele Anhänger, und das Unverständnis für die Haltung des Königs, der sein Land doch nur vor dem Krieg bewahren wollte, wuchs. Die Lage war nicht ganz ungefährlich – innen- wie außenpolitisch, denn nicht zuletzt wegen seiner Ehe mit der Schwester des deutschen Kaisers stand Konstantin immer im Verdacht, heimlich für die Deutschen zu sein.

Alice betrat das herrschaftliche Gebäude, in dem sie vom Earl of Granard, dem Sekretär im militärischen Dienst des

Oberbefehlshabers der britischen Streitkräfte, bereits erwartet wurde. Sie hatte um das Gespräch gebeten – wissend, dass alles, was sie zum Earl of Granard sagte, sofort ihrem Onkel, König Georg, zugetragen wurde. Daher war sie durchaus etwas nervös, als sie nun empfangen wurde. Der Oberbefehlshaber erwies sich als hochgewachsener Mann um die vierzig mit modernem Schnauzbart. Das braune Haar trug er mit einem Seitenscheitel glatt an den Kopf gekämmt. Er wirkte sympathisch.

»Wie schön, dass Sie den Weg zu uns gefunden haben, Königliche Hoheit«, begrüßte er Alice, bat sie, auf einem barock anmutenden Sofa Platz zu nehmen, und ließ Tee servieren.

»Ich danke Ihnen, dass Sie mich empfangen«, erwiderte Alice und beschloss dann, direkt zur Sache zu kommen. »Wie Sie sicherlich bereits ahnen, ist mein Besuch halb offizieller Natur.«

Der Earl nickte und sah sie abwartend an.

»Mir – und meiner gesamten Familie – ist bewusst, dass Ihnen die Tatsache, dass mein Schwager nicht aufseiten der Entente in den Krieg eintreten will …«, sie zögerte, suchte nach den richtigen Worten, »nun ja … unverständlich erscheint.«

Der Earl of Granard verzog keine Miene, erwiderte auch nichts, sondern sah Alice aus seinen irritierend hellen Augen nur stumm an, was sie durchaus verunsicherte. Vermutlich tat er es genau deshalb, dachte sie mit einem Anflug von Ärger.

»Nun«, fuhr sie fort. »Uns ist auch bewusst, dass dem König eine prodeutsche Haltung unterstellt wird – zumal er ja bekanntermaßen mit der Schwester des deutschen Kaisers verheiratet ist.« Immer noch sah der Earl sie stumm an.

Alice' Unsicherheit wuchs. Warum sagte dieser Mann nichts? Durch sein Schweigen vermittelte er ihr das Gefühl, als würde er ihren Worten keinen Glauben schenken oder habe sie beim Lügen ertappt.

»Ich kann Ihnen versichern, dass mein Schwager in keiner Weise prodeutsch ist«, sagte sie hastig. »Es geht ihm nur darum, einen Krieg von Griechenland abzuwenden. Unser Land hat durch die beiden Balkankriege schon sehr gelitten. Der König möchte die Ressourcen des Landes und ihrer Bewohner schonen.«

Endlich ließ sich der Earl zu einer Reaktion herab. »Ich verstehe«, sagte er.

»Da ich Sie besucht habe, um Ihnen die Sichtweise der königlichen Familie näherzubringen, will ich vollkommen offen zu Ihnen sein und auch noch ein paar Worte zu unserem Premierminister sagen«, fuhr Alice, leise ermutigt, fort.

»Wie Sie wissen, haben er und der König große Differenzen. Venizelos hat viel Macht in Griechenland, aber ich halte ihn auch für gefährlich für unser Land.« Sie nahm einen Schluck Tee.

Ihr Gegenüber ließ sich zu einem Nicken herab. »Ich verstehe«, wiederholte er.

Alice nahm hastig einen weiteren Schluck Tee, um ihre Unsicherheit buchstäblich hinunterzuspülen. Dann erhob sie sich, um zu gehen. Sie hatte die Informationen, die sie loswerden wollte, mitgeteilt. Das war das Wichtigste. Auch wenn der Earl of Granard sich so merkwürdig verhielt, musste das nicht bedeuten, dass er ihre Informationen anzweifelte oder uninteressant fand. Er wollte sich vermutlich nur nicht in die Karten schauen lassen.

Und Alice sollte recht behalten: Während sich die Lage immer mehr zuspitzte, blieb Konstantin bei seinem Nein zum Kriegseintritt, Venizelos jedoch drang mehr und mehr darauf und ließ ohne Rückendeckung durch den König die Truppen mobilisieren. Konstantin tobte vor Wut und enthob Venizelos seines

Amtes. Der kehrte nach Kreta zurück, wo er eine provisorische Regierung aufbaute. Sein Ziel war klar: Er wollte wieder an die Macht. Und Konstantin wollte keinen Krieg. Und dabei blieb er.

Griechenland steckte mitten in einer Krise, und Alice tat, was sie konnte, um zu helfen. In dem Versuch, ihm Konstantins Einstellung zu erklären, suchte sie den Earl of Granard ein zweites Mal im griechischen Hauptquartier in Saloniki auf. Sie wollte deutlich machen, warum Konstantin den von Venizelos abgeschlossenen Vertrag mit Serbien ablehnte. Denn als Griechenland das Nachbarland rund zwei Jahre zuvor gemeinsam mit Bulgarien um Hilfestellung gegen die Türkei gebeten hatte, hatten sich die Serben geweigert. Sie hatten sich rausgehalten, und so könne man doch jetzt keine Loyalität gegenüber diesem Land erwarten, argumentierte Alice. Der Earl zeigte sich beeindruckt von Alice' politischem Interesse und versprach, den König in England über ihre Sichtweise in Kenntnis zu setzen.

Doch die Situation spitzte sich weiter zu, und Alice entschied sich, zunächst in Saloniki zu bleiben, auch wenn dies bedeutete, dass sie ihre Mädchen an Weihnachten nicht sehen würde. Mittlerweile wurden in Saloniki Lager errichtet und Schützengräben ausgehoben. Doch entgegen allen Befürchtungen kam es zu keinen Kampfhandlungen, und im Mai 1916 wurden ihr sogar Gerüchte zugetragen, dass die deutsche Regierung durchaus an einem Frieden Interesse hätte. Endlich konnte Alice wieder nach Hause fahren und ihre Mädchen in die Arme schließen.

36. Kapitel

»Um Himmels willen. Das sieht ja entsetzlich aus!« Alice war den Tränen nah, als sie am 9. Juli mit Andreas und Konstantin durch den Palast ging, der vor wenigen Tagen in Flammen gestanden hatte. Achtzehn Menschen waren in Tatoi ums Leben gekommen, und sowohl der altehrwürdige Sitz der königlichen Familie als auch der umliegende Wald waren schwer beschädigt worden. Alice und Andreas waren zur Zeit des Feuers zum Glück nicht auf Tatoi gewesen. Doch Tino und Sophie hatte das Feuer überrascht, und die Königin stand, wie Konstantin berichtete, noch immer unter schwerem Schock. Auch wenn sich die Schwägerinnen in letzter Zeit nicht gut verstanden hatten, sorgte sich Alice nun um die andere.

»Wie geht es ihr?«

Tino schüttelte den Kopf. »Nicht gut. Eigentlich dürfte ich sie gar nicht allein lassen, aber ihre Zofe kümmert sich rührend um sie. Sie hat einen schweren Schock.«

Er schluckte und fuhr dann fort: »Sie ist mit Katharina auf dem Arm aus dem Palast geflohen und gerannt und gerannt und gerannt, als wäre der Teufel hinter ihr her oder das Feuer würde sie verfolgen.«

»Wie furchtbar«, murmelte Alice. »Ich würde ja gerne nach

ihr sehen, aber da es um unser Verhältnis nicht zum Besten bestellt ist, würde sie das vielleicht eher aufregen.«

Tino nickte. »Das fürchte ich leider auch.« Er sah Alice entschuldigend an. »Du weißt, wie sehr ich dich schätze und dass ich Sophies Haltung dir gegenüber bedauere?«

Sie nickte beruhigend. »Natürlich weiß ich das.«

»Ich bin dir wirklich sehr dankbar für alles, was du für unser Land tust. Auch für deine Gespräche mit dem Earl of Granard. Und das trotz meiner … nun ja.«

»Trotz deiner Affäre«, ergänzte Alice kühl. »Das eine hat mit dem anderen nichts zu tun, Konstantin.«

Der König nickte verlegen.

»Ich fürchte nur, dass Alice' Bemühungen nicht mehr ausreichen werden«, murmelte Andreas. »Unfassbar, dieses Feuer.« Er betrachtete eine große Holztreppe, die den Flammen zum Opfer gefallen war und nun in Schutt und Asche lag. Immer noch war die Luft voller Rauch und brannte in Alice' Augen.

»Weißt du noch?«, fragte Andreas seinen Bruder wehmütig. »Hier sind wir als Kinder immer heimlich hoch- und runtergerannt.«

Alice betrachtete die beiden Brüder gerührt. Nach ihrem Streit hatten sie kaum ein persönliches Wort gewechselt, aber der Brand und die gemeinsamen Kindheitserinnerungen schien sie einander wieder näherzubringen. Alice war froh darüber, auch wenn sie Tino seinen Betrug noch sehr übel nahm.

»Ja«, erwiderte der König traurig. »Und ob ich das noch weiß. Und ich habe das Gefühl, dass unser Land bald ebenso in Flammen stehen wird wie dieser Palast. Und dass wir diesen Brand nicht in achtundvierzig Stunden löschen können werden.«

Er warf Alice einen Blick zu, während sie weitergingen. »Ich gebe deinem Mann recht«, sagte er. »Deine Gespräche mit dem Earl reichen nicht mehr.«

»Was sollen wir tun?«, fragte Andreas.

Der König blieb stehen und sah nun seinen Bruder eindringlich an. »Ich würde dich gerne nach London und nach Paris entsenden, damit du dort deutlich machen kannst, wie wir zum Krieg stehen und welche Haltung wir haben. Sie müssen begreifen, dass wir nicht für die Deutschen sind, sondern einfach nur neutral bleiben möchten.«

Andreas nickte. »Das ist eine gute Idee, zumal die Gerüchte, dass wir ein geheimes Bündnis mit Deutschland haben, immer lauter werden. Dem müssen wir entschieden entgegentreten. Sonst wird es wirklich gefährlich für uns.«

»Dann ist es also abgemacht«, freute sich der König. »Ich würde dich bitten, die Reise so bald wie möglich anzutreten.«

»In Ordnung«, sagte Andreas. »Wir werden gleich alles Nötige veranlassen.«

Tino nickte. »Dann sehe ich nun noch mal nach Sophie.«

»Tino!« Als er schon halb die Treppe hinauf war, rief Alice ihm noch nach. Ihr Schwager drehte sich um.

»Ja?«

»Glaubst du, es war Brandstiftung?«

Er nickte. »Ja, das glaube ich. Ich will nichts beschönigen. Ich glaube, alle Mitglieder der griechischen Königsfamilie sind in Gefahr.«

*

Konstantins Befürchtung bewahrheitete sich: Es dauerte nicht mehr lang, da stand im September 1916 ganz Griechenland in Flammen. Andreas hatte auf seiner Reise in England und Frankreich zwar teilweise Gehör gefunden, teilweise war er aber auch auf extreme Ablehnung gestoßen, und Englands Vizekönig bezichtigte Konstantin sogar offen und in der englischen Presse des Verrats. Und in Paris machte die Tatsache, dass Andreas' Schwägerin Marie eine Affäre mit dem französischen Premierminister hatte, die Sache auch nicht einfacher.

Außenpolitisch war die Lage also durchaus »nur« brisant zu nennen, innenpolitisch war das Feuer bereits ausgebrochen. Der König galt in Griechenland nun als Spion, der für die Deutschen arbeitete.

»Es wird immer verrückter«, murmelte Alice. »Erst soll Vater ein deutscher Spion sein und nun auch noch Tino.«

»Allerdings«, pflichtete Andreas ihr bei. »Wusstest du, dass wir auch mit drinstecken?«

»Ach?«, erkundigte sich Alice spöttisch. »Wir beide sind also auch deutsche Spione?«

Sie bemühte sich zwar um einen leichten Tonfall, doch eigentlich war ihr nicht nach Lachen zumute.

»Ja«, erklärte Andreas. »Vor Mon Repos haben wir eine geheime Tankstation für deutsche U-Boote.«

»Wenn es nicht so traurig wäre, müsste ich jetzt eigentlich schallend lachen«, sagte Alice.

Andreas war aufgestanden und zum Fenster gegangen. Hatten sich Alice und die Mädchen während seiner Auslandsreise vorwiegend auf Mon Repos aufgehalten, waren sie nun nach Athen zurückgekehrt und residierten im Kronprinzenpalais. Seit 1910 lebte die gesamte königliche Familie, wenn sie sich in Athen aufhielt, dort, während der König selbst mit Sophie auf Tatoi residierte.

»Was ist?«, fragte Alice angesichts der besorgten Miene ihres Mannes. »Warum siehst du hinaus?«

»Weil auf der Straße vor dem Palast ein ungeheurer Lärm zu hören ist«, erklärte Andreas und winkte sie zu sich. »Komm.«

Alice stand auf, trat zu ihm ans Fenster und schrie erschrocken auf. Die Menge unten auf der Straße tobte!

»Das sind Venizelos' Anhänger«, stellte Andreas fest.

»Was wollen sie?«, fragte Alice, die die Rufe der Demonstranten von hier oben aus nicht von den Lippen abzulesen vermochte.

Andreas lauschte.

»Sie wollen, dass Venizelos zurückkommt. Nur er könne das Land retten«, sagte er schließlich.

»Mir wird ein wenig mulmig zumute«, gestand Alice. »Ich fand Tinos Versuche, Griechenland aus dem Krieg herauszuhalten, zwar gut, aber im Moment frage ich mich doch, ob es vielleicht die falsche Entscheidung war. Vor allem, wenn wir dafür einen Bürgerkrieg riskieren.«

In diesem Moment zuckte Andreas erschrocken zusammen.

»Was ist?«, fragte Alice. »Hast du etwas gehört?«

Er nickte. »Schüsse. Jede Menge Schüsse. Ich fürchte, jetzt wird es wirklich ernst.«

»Wie ernst?«, fragte Alice ihren Mann.

»Sehr ernst. Wie in Russland. Als ich in England auf meiner Reise deine Eltern besucht habe, habe ich einiges erfahren. Dein Bruder war ja kürzlich dort, und …«

Er verstummte.

»Und?«, drängte Alice in höchster Sorge. »Nun sag doch bitte.«

»Dein Bruder hat während seines Aufenthalts in Russland meine Mutter besucht – und um sie mache ich mir offen gestanden auch große Sorgen. Sie engagiert sich karitativ, die Paläste sind inzwischen Hospitäler.«

Alice nickte ungeduldig. »Daran ist ja an sich erst mal nichts Gefährliches?«

»Nein, aber die Lage in Russland ist… noch viel prekärer als die unsere. Du weißt, dass Onkel Nicky das Oberkommando übernommen hat. Aber er… nun ja, er hat leider kein allzu großes militärisches Geschick, Russland hat schlimme Verluste und muss Hunger leiden. Die Stimmung im Volk ist… nicht sehr gut.«

»Was heißt das denn genau?«, rief Alice, und die Angst um ihre Familie schnürte ihr die Kehle zu.

»Auch in Russland gibt es wohl solche Protestmärsche, wie wir sie hier erleben«, fuhr Andreas fort, während sie nebeneinander am Fenster des Palastes standen und auf die tobende Menge hinabsahen. »Sie nennen sich Bolschewiki. Die Arbeiter streiken, und auch die Soldaten lehnen sich inzwischen auf, weil sie ihr Leben in diesem für Russland so verlustreichen Krieg nicht mehr opfern wollen. Und Tante Alix' Bande mit diesem Rasputin tragen nicht dazu bei, das Volk zu beruhigen.«

»Das habe ich mir fast gedacht«, seufzte Alice. »Mir war dieser Mann schon immer äußerst suspekt.«

»Meine Mutter ist wohl ausgesprochen besorgt«, sagte Andreas. »Sie ist der Ansicht, dass man etwas tun muss, um Alix aus dem Einfluss dieses Menschen zu lösen.«

»Da bin ich ganz ihrer Meinung. Aber was? Weißt du, mein Liebling, ich musste schon so oft an Onkel Ernie denken und seinen schlimmen Verlust. Als er die kleine Ella verlor, tat er mir unendlich leid – aber wie schlimm es wirklich gewesen sein muss, das konnte ich erst ermessen, als ich selbst Mutter geworden bin. Rasputin ist vielleicht Alix' letzte Hoffnung, dass mit Alexei alles gut wird. Und wenn dem so ist, dann wird sie niemals von ihm lassen.«

Die tobende Menge sollte ihren Willen bekommen: Im Oktober 1916 kehrte Venizelos zurück und richtete in Saloniki eine republikanische Gegenregierung ein. Da der Druck auf Konstantin immer größer wurde, willigte er nicht nur ein, den französischen Abgesandten in der Botschaft in Athen zu treffen, sondern versicherte auch, dass er keinerlei Interesse daran hätte, die guten Beziehungen zu den Entente-Mächten zu gefährden. Doch dieser Vorstoß kam vermutlich zu spät, mittlerweile hatte Griechenland sich in zwei Lager gespalten. Die eine Seite unterstützte Venizelos und die andere Konstantin. Da Ausschreitungen und Gewalttaten nicht ausblieben, stationierten sowohl England als auch Frankreich Soldaten, die für Ruhe und Ordnung sorgen sollten.

37. Kapitel

»Königliche Hoheit! Bitte kommen Sie! Schnell!«

»Was ist denn, Anthea?«, fragte Alice und sah von der Stickerei auf, die sie an diesem kalten Wintertag, dem 1. Dezember 1916, in der Königlichen Stickereischule in Händen hielt. Die Schule hatte zwar mit Beginn des Krieges geschlossen, doch Alice kam trotzdem regelmäßig hierher, um nach dem Rechten zu sehen und bei der Stickarbeit etwas Zerstreuung zu finden. Es gab nichts Beruhigenderes als das Gefühl, wie die Nadel in schöner Regelmäßigkeit durch den Stoff drang und farbenfrohe Muster zauberte.

»Draußen geht … die Welt unter«, stammelte das junge Mädchen. Alice hatte die junge Dienerin heute mitgenommen, damit diese die Lehrräume gründlich säuberte.

»Das beruhigt sich auch wieder, Anthea«, sagte Alice. »Das sind nur die Demonstranten.«

Doch Anthea schüttelte heftig den Kopf. »Nein.«

»Nein? Wie meinst du das, nein?«

»Das sind Bomben. Von Schiffen. Sie greifen Athen an. Und auch den Palast. Das rufen die Menschen draußen auf der Straße.«

»Was?« Alice lief so schnell zum Fenster, dass der Stuhl, der im Weg stand, mit einem lauten Poltern zu Boden fiel. »Bist du sicher?«

»Na ja. Sehen Sie selbst.« Anthea war den Tränen nah und deutete aus dem Fenster. Fassungslos sah Alice hinaus. Es war noch schlimmer als die Demonstration, die sie mit Andreas vom Palastfenster aus beobachtet hatte.

»Wer?«, stieß sie hervor. »Wer schießt?«

»Ich weiß es nicht«, schluchzte Anthea.

Alice rannte. Sie rannte in Richtung ihrer Kinder, in Richtung des Palastes, und während sie rannte, dröhnte die Stille in ihren Ohren. Sie sah Soldaten mit riesigen Maschinengewehren, die in die Menge feuerten, sie sah Menschen blutend zusammenbrechen.

All das geschah ohne Ton. In aller Stille. Stumm. Doch die Bilder brannten sich umso schärfer in ihre Netzhaut. Durch den Kugelhagel rannte Alice nach Hause. In ihrem Kopf gab es nur einen Gedanken: Die Mädchen! Sie musste sie in Sicherheit bringen. Wenn ihnen noch nichts geschehen war!

Atemlos stürmte Alice wenig später in den Palast. Hatte sie ihre Taubheit Minuten zuvor noch gesegnet, weil sie ihr ersparte, all die vermutlich grauenvollen Geräusche zu hören, die die Menschen in ihrem Leid von sich gaben, so verfluchte sie sie jetzt, denn sie konnte ihre Mädchen zwar rufen, aber deren Antworten nicht hören. Andererseits war der Palast ohnehin viel zu groß, als dass das wirklich sinnvoll war. Alice zwang sich zur Ruhe. Auf die Gouvernante, ihre treue Tilda, war und blieb Verlass. Das Wohl der Mädchen stand für sie über ihrem eigenen. Sie würde sie sicherlich in den Keller gebracht haben. Alice lenkte ihre Schritte dorthin – und da waren sie tatsächlich alle und sahen ihr mit angstvollen, schreckgeweiteten Augen entgegen: Tilda hatte ihre Arme fest um die drei größeren Mädchen gelegt und hielt die zitternden Geschöpfe an sich gedrückt, die kleine Sophie saß auf dem Arm von Martha, Alice' Zofe.

Als die Mädchen Alice erblickten, rissen sie sich los, rannten auf sie zu und klammerten sich an sie. Ihr Hals war bald nass von den Tränen ihrer Töchter, die Todesangst litten und sich vermutlich furchtbare Sorgen um sie gemacht hatten.

Als sie ihre Mädchen wieder einigermaßen beruhigt hatte, zog sie die vier zu einem der Sofas, die hier bereitstanden, und streichelte beruhigend ihre Köpfe.

Da fiel ihr Blick auf ihre Schwägerin Sophie, die, ihre kleine Tochter Katharina im Arm haltend, auf einem der Sessel ihr gegenübersaß. Nach dem schlimmen Brand in Tatoi hielt sie sich wieder vermehrt hier in Athen auf. Ihre Lippen bewegten sich. Betete sie? Konzentriert starrte Alice auf den Mund der Königin. Und dann las sie. »Verdammt, Konstantin, das ist alles deine Schuld. Du hast uns in diese Lage gebracht, du und nur du allein bist schuld. Du bist ein lausiger König und ein noch lausigerer Ehemann. Ich hasse dich aus ganzem Herzen. Hätte ich dich nur nie geheiratet!«

Bestürzt senkte Alice den Blick. Sie kam sich vor, als hätte sie ihre Schwägerin ausspioniert. Diese Worte waren nicht für sie gedacht. Sie waren für niemanden gedacht außer für Sophie selbst, denn so viel war klar: Niemals würde die Königin das ihrem Mann direkt ins Gesicht sagen. Sophie stand nach außen hin fest zu dem König, auch wenn er ihre Liebe und Loyalität immer wieder auf die Probe stellte. Selbst dass er seine Affäre mit Wanda Paola Lottero nicht aufgegeben hatte, nahm Sophie hin.

Mehrere Stunden harrten die Frauen und Kinder im Keller aus. Dann stiegen sie vorsichtig wieder nach oben. Gemeinsam mit

Tilda und Martha gab Alice den Mädchen Kuchen und heißen Kakao, badete sie und kämmte ihnen die Haare.

»Weißt du, Mami«, murmelte Margarita schließlich, als die Kinder endlich im Bett lagen, erschöpft und eingeschüchtert von den Ereignissen des Tages, »heute wünschte ich, ich sei taub so wie du. Dann hätte ich all die schrecklichen Schüsse nicht hören müssen und die Schreie.«

Alice beugte sich vor, um ihrer Tochter einen Kuss auf die Stirn zu geben. »Ach, Liebes, heute war ich tatsächlich auch einmal sehr froh darüber, nicht hören zu können. Aber meistens finde ich das sehr schade.«

Zärtlich sah sie Margarita an und sagte: »Das erste Mal, dass ich meine Taubheit wirklich richtig schlimm fand, war, als du auf die Welt kamst.«

»Warum?«, fragte das Mädchen, und Alice dachte, wie entzückend ihr elfjähriges Töchterlein mit ihren blonden Haaren und dem ernsten Gesichtchen doch aussah.

»Weil ich nicht hören konnte, wie deine Stimme klingt, mein Schatz«, erklärte Alice. »Und auch die Stimme deiner Geschwister und deines Papas möchte ich gern einmal hören.«

»Sie klingen schön«, sagte Margarita ernst. »Das verspreche ich dir.«

Alice nickte. »Da bin ich mir sicher.«

38. Kapitel

»Der Zar hat abgedankt!« Tino war schneeweiß, als er, ein Telegramm in der Hand, in die Bibliothek kam, in der sich Andreas und Alice gerade aufhielten. »Also doch«, murmelte Alice und ließ sich auf eines der Sofas sinken.

»Das war leider zu befürchten«, bekräftigte Andreas. »Trotzdem ist es ein Schock.«

In der Tat hatten sich die Ereignisse in Russland überschlagen, und die griechische Königsfamilie hatte immer besorgter gen Osten geblickt. Am 17. Dezember war Rasputin von Mitgliedern der Zarenfamilie ermordet worden, und so erleichtert die Familie gewesen war, dass der seltsame Mönch nun keinen Einfluss mehr auf Alix nehmen konnte, so groß war doch andererseits die Sorge, dass sie nun vollkommen den Halt verlor. Dann hatte Lenin sein Schweizer Exil verlassen und war in Petrograd eingetroffen. Sein Ziel: den Zaren zu stürzen. Immer mehr von Nickys Soldaten waren zu den Aufständischen übergelaufen, der Druck auf den Zaren hatte sich verstärkt, und nun, am 15. März 1917, hatte er sich schließlich bereit erklärt abzudanken.

»Damit enden dreihundert Jahre Herrschaft der Romanows in Russland«, sagte Tino, der inzwischen ebenfalls Platz genommen hatte. »Das ist erschütternd.«

»Was wird jetzt aus ihnen?«, fragte Alice bang.

Tino sah erst seinen Bruder, dann seine Schwägerin an, unendliche Traurigkeit im Blick. »Vielleicht sollten wir gehen.«

»Du willst abdanken wie der Zar?«, fragte Andreas entsetzt. »Ist das nicht etwas übereilt?«

»Fakt ist, es hat Aufstände gegeben, und am Ende hat der Zar abgedankt. Soll diese Geschichte sich in Griechenland wiederholen? Ich überlege ja nur, ob es für die griechische Königsfamilie besser wäre, das Land zu verlassen«, sagte Tino aufgewühlt.

Andreas schüttelte vehement den Kopf und griff nach Alice' Hand. »Also, für uns kommt das nicht infrage«, verkündete er. »Wir lassen unser Land nicht im Stich.«

Alice nahm ihm nicht übel, dass er sie nicht zuvor nach ihrer Meinung gefragt hatte, denn er wusste, dass sie ebenso dachte wie er. Sie fühlte sich lang schon als Griechin, und unter den griechischen Prinzen war Andreas immer derjenige gewesen, der seinem Land am meisten verbunden gewesen war. Seine Reaktion folgte für Alice einer tiefen Logik. »Ich habe auch nicht das Gefühl, dass es hier so weit kommen wird wie in Russland«, argumentierte Andreas. »Obwohl Griechenland den Mittelmächten den Krieg erklärt hat.«

Doch Tino schüttelte den Kopf. »Ich teile deinen Optimismus leider nicht«, sagte er. »Ich sehe viele Parallelen und bin in allergrößter Sorge.«

*

Am 11. Juni dankte Konstantin als König von Griechenland ab. Er tat es nicht freiwillig. Man gab ihm die Schuld an einem Ereignis, für das er nichts konnte: Die griechische Marine hatte im Hafen von Piräus französische Matrosen angegriffen. Obwohl das gegen Tinos Willen geschehen war, setzten England und Frankreich ihn nun hinsichtlich einer Abdankung zugunsten einem seiner Söhne unter Druck. Georg, der eigentliche Thronfolger, kam nicht infrage, da er in Deutschland seine militärische Ausbildung erhalten hatte und damit nicht unverdächtig war. Die Wahl fiel auf den zweitgeborenen Alexander. Er war dreiundzwanzig Jahre alt und wurde am 12. Juni 1917 in einer kleinen, bescheidenen Feier als König Alexander I. von Griechenland vereidigt.

»Wenigstens ist unsere Herrschaft nicht zu Ende wie bei den Romanows, auch wenn ich zur Abdankung gezwungen wurde«, sagte Tino beim gemeinsamen Abendessen. »Und meine Tage hier in Griechenland sind nun wirklich gezählt.«

»Ein merkwürdiges Gefühl«, erwiderte Alice. »Alexander ist nun schon der dritte König, den ich hier in Griechenland erlebe.«

»Ja, es sind unruhige Zeiten«, ließ sich Sophie dazu herab, das Wort an Alice zu richten.

»Wir verlassen den Palast noch heute Nacht«, teilte Tino seiner Familie mit. »Wir gehen in die neutrale Schweiz.«

»Schon heute?«, rief Alice erschrocken. »Das geht viel zu schnell.«

»Und ihr seid wirklich sicher, dass ihr uns nicht begleiten wollt?«, fragte Sophie, und Alice sandte ihr einen erstaunten Blick. In den letzten Jahren hatte Sophie ihr stets die kalte Schulter gezeigt, und nun schien sie unter regelrechtem Trennungsschmerz zu leiden?

»Hört ihr das?«, fragte Andreas seinen Bruder und seine Schwägerin.

»Ja.« Stirnrunzelnd stand Tino auf und ging zum Fenster. Alice fühlte sich an die Szene einige Monate zuvor erinnert. Damals war Andreas zum Fenster gegangen und hatte hinausgesehen auf den Mob, der Venizelos wiederhaben wollte. Jetzt schien es umgekehrt zu sein.

Tino war sichtlich gerührt, als er sich wieder zu seiner Familie umwandte. »Die Reservisten da draußen wollen, dass ich bleibe«, erklärte er.

»Wir müssen trotzdem gehen, Vater«, sagte Georg, der nun ehemalige Kronprinz. Doch die Abreise verzögerte sich bis zum nächsten Morgen – erst dann verzog sich die Menge vor dem Palast.

Alice stand neben ihrem Mann am Fenster und sah den Abreisenden nach. Sie seufzte. »Ich habe das Gefühl, dass das Leben ein ständiger Wandel ist. Es war doch erst gestern, dass dein Vater ermordet und Konstantin König wurde.«

Andreas nickte. »Und ehrlich gesagt glaube ich nicht, dass Alexander der neuen Aufgabe gewachsen ist. Er wurde doch überhaupt nicht auf den Thron vorbereitet.«

»Ich teile deine Sorge«, murmelte Alice. Dann sah sie ihren Mann ernst an. »Umso wichtiger, dass wir bleiben und ihn unterstützen, Andreas. Venizelos macht ihn sonst zu seiner Marionette. Deine Aufgabe war noch nie so groß wie jetzt. Auch wenn du auf dem Papier nun natürlich weniger Einfluss hast.«

»Das habe ich auch schon gedacht«, bestätigte er. »Ich hoffe nur, dass man uns bleiben lässt.«

»Zweifelst du daran?«, fragte Alice erschrocken.

»Ja«, sagte Andreas. »Besser gesagt: Ich bin mir sicher. Die Regierung hat mich, Nikolaus und Christo bereits darum gebeten, das Land zu verlassen. Georg ist ja ohnehin schon im Ausland. Doch ich bleibe. *Wir* bleiben.«

Und Andreas hielt Wort. Zunächst. Er harrte mit seiner Familie auf Mon Repos aus und versuchte, Alexander den Rücken zu stärken. Allerdings vergeblich: Die Regierung ließ ihn noch nicht einmal zu seinem Neffen durch. Gleichzeitig wurde der Druck auf Alice und Andreas immer stärker. So stark, dass sie sich schließlich beugen mussten. Nur zwei Wochen nachdem Konstantin ins Exil gegangen war, folgten Alice und Andreas ihm und verließen Griechenland, das ihnen immer Heimat gewesen war. Mit blutenden Herzen.

39. Kapitel

»Ich bin so froh, wieder hier zu sein«, seufzte Alice und ließ sich in den weichen Sessel zurücksinken. Sie saß mit Andreas in der Lobby des Schweizer Hotels in St. Moritz, in dem sie seit Beginn des Exils lebten, und genoss die Gesellschaft ihres Gemahls. Es war der 10. Oktober 1917, und erst gestern war sie von einer achtwöchigen Reise aus England zurückgekehrt, die sie mit Erlaubnis des Königs angetreten hatte, um ihre Eltern zu sehen.

»Ich bin auch froh«, sagte Andreas. »Es war hier so trist und einsam ohne dich. Und ich habe ja nichts zu tun. Ich komme mir fürchterlich nutzlos vor.«

Alice musterte ihn besorgt. Seit ihrer Ankunft im Exil war Andreas regelrecht eingefallen, wie eine Pflanze, der man Licht und Wasser entzog. Jetzt bemühte er sich um ein Lächeln. »Nun erzähl schon von deiner Reise. Bei dir hat sich bestimmt mehr ereignet als hier. Und weil die Mädchen dich so mit Beschlag belegt haben, sind wir ja noch gar nicht dazu gekommen, uns zu unterhalten.«

Alice nickte. »Na ja, das Ganze hat wohl für einige diplomatische Aufregung gesorgt«, begann sie.

Beunruhigt sah er auf. »Inwiefern?«, fragte er. »Haben wir schon wieder Ärger zu befürchten? Wobei alles besser wäre als dieses Nichtstun!«

Sie winkte ab. »Es ist nur Gerede. In England habe ich auch Onkel Georg im Buckingham Palace besucht, und nun gibt es Gerüchte, ich hätte ihn überzeugen wollen, Tinos Wiedereinsetzung als König zu unterstützen.«

Andreas seufzte. »Lass sie reden. Sie reden ohnehin. Ob du ihnen nun Grund dazu gibst oder nicht. Wenn du ihnen keinen gibst, erfinden sie etwas. Insofern ist es eigentlich ganz egal, wie wir uns verhalten. Wie geht es deinem Vater?«

»Er nimmt es mit Humor«, sagte Alice, die wusste, worauf ihr Mann anspielte: Da die Stimmung in England gegenüber den Deutschen immer schlechter wurde, hatte sich der König gezwungen gesehen, das britische Königshaus umzubenennen. Die königliche Familie hieß nun nicht mehr länger Sachsen-Coburg und Gotha, sondern nach dem gleichnamigen Schloss Windsor. Das bedeutete auch für Alice' Familie eine Namensänderung: Gegen den königlichen Vorschlag einer Namensübersetzung ins Englische und den daraus resultierenden Battenhill hatte sich Alice' Vater mit Händen und Füßen gewehrt, sich schließlich aber mit dem Namen Mountbatten einverstanden erklärt.

»Vater ist nun auch der erste Marquess of Milford Haven, Earl of Medina und Viscount Alderney. Mutter darf sich Marchioness nennen, Louise ist eine Lady.«

Andreas schüttelte den Kopf. »Mountbatten. Eine seltsame Vorstellung. Ebenso seltsam wie die Tatsache, dass Nicky kein Zar mehr ist und Alix keine Zarin. Sie sind nur noch einfache Romanows. Hast du Neuigkeiten von den beiden? Ich habe gehört, dass sie Zarskoje Selo verlassen mussten und nach Tobolsk im Ural gebracht wurden.«

Alice nickte. »Angeblich sei es in Zarskoje Selo nicht mehr sicher. Na ja, immerhin durften sie einige ihrer treusten Bediensteten begleiten, zum Beispiel der Französischlehrer

Pierre Gilliard, an ihn kann ich mich noch erinnern. Und sie werden zwar bewacht, aber offenbar sind die Soldaten recht freundlich, und sie haben für meinen Cousin und meine Cousinen sogar eine Schaukel im Garten aufgehängt. Nun, eher für meine Cousinen, denn Alix würde den Kleinen natürlich niemals auf die Schaukel lassen.«

Andreas lachte. »Da hast du recht. Ein schaukelnder Alexei wirkt auf mich so absurd wie die Tatsache, dass deine Eltern nun Mountbatten heißen.«

Dann beugte er sich vor, um sie zu küssen – und für einen Moment hatte Alice die Hoffnung, dass Andreas wieder der Alte würde: Er hatte sie nicht nur geküsst, sondern auch gelacht!

*

»Alice!«, stieß Andreas hervor, kaum dass er die Tür geöffnet hatte.

»Mama, Papa will mit dir sprechen«, informierte Margarita ihre Mutter, die, mit dem Rücken zur Tür, bei ihren Töchtern im Salon ihrer Suite saß und sich von ihnen erzählen ließ, was sie in den letzten Wochen mit Hauslehrer Richter gelernt hatten.

Sie drehte sich um und erschrak, als sie ihrem Mann ins Gesicht blickte. Andreas war weiß wie die Wand!

»Was ist geschehen?«

Sie erhob sich halb.

Er schüttelte den Kopf und deutete mit dem Kinn auf die Kinder. »Nicht hier.«

Beunruhigt folgte Alice ihm in den Flur hinaus und von dort aus in die Bibliothek des Hotels.

»Ich mache mir schreckliche Sorgen um Mutter – und auch um deine Tante, deinen Onkel und die Zarenkinder. In Russland ist die Hölle los«, stieß er hervor.

»Was?« Entsetzt sah sie ihn an.

»Am 7. November gab es dort eine Revolution«, fuhr Andreas fort. »Die Bolschewiki haben Gebäude gestürmt. Das Winterpalais ist verwüstet und die provisorische Regierung gestürzt. Und nur wenige Tage später …«

Er schluckte.

»Was?« Unwillkürlich packte Alice ihn beim Arm. »Was ist passiert?«

»Nun, inzwischen haben sie auch den Pawlowsk-Palast gestürmt.«

Alice wurde bleich. »Mutter!«, rief sie.

Andreas nickte. »Ganz genau. Meine Mutter.«

»Ist ihr etwas geschehen? Ist sie wohlauf? Weißt du etwas von ihr?«, fragte Alice aufgeregt.

Doch Andreas schüttelte schwer den Kopf. »Ich weiß nichts, und das bringt mich beinah um den Verstand. Wir können nichts tun, als weiter abzuwarten.«

*

Andreas setzte Himmel und Hölle in Bewegung, um mehr über den Verbleib seiner Mutter zu erfahren. Und als er dann endlich herausbekommen hatte, dass man sie zwar ausgeraubt und ihre privaten Gegenstände durchwühlt hatte, sie selbst aber unversehrt war, kämpfte er zusammen mit seinen Brüdern darum, seine Mutter aus Russland herauszubekommen.

»Sie kann dort unmöglich bleiben«, sagte er aufgebracht zu Alice. »Die Bolschewiki tun ihr zwar nichts im eigentlichen Sinne, aber sie lassen sich ständig etwas Neues einfallen, um sie zu ärgern oder zu malträtieren.«

Alice und Andreas kontaktierten eine Botschaft nach der anderen mit der Bitte, Olga zu helfen, Russland verlassen zu dürfen. Mitten im Krieg war das aber gar nicht so einfach, Tag um Tag verging, ohne dass wirklich Hilfe für Olga in Sicht war – und dann weigerten sich die Bolschewiki auch noch, sie ausreisen zu lassen.

Andreas war inzwischen außer sich vor Angst um seine Mutter, und Alice teilte seine Sorgen. Was, wenn sie Olga doch noch etwas antun würden?

40. Kapitel

Alice' Schrei gellte durch das gesamte Haus. Sie schrie und schrie und schrie und wollte gar nicht mehr aufhören. Sie schrie in der verzweifelten Hoffnung, dass das ihren Schmerz ein wenig lindern könnte. Doch sosehr sie auch schrie: Der Schmerz wurde größer, immer größer, bauschte sich zu einem riesigen Monster auf, das sie zu verschlingen drohte. Sie warf sich flach auf den Boden und trommelte mit den Fäusten. Auch das half nicht.

Plötzlich waren da Arme, die sie von hinten umschlangen. Starke Arme. Andreas. Doch auch Andreas war nicht mehr stark. Auch Andreas benötigte Schutz. Auch Andreas konnte nicht helfen.

Er zog sie an sich und hielt sie ganz fest. Dann war auch Margarita bei ihr und hielt sie umschlungen. O Gott! Sie hatte doch nie gewollt, dass die Kinder so leiden mussten, und nun musste das arme Kind seine Mutter in diesem Zustand erleben. Der Gedanke an ihre Kinder brachte sie wieder zur Besinnung.

»Wo sind die anderen?«, stieß sie hervor. »Sie sollen das nicht mitbekommen.«

»Christo ist mit ihnen spazieren gegangen. Gemeinsam mit Tilda«, beruhigte Andreas.

»Theodora?«

»Dolla auch.«

Alice nickte.

»Was ist denn nun geschehen?«, fragte Andreas ratlos.

Sie warf einen Blick auf Margarita. Das Kind war zu jung, um dieses Grauen zu erfahren, doch ihre Älteste hatte sich schon den Brief geschnappt, der zerknüllt neben Alice auf dem Boden lag.

»Nicht!«, flehte Alice.

Doch es war zu spät. Margarita hatte bereits alles gelesen. Und dann begann auch sie zu schreien.

Alice wusste, dass sie die Nachricht um die Ermordung der Zarenfamilie verändert hatte. Sie hatte das Gefühl, dass mit dieser Nachricht etwas in ihr gestorben war. Etwas, das dafür verantwortlich war, dass sie die Dinge, so schwer sie auch sein mochten, mit heiterer Gelassenheit betrachten konnte. Als sie später die grausamen Details erfuhr und man sie mit der Tatsache konfrontierte, dass auch die von ihr so bewunderte Tante Elisabeth, von der lange Zeit jede Spur gefehlt hatte, umgebracht worden war, raubte ihr der Schmerz zwar erneut beinah den Verstand, aber er zerstörte nichts mehr, denn Alice von Griechenland war bereits zerstört.

Als sie herausfand, was wirklich mit ihnen allen geschehen war, war ihre Welt schon so weit aus den Fugen geraten, dass sie den Eindruck hatte, ein normales Leben könne nie mehr möglich sein. Dennoch waren die Details an Grausamkeit nicht zu überbieten.

In der Nacht vom 16. auf den 17. Juli 1918 waren die Zarenfamilie und ihre Bediensteten unter einem Vorwand in den Keller des Ipatiew-Hauses gebracht und erschossen worden. Da die Mädchen in ihren Kleidern jede Menge Schmuck eingenäht hatten, wurden die Kugeln teilweise abgewiesen, und die Angreifer erdolchten sie schließlich. Es war ein schreckliches Blutbad. Die Leichen wurden in einem Wald vergraben. Am nächsten Tag nahmen die Mörder Alice' Tante Elisabeth ins Visier. Mitten in der Nacht wurde die Nonne, gefesselt und mit verbundenen Augen, in eine Kutsche gebracht. Gemeinsam mit anderen Gefangenen schleppten die Entführer sie zu einem Bergwerksschacht im Wald, der bis zum Rand mit Wasser gefüllt war, und zwangen sie hineinzuspringen. Ebenso wie etliche andere Gefangene überlebte sie den Sturz. Die Entführten begannen laut zu singen und zu beten. Doch die Grausamkeit der Soldaten kannte keine Grenzen. Sie warfen erst eine Granate in die Grube und schütteten diese dann mit Erde zu.

Eine schreckliche letzte Ruhestätte für die arme Elisabeth!

*

Sie hatten die Nachricht vom Mord an der Zarenfamilie und an Elisabeth von Hessen-Darmstadt nicht ansatzweise verarbeitet, als im November 1918, ein gutes Jahr nach den Oktoberunruhen in Russland, die Revolution auch durch Deutschland fegte. Kaiser Wilhelm II. musste abdanken, die deutschen Fürsten waren gezwungen, ihm zu folgen. Auch Alice' Onkel Ernie, Großherzog Ernst Ludwig, der im Vorjahr ein Vierteljahrhundert auf dem Thron gefeiert hatte, wurde vom Hessischen Arbeiter-, Bauern- und Soldatenrat abgesetzt. Und dass Alice' Mutter dringend die Möglichkeit gebraucht hätte, sich von dem Schrecken um den Tod ihrer Schwestern zu erholen, interessierte natürlich niemanden: Anders, als man ihm zugesagt hatte, erhielt Alice' Vater seinen Posten nach Kriegsende nicht zurück, sodass ihm nichts anderes übrig blieb, als seinen Dienst zu quittieren.

Dass man ihn derart belogen hat, macht Deinem Vater schwer zu schaffen, schrieb Viktoria Mountbatten an ihre Tochter, und Alice dachte, dass dieser Umstand ihrer Mutter vielleicht sogar über ihre Trauer um die Schwestern hinweghalf. So erging es ihr ja auch immer wieder: So schlecht es ihr selbst ging – wenn sie gebraucht wurde, gab ihr das Halt.

Doch auch in finanzieller Hinsicht hatte die politische Situation Konsequenzen für ihre Eltern: Durch die Revolution in Russland hatten sie viel Geld verloren, da Ludwig von Battenberg dort in eine Platinmine investiert hatte. Viktoria und Ludwig Mountbatten blieb keine andere Wahl, als Kent House, das ihnen so lange eine Heimat gewesen war, zu verkaufen – ebenso wie, zu Alice' großem Leidwesen, Schloss Heiligenberg. Und obwohl sie sich wieder und wieder sagte, es sei nur ein Haus, verstärkte der Verlust dieser Heimat ihrer Kindheit das Gefühl der Verlorenheit in ihr. Ein großer Trost war immerhin, dass Nona, die ehemalige Hofdame ihrer Mutter, die eine sehr gute Partie gemacht und einen wundervollen Mann geheiratet hatte, ihren Eltern ein Haus auf ihrem Grundstück von Netley Castle in Hampshire anbot.

*

Und dann war Alice' Schwiegermutter wieder da. Es erschien Alice wie ein Wunder, dass ihre Olga nach all dem Grauen tatsächlich leibhaftig vor ihr stand! Dass sie es geschafft hatte, dem russischen Blutbad zu entkommen: Nach der Abdankung des deutschen Kaisers hatte Olga endlich aus Russland ausreisen dürfen.

Sie wollte Griechenlands ehemalige Königin gar nicht mehr loslassen, als diese sie in ihrem Schweizer Exil besuchte.

»Olga! O Olga!«

Schluchzend lag Alice in den Armen ihrer Schwiegermutter.

Olga hielt sie ebenso fest umschlungen. Es war eindeutig, wie sehr dieses Wiedersehen nach fünf Jahren auch die einstige Königin von Griechenland rührte.

»Lass dich ansehen«, sagte Alice und blickte ihrer Schwiegermutter zärtlich ins Gesicht.

»Müde siehst du aus«, fand sie.

Olga nickte. »Ja, die letzte Zeit ist nicht spurlos an mir vorübergegangen.« Ernst sah sie ihre Schwiegertochter an. »Aber an dir auch nicht, mein liebes Kind. Schmal und blass bist du geworden. Vor allem aber ist es …«

Sie zögerte, sah noch einmal genauer hin und fuhr dann fort: »Dein Blick hat sich verändert. Ein wenig wirkt es, als seist du ganz weit fort von alldem hier. In einer anderen Welt.«

»Ja«, flüsterte Alice. »Manchmal flüchte ich tatsächlich in eine andere Welt. In eine Welt, in der es kein grausames Morden gibt. Es muss doch möglich sein, dass wir alle friedlich zusammenleben?«

»Ach, mein liebes Kind«, seufzte Olga. »Das, was du da gerade ansprichst, ist mein sehnlichster Wunsch. Aber ich muss dir sagen, dass ich darauf nicht mehr hoffe.«

Olga sollte mit ihrem pessimistischen Blick auf die Zukunft recht behalten: Nur zwei Jahre später erschütterte ein weiteres Unglück die griechische Königsfamilie.

41. Kapitel

Es musste nicht immer Gewalt sein. Oder das Alter. Das Unglück konnte auch in Gestalt eines goldigen Affen auf zwei pelzigen Beinchen daherkommen. Als König Alexander am 2. Oktober 1920 mit seinem Hund auf Tatoi spazieren ging, wurde Fritz, der Schäferhund, von dem Berberäffchen seines Verwalters angegriffen.

»Alexander hat versucht, die beiden Tierchen voneinander zu trennen«, berichtete die aufgelöste Olga ihrem Sohn und ihrer Schwiegertochter beim Abendessen im Grandhotel Luzern. »Daraufhin hat das Äffchen ihn zweimal gebissen: in den Bauch und ins Bein. Alexander nahm all das nicht sehr ernst, doch am Abend bekam er Fieber und fiel ins Delirium.«

»O mein Gott!«, rief Alice. »Und seine Frau? Wie geht es ihr? Ist sie bei ihm?«

Alexander hatte kürzlich geheiratet, was in der Familie für Empörung gesorgt hatte: Man hielt die bürgerliche Tochter eines Generals für absolut nicht standesgemäß.

»Aspasia kümmert sich rührend um ihn und weicht nicht von seiner Seite«, berichtete Olga. »Ich muss schon sagen, ich glaube, das ist ein gutes Mädchen, das all die Anfeindungen nicht verdient hat. Und wegen ihrer Schwangerschaft ist sie natürlich doppelt in Sorge.«

Alice nickte. »Weißt du, was die Ärzte unternehmen, damit er wieder gesund wird?«

Olga schüttelte den Kopf. »Nicht genau.«

Zwei Wochen bangte die königliche Familie um Alexander, und ihre Sorgen wuchsen täglich, denn sein Zustand besserte sich nicht, im Gegenteil: Trotz aller Medikamente und kleineren Operationen – eine Amputation hielten alle für zu gefährlich – verschlimmerte sich sein Zustand rasant.

»Es ist so grausam, dass man Sophie nicht zu ihm lässt«, erregte sich Alice beim Nachmittagstee, zu dem sie sich mit Königin Olga im Café des Hotels verabredet hatten, gegenüber Andreas.

»Allerdings«, sagte der finster. »Eine Mutter darf nicht zu ihrem sterbenden Kind, weil die Regierung auf stur schaltet.«

»Mir tut Sophie so unendlich leid. Sie war nicht immer freundlich zu mir, aber das hat sie nicht verdient. Niemand hat das verdient.«

»Nein«, murmelte Andreas. »Nein, da hast du recht. So etwas hat niemand verdient.«

In diesem Moment trat Olga zu ihnen. »Entschuldigt die Verspätung«, sagte sie etwas außer Atem. »Ich musste noch packen.«

»Packen?«, fragte Alice so überrascht wie beunruhigt. »Aber wo willst du denn hin?«

»Nun«, sagte die alte Dame, und so etwas wie Triumph lag in ihrer Miene. »Mag ja sein, dass sie Sophie nicht gestatten, nach Griechenland einzureisen. Aber mich lassen sie zu meinem Enkel.«

»O Olga!«, rief Alice erleichtert. »Das ist ja wunderbar. Es wird Alexander so viel Kraft geben, wenn du bei ihm bist. Und für Tino und Sophie wird es eine ungemeine Erleichterung sein, wenigstens dich an seiner Seite zu wissen.«

»Ja«, nickte Olga. »Aber sein Zustand ist sehr ernst, deshalb werde ich gleich abreisen.«

»Wie schwer es ist, dich gehen zu lassen«, sagte Alice. »Und wie richtig. Ich wünsche dir eine gute Reise. Und vielleicht ist Alexander ja schon wieder auf dem Weg der Besserung, wenn du bei ihm ankommst.«

Doch das Gegenteil trat ein: Griechenlands ehemalige Königin kam zwölf Stunden zu spät, um ihren Enkel noch lebend anzutreffen. Die Infektion hatte eine Hirnhautentzündung ausgelöst, Griechenlands König war in ein Koma gefallen, aus dem er nicht mehr erwachen sollte. Am 25. Oktober verstarb Alexander in den Armen seiner schwangeren Frau. Auch zu seinem Begräbnis durften seine Eltern und seine Geschwister nicht anreisen.

Teil 3

1920–1922

42. Kapitel

»Es ist wie damals!«, sagte Alice gerührt und beobachtete vom Bord der *Lloyd Triestino* aus die näher kommende Küstenlinie. »Wie damals vor sechzehn Jahren.«

»Ich sehe da kleine, aber bedeutende Unterschiede«, merkte Martha, ihre Zofe, die auch bei ihrer ersten Überfahrt nach Griechenland dabei gewesen war, lächelnd an, während sie Alice ihr Haar bürstete, damit diese für den Empfang an Land angemessen frisiert wäre.

»Und welche?«

»Nun«, sagte Martha. »Zum Beispiel war Ihnen auf dieser Überfahrt nicht übel.«

»Das stimmt«, bestätigte Alice lächelnd. »Und das, obwohl ich, im Gegensatz zu damals, in anderen Umständen bin.«

»Sie sind wieder… aber das ist ja wunderbar«, rief Martha und ließ voller Begeisterung die Haarbürste sinken.

»Ja«, strahlte Alice. »Ach, ich hatte auch nicht mehr damit gerechnet. Nun wird alles gut, Martha, du wirst sehen. Wir kehren heim nach Griechenland, ich erwarte noch ein Kind, Tino ist bald wieder auf dem Thron, Venizelos entmachtet und die Zeit des Exils endgültig vorbei.«

Nach Alexanders Tod hatte die griechische Regierung zunächst Konstantins Sohn Paul die Krone angeboten. Der hatte jedoch abgelehnt. Sowohl sein Vater als auch sein älterer Bruder stünden vor ihm in der Thronfolge, und diese hätten nicht freiwillig auf die Krone verzichtet.

Bei den Wahlen am 14. November 1920 waren die Monarchisten wieder an die Macht gekommen, Venizelos hatte gehen müssen, der königstreue Dimitrios Rallis war neuer Premierminister von Griechenland geworden. Und der hatte Tino zurückhaben wollen. Letzterer hatte mit Freuden zugesagt, und bis zu seiner Rückkehr hatte Olga auf Bitten des neuen Premierministers die Regentschaft übernommen.

»Das hätte ich mir auch niemals träumen lassen, dass Olga noch mal auf dem Thron sitzen wird«, murmelte Alice nachdenklich. Sie durften zurückkehren!

Doch die Hoffnung, die sich soeben noch wie ein wunderschöner, farbenprächtiger Teppich vor ihr ausgebreitet hatte, wirkte auf einmal zerschlissen und farblos. So viel war in den letzten Monaten geschehen, so viel unfassbar Schreckliches und Entsetzliches. Konnte man da jemals wieder glücklich und unbeschwert sein? Manches hatte sie nur ertragen, indem sie in eine andere Welt geflüchtet war, ins Jenseits.

Doch sie hatte beschlossen, das Leben weiterhin zu bejahen, sich nicht hinunterziehen zu lassen. Sie musste stark bleiben. Für Andreas. Für ihre Mädchen. Für das Kind, das sie unter dem Herzen trug. Für ihr Land, das sich nun in all seiner Pracht vor ihr ausbreitete.

Sie atmete tief durch und sah in den Spiegel. Die Frau, die ihr dort entgegenblickte, war fünfunddreißig Jahre alt und noch immer eine Schönheit. Ein wenig blass vielleicht, und das Leben hatte die ersten Linien in ihr Gesicht gezeichnet, aber das tat ihrem Aussehen keinen Abbruch.

»Fertig«, sagte sie zufrieden und trat mit klopfendem Herzen nach draußen, wo schon ihre Mädchen bereitstanden – und Anastasia, Christos Frau. Alice lächelte, als sie ihre Schwägerin anblickte. Sie freute sich ehrlich für Christo, dass er seine Liebe zu der vier Jahre älteren, doppelt geschiedenen Amerikanerin Anfang des Jahres trotz des Widerstands der Familie legalisiert hatte. Nachdem schon seine Beziehung zu ihrer Schwester Louise gescheitert war, hatte er etwas Glück verdient, fand Alice.

Die Männer selbst waren bereits vor ein paar Tagen angereist.

»Ich bin aufgeregt, Mama«, sagte Margarita. »Und ich freue mich so, wieder nach Hause zu kommen.«

»Ich auch, mein Kind, ich auch.«

»Ob sie uns wohl willkommen heißen?«, fragte Margarita bang.

»Aber sicher, meine Süße. Sie haben uns doch gebeten zurückzukehren.« Doch so sicher, wie sie sich gab, fühlte sie sich keineswegs. Was, wenn man sie doch nicht wiederhaben wollte in diesem Land, das sie so liebte, das ihr Heimat war?

»Sie freuen sich unglaublich, dass wir wieder da sind«, strahlte Andreas, nachdem er seine Frau kurz darauf im Palast in die Arme geschlossen hatte. »Wir sind mit dem Automobil gar nicht durchgekommen, alle wollten uns begrüßen, uns berühren und uns die Hand reichen. Am Ende haben sie uns aus dem Auto gezogen, uns auf die Schultern gehoben und mit uns getanzt und gelacht.«

»Das hätte aber auch schiefgehen können«, sagte Alice beunruhigt. »Da wart ihr ja ganz ungeschützt. Was, wenn man auf euch geschossen hätte?«

»Liebes.« Andreas nahm sie in den Arm. »Du musst versuchen, die Vergangenheit ruhen zu lassen. Das ist wichtig, damit wir unser Leben nicht in einer Art Angststarre verbringen. Keiner wollte auf mich schießen. Sie haben sich einfach nur gefreut.«

»Ich weiß«, sagte Alice leise. »Aber es ist einfach so viel. So viele Menschen aus unserer Familie sind grausam ermordet worden, und da … ich könnte es nicht ertragen, wenn …«

»Das wirst du auch niemals erleben. Das verspreche ich dir.«

»Sie haben uns ja ebenfalls sehr herzlich willkommen geheißen«, gestand Alice ein. »Alle haben gelacht, die Frauen und die Kinder haben griechische Fahnen geschwenkt und die Männer ihre Hüte in die Luft geschleudert. Ach, es ist wunderbar, wieder hier zu sein.«

*

Einen Monat später, am 19. Dezember 1920, kehrten dann auch Konstantin und Sophie mit Georg, Elena, Paul, Irene und der siebenjährigen Katharina zurück.

»Schau mal, Mutti, wie wunderschön das alles aussieht«, sagte Alice' Tochter Cecilia und deutete hinaus. Alice nickte gerührt. Die Griechen hatten ihre Hauptstadt anlässlich der Rückkehr ihres Monarchen in ihr schönstes Kleid gehüllt. Die Balkone und Brüstungen waren mit Girlanden aus Olivenzweigen geschmückt, überall hießen griechische Fahnen den alten neuen König willkommen, die Menschen jubelten in den Straßen, an den Fenstern und auf den Balkonen. Konstantin, in der Uniform eines Generals und eine lächelnde Sophie an seiner Seite, zog gerade mit viel Pomp und begleitet von Blaskapellen in die Stadt ein.

»Ich möchte Irene begrüßen«, rief Margarita aufgeregt, als sie ihre Cousine erblickte. Die Kinder des Königspaars waren soeben aus einem der zahlreichen fahnengeschmückten Autos gestiegen, die vor dem Palast gehalten hatten.

»Und ich Katharina«, fügte Cecile hinzu. »Dürfen wir?«

Alice nickte. »Also gut. Ich werde natürlich auch zur Begrüßung anwesend sein. Aber geht ihr schon mal vor.«

Kurz darauf betrat Konstantin mit seiner Frau, seinen Kindern und seinem Gefolge den Palast. Alice und Andreas erwarteten die Heimkehrer mit Christo und dessen Frau Anastasia, die Dienerschaft stand Spalier.

»Willkommen zurück«, sagte Alice, als sie zur Begrüßung vor ihrem Schwager knickste. »Ich bin so froh, dass ihr wieder da seid.«

»Ich auch«, freute sich Tino. »Entschuldige mich bitte, ich muss hinauf auf den Balkon, eine Ansprache halten.«

»Sicher.«

Alice begrüßte noch die erwartungsgemäß kühle und zurückhaltende Sophie, doch bei einem Blick in deren Augen sah sie nicht mehr nur kalte Ablehnung, sondern vor allem tiefen Schmerz. Sie kehrte als Königin heim, das ja, aber sie hatte den König, ihren Sohn, verloren. Als sie die Nachricht von seiner Erkrankung erhalten hatte, hatte man sie nicht zu ihm gelassen. Und Tino pflegte nach wie vor seine Affäre mit Wanda Paola Lottero. Was für ein grauenhaftes Schicksal!

»Sophie«, sagte Alice leise. Doch ihre Schwägerin sandte ihr nur einen abweisenden Blick und stolzierte ihrem Mann hinterher, um neben ihm auf dem Balkon Position zu beziehen.

Dann eben nicht, dachte Alice resigniert und ging ebenfalls nach oben, während die Cousinen angeregt miteinander plauderten.

Vom Balkon aus – sie stand neben Andreas und etwas hinter dem neuen Königspaar – ließ Alice ihren Blick über die jubilierende Menge schweifen. Wenn ihr so außer euch vor Freude über unsere Rückkehr seid, warum habt ihr uns dann erst verjagt?, fragte sie stumm. Musste das alles sein? Doch sie erhielt keine Antwort. Natürlich nicht.

Und eigentlich brauchte sie auch gar keine. Die grenzenlose Freude über ihre Rückkehr überwog. Sie waren wieder da. Endlich waren sie wieder da. Konstantin schien ähnlich zu empfinden. Obwohl natürlich auch er schwer unter dem Verlust seines Sohnes litt, schien der Applaus seines Volkes ihm direkt ins Blut überzugehen und ihn zu stärken.

In seiner Rede, die er vom Balkon des Palastes hielt, sagte er: »Ich verspreche Ihnen allen, dass ich gute Beziehungen zu den Alliierten pflegen möchte. Und da Kronprinz Georg sich mit Prinzessin Elisabeth von Rumänien verlobt hat, der ältesten Tochter von König Ferdinand I. von Rumänien und seiner Gattin Königin Marie, dürften nun auch die Beziehungen zu Rumänien gesichert sein.«

Wieder brandete Jubel auf.

Oben auf dem Balkon des Palastes griff Alice gerührt nach der Hand ihres Mannes. Sie waren wieder da.

43. Kapitel

Alice spürte, dass sie heilte. Heilte von all den Wunden und Verletzungen, die sie in den letzten Jahren hatte erdulden müssen. Mon Repos war wie eine Medizin, wie eine liebende Mutter, die sie tröstend in ihre Arme nahm und wiegte. Hier war sie zu Hause, hier fühlte sie sich geborgen. Und jetzt, da sie hatte erfahren müssen, wie viel Leid es auf der Welt gab, konnte sie dieses Glück umso mehr genießen. Was machte es da schon aus, dass das Schloss im Gegensatz zu den Hotels in der Schweiz, in denen sie die letzten drei Jahre verbracht hatten, wenig Komfort bot? Wer brauchte schon elektrisches Licht, wenn der Kerzenschimmer, der Mon Repos in den Abendstunden erleuchtete, doch viel heimeliger war? Wer eine Zentralheizung, wenn die griechische Sonne die Mauern des Schlosses mit ihren wärmenden Strahlen durchtränkte?

Stundenlang saß sie auf der Terrasse und sah ihren Kindern beim Spielen zu. Die Mädchen waren so glücklich, ihre Heimat wieder neu für sich zu entdecken, vergnügten sich stundenlang am Strand, immer unter dem wachsamen Auge von Tilda, die sich vor Glück über Alice' erneute Schwangerschaft kaum zu fassen wusste, und der Gesellschafterin Mrs Brown, die Alice inzwischen für die größeren Mädchen eingestellt hatte.

»Diesmal wird es ein Junge, das weiß ich«, rief Tilda ein ums andere Mal, um gleich darauf hinzuzufügen: »Wobei wir uns alle über ein Mädchen natürlich genauso freuen würden. Noch so ein entzückendes, blondes Geschöpf.«

In der Erwartung männlichen Nachwuchses fertigte Tilda in einem fort Kleidung und Deckchen für einen kleinen Jungen. »Nur der Gerechtigkeit halber«, verteidigte sie sich, wann immer sie jemand darauf ansprach. »Kleidchen und Dinge für Mädchen haben wir wahrlich genug. Es kann ja nicht angehen, dass ein kleiner Prinz auf die Welt kommt und dann nichts zum Anziehen hat.«

Alice lachte. Die Gefahr bestand nun wirklich nicht, zumal sie selbst wieder mit dem Sticken und Schneidern begonnen hatte. Auch für die kleine Alexandra, die die Witwe des verstorbenen griechischen Königs am 25. März geboren hatte, hatte sie eine Aussteuer gefertigt. Während sie die Kleider für das Ungeborene nähte, überkam sie auf einmal heftige Sehnsucht nach ihrer Schwiegermutter. Mit wie viel Liebe hatte sie mit ihr vor sechzehn Jahren Margaritas Geburt vorbereitet! Andererseits war Olga, die zurzeit auf Tatoi weilte, ja im Vergleich zu den vergangenen Jahren wirklich nicht weit weg, und sie hatte auch versprochen, Alice bei der Geburt und danach zur Seite zu stehen. Wenn sie Glück hatte, würde auch Andreas bei ihrer Niederkunft dabei sein. Ihr Mann war inzwischen wieder Mitglied des griechischen Militärs und bekleidete den Rang eines Generalmajors. Und es war wichtig, dass er kämpfte: Nach wie vor war die Stimmung zwischen Griechenland und der Türkei durchaus angespannt, und es kam zu Gefechten zwischen türkischen Partisanen und dem griechischen Militär.

»Ich fürchte, es wird wieder Krieg geben«, sagte Andreas, als er einige Tage auf Mon Repos verbrachte.

»Nein«, rief Alice erschrocken. »Nicht schon wieder. Sag,

dass das nicht wahr ist. Es war doch gerade eben erst alles wieder gut.«

»Du wirst von diesem neuerlichen Krieg nichts mitbekommen, hier sind sowohl du als auch die Kinder sicher«, versprach Andreas. »Und wenn ich ehrlich bin: Ich selbst bin glücklich, dass ich endlich wieder für mein Land kämpfen kann.«

Alice nickte. Sie verstand ihn ja. Für Andreas waren die Jahre im Exil eine Schmach gewesen. »Tino hat mir das Kommando über die XII. Division und zweite Armee in Thrakien übertragen«, sagte er und nahm seine Frau in die Arme.

»Wann wirst du gehen müssen?«

»Sofort«, erwiderte er leise. »Ich bin nur gekommen, um dich noch einmal zu sehen und dir das zu sagen.«

Alice fühlte, dass sich etwas in ihrem Magen zusammenzog. Das unbestimmte Gefühl nahenden Unheils raubte ihr fast den Atem. War das ein Abschied für immer? Würde sie ihn verlieren, so wie sie schon so viele ihrer Lieben verloren hatte?

Reiß dich zusammen, befahl sie sich und zwang sich zu einem traurigen Lächeln. »Das heißt … du wirst bei der Geburt nicht dabei sein?«

»Das heißt es wohl, ja«, sagte er. »Aber ich bin so schnell wie möglich zurück. Das verspreche ich dir.«

*

Der Schmerz fuhr scharf und stechend durch ihren Leib, und Alice hatte das Gefühl, als würde sie in der Mitte entzweigerissen.

Keuchend fuhr sie im Bett hoch und blickte automatisch zu Andreas' Betthälfte hinüber. Sie war leer. Natürlich. Er war am Mittag abgereist.

»Hättest du nicht einen Tag früher zur Welt kommen können?«, flüsterte sie dem kleinen Wesen, das nun geboren werden wollte, zu. »Dann hätte dein Vater dich noch kennengelernt, bevor er erneut in so einen unsäglichen Krieg ziehen muss.«

Als sie mit der Hand nach dem Klingelzug tastete, mit dem sie Martha alarmieren konnte, fegte sie versehentlich ein Glas Wasser vom Nachttisch. Doch in ihrem Schmerz merkte sie es kaum, und natürlich hörte sie auch das Geräusch des auf dem Boden zersplitternden Glases nicht.

Minuten später stand Martha in der Tür.

»Sie sind aber schnell«, stöhnte Alice, die inzwischen von der nächsten Wehe heimgesucht wurde.

»Ich habe gar nicht geschlafen«, erklärte die treue Zofe. »Irgendwie war mir klar, dass das Kind heute Nacht zur Welt kommen wird.«

Alice nickte. »Bitte lassen Sie nach dem Arzt rufen.«

»Natürlich. Ich bin gleich wieder da.«

Der Arzt, Dr. Zorbas, war ein freundlicher, etwas dickleibiger Grieche aus Korfu, der der Königsfamilie treu ergeben war und es als enorme Ehre empfand, bei der Geburt der Prinzen und Prinzessinnen anwesend sein zu dürfen. Er hatte auch schon Sophie auf die Welt geholfen.

»Mein Bett ist heute so furchtbar unbequem«, jammerte Alice, als der erfahrene Mediziner eingetroffen war.

Der nickte bedächtig und sagte dann: »Wenn ich einen Vorschlag machen dürfte, Königliche Hoheit?«

»Jeden«, presste Alice hervor und gab sich dann Mühe, trotz der heftigen Schmerzen von seinen Lippen abzulesen.

»Ich empfehle Ihnen den Küchentisch für die Geburt.«

»Gut. Dann der Küchentisch.«

Alice erhob sich, schwer gestützt auf Martha und die inzwischen ebenfalls eilig herbeigeeilte Tilda, und ließ sich von ihnen in die Küche hinunterbegleiten, wo keine zehn Minuten später die aufgeregte Köchin auftauchte, die ihr Zimmer direkt nebenan hatte und von den lauten Stimmen geweckt worden war.

Es war eine leichte Geburt, und um zehn Uhr morgens tat ein kleiner Junge seinen ersten Schrei. Ein kleiner Prinz war geboren. Und der Name, den seine Eltern für ihn ausgesucht hatten, lautete: Philippos.

Smyrna, Juni 1921

Liebste Alice,
fassungslos vor Glück habe ich von der Geburt unseres kleinen Jungen erfahren. Wir haben einen Sohn, Alice, kannst Du das glauben? Was würde ich dafür geben, zu Dir, zu Euch zurückkehren zu können, um meinen kleinen Prinz Philip in die Arme zu schließen. Allein, es ist mir unmöglich. Auch für ihn muss ich dieses Land verteidigen, selbst wenn er nur der Sechste in der griechischen Thronfolge ist. Tino und ich sind in Smyrna sehr herzlich willkommen geheißen worden, die Kunde von der Geburt ist bis hierher gedrungen, und die Menschen sind natürlich außer sich vor Begeisterung. Auch von Tino soll ich Dir allerherzlichste Glückwünsche bestellen. Die Truppen, die ich führen soll, bereiten mir allerdings Kummer. Sie haben keine Erfahrung und eine ziemlich schlechte Ausrüstung. Aber das ändert nichts daran, Geliebte: Griechenland wird über das Osmanische Reich siegen. Daran gibt es gar keinen Zweifel. Nun küss mir meinen kleinen Prinzen und meine kleine Prinzessinnen natürlich auch.
Der dickste Kuss aber ist für Dich,
Dein Dich liebender Ehemann Andreas

Alice las den Brief mit einem Lächeln auf den Lippen, während sie auf der Chaiselongue in der Sonne lag und den herrlichen Blick über das Meer genoss. Sie liebte diese Aussicht! Von hier konnte sie sogar Albanien sehen.

Philip schlief neben ihr in einer Wiege im Schatten, die winzigen Händchen lagen, zu Fäustchen geballt, rechts und links der rosigen Wangen unter dem blonden Haar, das in der Sonne glitzerte wie Goldstaub.

»Mami, Mami, ist Philip wach?« Einem Wirbelwind gleich kam die sechsjährige Tiny auf die Terrasse gerannt. Ihre Beinchen, die unter dem schneeweißen Kleidchen hervorblitzten, waren ebenso wie ihre Arme tiefbraun, und ihr blonder Haarschopf leuchtete in der Sonne.

Alice lächelte. Sophie, die alle, weil sie die Jüngste in der Familie gewesen war, Tiny nannten, war nun gar nicht mehr die Kleinste, doch zeigte sie zu Alice' Erleichterung nicht die Spur von Eifersucht auf ihren Bruder. Sie liebte ihn ebenso wie ihre großen Schwestern.

Alice nahm sie auf den Schoß. »Nein, mein Schatz, er schläft, sieh nur.«

Auf Zehenspitzen trat die Kleine an die Wiege heran und betrachtete ihr Brüderchen. Dann streckte sie ganz vorsichtig die Hand aus und strich dem Jungen sacht über die Wange. Philip machte mit dem Mund eine Nuckelbewegung.

Alice wollte das Herz zerspringen vor lauter Glück.

Ein perfekter Moment! Möge es doch immer so bleiben.

Smyrna, Juli 1921

Meine Liebste!
Wie gern wäre ich bei Euch, zumal sich meine Lage hier nicht wirklich bessert. Es zeigt sich immer mehr, wie

schlecht ausgebildet die Männer sind, die mir zugeteilt wurden. Ich muss ihnen alles beibringen, selbst wie man schießt, dabei befinden wir uns doch schon mitten im Krieg! Leider gilt das auch für die Offiziere, etliche von ihnen sind weder des Lesens noch des Schreibens mächtig – mit der Folge, dass ich Befehle nicht schriftlich erteilen kann. Langsam, meine Süße, bin ich beileibe nicht mehr so siegessicher, wie ich das anfangs war, und ich habe die Befürchtung, dass die Kämpfe, die uns noch bevorstehen, mit großen Verlusten für unsere Seite einhergehen werden. Neulich standen wir in Alpanos achttausend bestens ausgerüsteten Soldaten gegenüber. Wir waren vollkommen unterlegen. Wir hatten zu wenig Geschütze, und wegen der mangelnden Ausbildung unserer Männer schossen die auch schon mal auf die eigenen Leute. Das musst Du Dir mal vorstellen. Es ist eine Katastrophe!

Alice ließ den Brief sinken. Ein Schatten hatte sich über ihr in diesen Tagen doch eigentlich so perfektes Glück gelegt. Sie blickte über das Meer, suchte Trost in der vertrauten Aussicht. Doch die See war wild und aufgepeitscht, am Horizont zogen dunkle Wolken auf. Sie fröstelte. Hastig wandte sie sich um. »Hestia!«, rief sie nach dem Dienstmädchen. »Holt die Kinder herein! Schnell!«

Mit untrüglicher Sicherheit wusste sie, dass etwas Schreckliches geschehen würde. Sie sollte recht behalten. Allerdings traf es nicht Andreas: Während Alice um ihren Gatten bangte, endete im fernen England das Leben eines anderen Mannes, der ihr sehr nahestand: Ihr Vater, eben noch zum Admiral der Flotte im Ruhestand erhoben, schloss nach einer gemeinsamen Segelfahrt mit seinem Sohn Dickie wenige Tage nach seiner Rückreise am 11. September 1921 für immer seine Augen.

44. Kapitel

Philip.«

Es klang wie ein Hauch. Staunend, liebend, sprachlos vor Glück. Inzwischen war es Oktober geworden, und endlich durfte Andreas seinen Sohn kennenlernen. Alice war mit dem Kleinen zur Beerdigung ihres Vaters nach England gereist, während die Mädchen, die sehr um ihren Großvater trauerten, mit der Nanny auf Mon Repos geblieben waren. Alice wollte, dass sie Ludwig Mountbatten so in Erinnerung behielten, wie er gewesen war. Und nun waren sie alle wieder da, und Andreas durfte, fünf Monate nach dessen Geburt, endlich seinen kleinen Jungen in die Arme schließen.

»Philip.«

Er konnte sich an dem Kleinen gar nicht sattsehen.

Die Mädchen waren inzwischen von Tilda zu Bett gebracht worden, Andreas und Alice saßen im Wintergarten und genossen den fantastischen Blick über das Meer.

»Sie haben mich suspendiert«, sagte Andreas, ohne den Blick vom Gesicht seines Sohnes zu wenden, der in seinen Armen friedlich schlief.

»Wie bitte?«, fragte Alice verblüfft. »Sie haben was?«

Eine kalte Hand griff nach ihrem Herzen. Das hier erinnerte sie an etwas. Schon einmal hatte man Andreas seines Amtes enthoben, und was daraufhin gefolgt war, hätte sie lieber niemals erlebt.

»Sie haben mich suspendiert«, wiederholte er.

Es klang bitter.

»Was ist passiert?« Sie erhob sich von dem Sessel, auf dem sie gesessen hatte, ließ sich am Fußende der Chaiselongue nieder, auf der er Platz genommen hatte, und sah ihren Mann beunruhigt an.

»Es war die Schlacht am Sakarya«, sagte er. »Tino und die Heeresführung unter General Papoulas waren in einem regelrechten Siegesrausch. Sie dachten, wir könnten Ankara im Handumdrehen einnehmen.«

»Und du hast das anders gesehen?«

Er nickte. »Ich habe dir ja schon geschrieben, wie schlecht ausgebildet unsere Männer sind. Eine Zeit lang lief es gut, und wir konnten einige Siege erringen, aber die Kämpfe haben uns alle geschwächt. Wir hatten Männer verloren, es gab nichts zu essen, und es stand viel zu wenig Munition zur Verfügung. Und bis nach Ankara war es noch weit.«

Damit sie besser von seinen Lippen ablesen konnte, hatte Andreas sie die ganze Zeit während des Gesprächs angesehen. Nun beugte er sich zu seinem Sohn hinab, um ihn auf sein Näschen zu küssen, und richtete sich dann wieder auf, als hätte er aus dieser Geste die nötige Kraft geschöpft, die er brauchte, um weiterzusprechen.

»Ich habe meine Einwände deutlich gemacht. Aber man hat nicht auf mich gehört. Und so«, er holte tief Luft und stieß dann hervor: »Ich habe einen Befehl des militärischen Hauptquartiers verweigert und getan, was ich für richtig hielt. Damit habe ich eine Katastrophe verhindert.«

»Und was war das für ein Befehl?«, wollte Alice wissen.

»Ein Angriffsbefehl.«

»Und durch die Verweigerung dieses Angriffsbefehls hast du niemandes Leben gefährdet?«

»Nein«, sagte er. »Aber unzählige gerettet.«

»Das hat die Führung des Militärs aber anders gesehen?«

»Ganz genau. Ich wurde bei Oberbefehlshaber General Papoulas einbestellt und musste mich bei ihm wegen Befehlsverweigerung verantworten.«

»Und wie ist das Gespräch verlaufen?«

»Ich habe ihn gebeten, gehen zu dürfen.«

»Was?«, rief Alice und sprang verblüfft auf. »Aber Andreas, das … das passt überhaupt nicht zu dir.«

Das Militär und die Verteidigung seines Landes hatte bei ihrem Mann immer ganz oben gestanden – wie sehr hatte er im Exil gelitten und wie glücklich war er gewesen, wieder für sein Land kämpfen zu dürfen! Und nun hatte er selbst um seine Entlassung gebeten?

»Das stimmt. Das passt nicht zu mir. Zumindest auf den ersten Blick. Wenn man die Sache aber genauer betrachtet, dann passt das sehr wohl zu mir. Denn bei alldem ging es mir nie um Ruhm oder Rang, Alice, davon haben wir Mitglieder der königlichen Familie reichlich. Es ging mir immer nur um Verantwortung unserem Volk gegenüber. Und diese Verantwortung zwang mich dazu, den Befehl zu verweigern.«

Alice nickte. »Ich verstehe.« Dann fragte sie: »Sie haben dich nicht gehen lassen, aber trotzdem bist du nun suspendiert?«

»Ja, es hat sich wohl herumgesprochen, dass ich nicht mehr kämpfen wollte, und daraufhin hat mir Papoulas das Kommando für drei Monate entzogen.«

Alice schüttelte den Kopf. Was für ein gemeiner Schachzug. So hatte der Oberbefehlshaber dafür gesorgt, dass Andreas nicht hocherhobenen Hauptes gehen konnte.

»Weißt du, was mich so beschäftigt, ist nicht nur, dass sie ihre Männer in einen eigentlich sinnlosen Kampf schicken, sondern auch, dass sie mir und meinen Fähigkeiten nicht vertrauen. Ich soll für sie eine Marionette sein wie einst mein Neffe Alexander, und dafür stehe ich nicht zur Verfügung. Zumindest nicht dann, wenn sie falschliegen und ich weiß, dass es in einer Katastrophe endet.«

»Ich verstehe dich«, versicherte Alice. »Und ich bewundere dich dafür, dass du so für deine Überzeugungen eintrittst. Ich bin stolz auf dich.«

»Komm her«, sagte er leise und rutschte auf der schmalen Chaiselongue ein Stück zur Seite. Es war eng, aber sie waren beide schlank. Andreas legte den Arm um sie, im anderen hielt er seinen kleinen Sohn. Und für einen Moment dachte Alice, dass doch noch alles gut werden würde.

Doch sie sollte sich täuschen. Andreas geriet in den kommenden Wochen immer mehr unter Druck. Nachdem er mit seinen Brüdern Georg und Nikolaus in einer italienischen Zeitung ein Interview gegeben hatte, in dem er sich gegen Venizelos aussprach, kippte die Stimmung in Griechenland noch mehr zu seinen Ungunsten.

45. Kapitel

»Sie ist wunderschön«, flüsterte Cecilia andächtig und strich mit den Fingern über das Foto der jungen Frau mit den strahlend blauen Augen und dem rotblonden Haar.

»Das ist sie wirklich«, hauchte die siebzehnjährige Margarita. »Ich wünschte, ich sähe so aus wie sie.«

»Das wäre aber schade«, sagte Alice, die ihrer aufgeregten Kinderschar – auch die kleine Sophie und Theodora hatten sich zu ihren Schwestern gesellt – lächelnd zusah. »Denn du bist eine wunderhübsche junge Frau, mein Schatz. Aber ihr habt schon recht. Dickies künftige Gattin ist eine Schönheit, und er kann von Glück sagen, sie gefunden zu haben.« Sie lächelte in sich hinein. »Ich kann es kaum glauben, dass mein kleiner Bruder heiraten wird!«

Es war doch erst gestern gewesen, dass sie den verzweifelten Jungen an sich gedrückt und ihm heißen Kakao eingeflößt hatte. Und nun heiratete er eine so schöne wie schwerreiche Frau!

»Und wir dürfen ihre Brautjungfern sein!«, rief Theodora und klatschte begeistert in die Hände. »Oh, wenn doch nur schon Juni wäre!«

»Edwina ist wirklich ganz reizend«, bestätigte Viktoria von Battenberg, die, gemeinsam mit ihrer Tochter Louise, zum

Besuch auf Korfu weilte. »Ich bin so glücklich, dass sie Dickies Antrag angenommen hat.«

Sie warf Louise einen Seitenblick zu. »Jetzt sind bald fast alle meine Kinder verheiratet.«

Louise verzog das Gesicht, und Alice bedauerte ihre Schwester. Mit inzwischen zweiunddreißig Jahren war diese immer noch unvermählt, und die Chance, dass sich das einmal ändern würde, schwand zusehends. Am Vorabend hatte Louise ihr anvertraut, dass sie sich schon als alte Jungfer sehe, die noch im Großmutteralter mit ihrer Mutter im Kensington-Palast, wohin sie nach dem Tod Ludwig Mountbattens auf Einladung des Königs hingezogen waren, leben und als deren Gesellschafterin fungieren würde. Rasch lenkte Alice die Aufmerksamkeit wieder auf Edwina, und Louise vergalt es ihr mit einem dankbaren Blick.

»Deine Mutter hat schon recht, Margarita«, sagte Viktoria zu der Ältesten. »Du bist zu einer wunderschönen jungen Frau herangewachsen, und wie du dein Haar frisieren lässt, gefällt mir ausgesprochen gut.«

Geschmeichelt betastete Margarita ihr blondes Haar, das ihr Alice' Zofe Martha am Morgen zu einer kunstvollen Frisur hochgesteckt hatte.

»Danke, Großmutter«, sagte sie. »Mir gefällt sie ebenfalls sehr gut.«

»Das gilt natürlich für euch alle«, sagte Viktoria rasch zu ihren Enkeltöchtern. »Eine jede, wie ihr hier steht, ist wunderhübsch und außerdem artig und höflich. Du kannst stolz auf deine Töchter sein, Alice.«

»Das bin ich«, bestätigte diese lächelnd. »Und Edwina könnte sich keine hübscheren Brautjungfern wünschen.«

»Stimmt es, dass sie sehr reich ist?«, fragte Sophie mit großen Augen.

»Das stimmt«, bejahte Viktoria. »Ihr Großvater, der kürzlich verstorben ist, hat ihr viel Geld vermacht. Aber darüber sprecht ihr weder mit ihr noch mit sonst jemandem, hört ihr? Irdische Güter sind uns nicht wichtig.«

»Natürlich nicht«, ließ sich Theodora empört vernehmen. »Wir wissen doch, was sich gehört.«

»Ja«, sagte Viktoria lächelnd. »Natürlich wisst ihr das.«

In diesem Moment ertönte hinter ihnen ein Schrei. Der inzwischen fast ein Jahr alte Philip hatte einen Ball unter eine Kommode gerollt und stampfte nun auf seinen dicken Jungenbeinchen durchs Zimmer, um ihn zu suchen.

»Er ist so entzückend! Ich möchte ihn die ganze Zeit herzen und küssen!«, rief Louise, eilte zu ihrem Neffen und fragte: »Wo ist denn der Ball?«

»Da!«, verkündete der Kleine und zeigte auf die Kommode.

»Da?«, fragte Louise und ging ohne Umstände in die Hocke.

»Unter der Kommode?« Philip nickte ernst, legte sich flach auf den Boden und versuchte, den Ball unter dem Möbelstück hervorzuangeln. Doch seine Ärmchen waren zu kurz, er stieß ihn nur noch weiter von sich fort, und Alice beobachtete, wie sich seine Mundwinkel nach unten zogen.

»Nicht weinen!«, sagte Louise zärtlich. »Tante Louise holt dir deinen Ball, ja?«

Philip, dessen Äuglein sich schon mit Tränen gefüllt hatten, nickte zufrieden. »Ja.«

Louise legte sich vor ihrem Neffen auf den Boden.

»Louise«, rief Viktoria. »Das können doch die Diener machen.«

»Nein, Mutter«, sagte Louise ernst. »Das ist eine Angelegenheit von äußerster Wichtigkeit. Das muss sofort und von seiner Tante erledigt werden.«

Während sie sprach, hatte sie das Spielzeug unter der Kommode hervorgeangelt und hielt es dem Kleinen hin.

Philip strahlte.

*

»Mama, wir haben einen Toten gefunden!«

Atemlos kam Sophie einige Stunden später ins Wohnzimmer gerannt, baute sich vor ihrer Mutter auf und verkündete die Neuigkeit.

»Einen Toten?«, rief Alice entsetzt. »Aber …«

»Du musst schnell mitkommen. Tilda ist mit den anderen dortgeblieben.«

Alice wechselte einen besorgten Blick mit ihrer Mutter und Louise, mit denen sie gerade beim Nachmittagstee beisammengesessen hatte.

»Sollen wir die Polizei informieren?«, fragte Viktoria.

Alice schüttelte den Kopf. »Nein. Ich will erst mal schauen, was da los ist. Die Polizei informieren können wir immer noch.«

»Gut.«

»Ich lasse Philip bei euch«, sagte Alice zu ihrer Schwester, die den Prinzen auf dem Schoß wiegte.

»Darauf bestehe ich«, erklärte diese. »Ich werde den kleinen Schatz ohnehin ganz furchtbar vermissen, wenn wir nun bald abreisen müssen.«

Sophie war schon wieder halb davongelaufen, und Alice folgte ihrer Tochter eifrig über das weitläufige Grundstück von Schloss Mon Repos. Sie fand das Kindermädchen und ihre beiden jüngeren Töchter bei einem großen Loch, das sie allem Anschein nach selbst gegraben hatten.

»Was macht ihr denn da?«, rief Alice ihnen entgegen. »Sophie hat berichtet, ihr hättet eine Leiche gefunden.«

Inzwischen war sie bei dem Loch angelangt und sah, dass es sich bei der Leiche nur noch um ein Skelett handelte: Mehrere Knochen lagen dort und ein Schädel.

»Das ist ja gruselig«, sagte sie, war aber dennoch erleichtert: Sie hatten es offenbar nicht mit einem Verbrechen zu tun. Das Skelett musste jahrzehnte-, wenn nicht sogar jahrhundertealt sein.

»Cecilia und Sophie wollten unbedingt nach Schätzen suchen, und ich … ich habe es ihnen erlaubt«, stammelte Tilda, offenbar von schlechtem Gewissen geplagt. »Ich konnte doch nicht wissen, dass sie … dass sie …«

»Natürlich konnten Sie das nicht wissen«, beruhigte Alice das aufgelöste Kindermädchen. »Machen Sie sich bitte keine Gedanken.«

Sie sah genauer hin. »Da ist nicht nur ein Skelett«, stellte sie fest. Vorsichtig stieg sie in das Loch und ging in die Hocke, um eine alte Tonvase auszugraben. »Seht euch diese Muster an«, sagte sie staunend. »Ich glaube, ihr habt hier wirklich einen Schatz gefunden.«

»Einen Schatz!«, jubelte Sophie und hüpfte neben der Grube begeistert auf und ab.

Sie barg das Gefäß in ihren Händen und säuberte es notdürftig vom Schmutz der Jahrhunderte. »Wenn ihr hier weitergrabt, findet ihr bestimmt noch mehr.«

»Au ja«, rief Sophie, stieg zu ihrer Mutter in das Loch – wobei sie peinlich darauf achtete, nicht auf die Knochen zu treten – und grub mit ihrer Schaufel weiter. Kurz darauf stieß sie auf etwas Hartes und buddelte es aufgeregt aus, um schließlich triumphierend eine dreckige Münze in den Händen zu halten. »Jetzt hab ich wirklich einen Schatz.«

Alice lächelte und wandte sich dann an ihre ältere Tochter.

»Cecilia, lauf zu deiner Großmutter, und sag ihr, dass es sich um ein Skelett handelt, das bestimmt viele Hundert Jahre alt ist. Sophie sprach von einer Leiche, und sie denkt nun, es sei ein Verbrechen geschehen.«

»Gut«, rief Cecilia und eilte fröhlich von dannen.

Alice sah ihr nach und wandte sich dann an Tilda. »Ich gehe ihr gleich nach und beruhige meine Mutter und meine Schwester«, sagte sie. »Lassen Sie die Mädchen ruhig noch ein wenig graben. Und wenn Sie weitere Gefäße finden: An den Vasen und dem Geschirr mit den Mustern bin ich besonders interessiert. Ich würde sie gerne nach Athen in die Stickereischule schicken, vielleicht können wir etwas von diesen alten Mustern verwenden.«

Tilda nickte. »Gut.«

Auf dem Weg ins Haus kam ihr ihre Tochter Cecilia entgegengerannt. »Großmama macht sich immer noch Sorgen«, sagte sie.

Alice nickte und strich ihrer Tochter über den blonden Schopf. »Ich gehe zu ihr und beruhige sie.«

»Dürfen wir noch ein bisschen graben, Mama?«

Alice nickte. »Aber seid vorsichtig.«

Im Haus kam ihr Viktoria aufgeregt entgegen. »Und?«

»Ich hoffe, Cecilia konnte dich beruhigen«, setzte Alice an. »Es ist nicht in dem Sinne eine Leiche. Es handelt sich um ein Skelett, außerdem haben die Mädchen alte Tongefäße gefunden. Das ist eher archäologischer Natur.«

Doch Viktoria schüttelte den Kopf. »Mir geht das trotzdem sehr nahe.«

»Mutter«, sagte Alice und nahm sie beim Arm, um sie zum Sofa zu geleiten. »Das ist wirklich nichts, was uns aufregen sollte.

Wenn man hier in der Erde gräbt, ist es recht wahrscheinlich, auf alte Fundstücke zu stoßen – und auch auf Skelette.«

Doch Viktoria wirkte seltsam abwesend.

»Was ist denn, Mutter?«, fragte Alice und warf ihrer Schwester, die immer noch mit Philip beschäftigt war und ihn herzte und drückte, einen verunsicherten Blick zu.

»Man sollte die Totenruhe nicht stören«, sagte sie. Und plötzlich begannen ihre Lippen zu zittern. »Bei Knochen, die irgendwo vergraben wurden, muss ich immer an meine armen Schwestern und ihre Familie denken.«

Nun begriff Alice. Der Fund ihrer Töchter hatte in ihrer Mutter die nie verheilte Wunde um den Mord an der russischen Zarenfamilie und ihrer Schwester Elisabeth aufgerissen.

»Ich verstehe dich, Mutter«, versicherte sie und gab ihr einen Kuss auf die Wange. »Und du hast recht. Ich werde die Mädchen bitten, das Loch wieder zu schließen und die Totenruhe wiederherzustellen.«

46. Kapitel

Sind sie nicht wunderhübsch, unsere Töchter?«, flüsterte Alice ihrem Mann zu, als sie nebeneinander in der Kirche St. Margaret's in Westminster standen, durch deren Mittelgang soeben die Braut am Arm ihres Vaters schritt. Es war der 18. Juli 1922, und Edwina Ashley und Louis Mountbatten, genannt Dickie, würden sich heute das Jawort geben. Es war *das* gesellschaftliche Ereignis des Jahres, Europas Hochadel war angereist, um an den Feierlichkeiten teilzunehmen, Zehntausende Schaulustige säumten die Straßen. König Georg und dessen Gattin Königin Maria von Teck waren selbstredend ebenfalls unter den Festgästen.

»Allerdings«, bestätigte Andreas. »Eine Augenweide. Alle vier.«

Margarita, Theodora, Cecilia und Sophie sahen in ihren delfinblauen Kleidern einfach zauberhaft aus. »Ich habe sie nach den Farben meiner Augen ausgewählt«, hatte die aufgeregte Braut Alice bei einer der zahlreichen Anproben erzählt. Ohnehin hatte sie ihre zukünftige Schwägerin in den zwei Wochen, die sie bereits in London weilten, um bei den Hochzeitsvorbereitungen zu helfen, sehr ins Herz geschlossen. Was sie besonders an Edwina schätzte, war deren Natürlichkeit, Schlichtheit und Bescheidenheit, die sie ungeachtet ihres enormen Vermögens an den Tag legte.

»So viel Schmuck!«, hatte die Braut gerufen, als sie in den Tagen vor der Hochzeit regelrecht mit Diamanten und Geschmeiden ihrer neuen Verwandtschaft überschüttet worden war. »Ich weiß gar nicht, was ich damit machen soll.«

»Tragen«, hatte Alice lachend empfohlen. »Einfach tragen.«

»Ja«, hatte die andere erwidert. »Das werde ich dann wohl. Aber es ist ungewohnt. Ich habe in meinem Leben noch nicht viel Schmuck besessen. Und offen gestanden finde ich all das etwas… nun ja, etwas sehr prunkvoll.« Sie hatte probehalber ein diamantenes Diadem in ihr rotblondes Haar geschoben und sich kritisch im Spiegel beäugt.

»Du siehst wundervoll aus, Liebes, glaube mir«, hatte Alice versichert und ihre Schwägerin auf die Wange geküsst.

Und wundervoll sah Edwina auch jetzt wieder aus. Über ihrem kinnlangen Haar trug sie ein Diadem und einen langen Schleier. Um ihre Hüften lag ein breiter, schimmernder Stoffgürtel, der dem gerade geschnittenen, knöchellangen Kleid eine gewisse Raffinesse verlieh.

»Ich hoffe, Cecilia und Sophie schaffen es, nicht ständig an ihren Röcken herumzuzupfen oder ihre Socken wieder hochzurollen«, murmelte Alice.

»Dafür werden ihre großen Schwestern schon sorgen«, war sich Andreas sicher.

Auf Mon Repos waren die Mädchen zwar durchaus in kurzen Kleidchen herumgelaufen, aber vor allem die größeren hatten in der Öffentlichkeit immer lange Kleider getragen. Die kurzen Kleidchen im Flapperstil, die Edwina für ihre Hochzeit ausgewählt hatte, waren sie nicht gewohnt, weshalb sie ständig an ihnen zupften, damit sie wenigstens über die Knie gingen, und Tiny und Cecilia regten sich obendrein noch über ihre Socken auf, die sich immer über den Knöcheln zusammenringelten.

»Und unser kleiner Prinz sieht ebenfalls hinreißend aus«, sagte Alice und deutete auf Philip, der, auf dem Arm seines Kindermädchens, mit großen Augen verfolgte, was da vor sich ging. Alice hatte im Vorfeld mit Tilda besprochen, dass sie Philip dann zurück ins Spencer House bringen sollte, damit er von der Menschenmasse nicht eingeschüchtert wäre und vielleicht sogar zu weinen begänne. Zwar ging in der Kirche während der Trauung natürlich alles sehr geregelt und gesittet zu, aber später, bei der Hochzeitsfeier in Brook House, dem Stadthaus, das Edwina von ihrem Großvater ein Jahr zuvor geerbt hatte, herrschte dichtes Gedränge. Alice kam die ganze Zeit über nicht dazu, auch nur ein Wort mit ihrem Bruder zu wechseln, der einen Glückwunsch nach dem anderen entgegennehmen musste – was er mit großer Begeisterung tat. Dafür beobachtete sie ihn aus der Ferne und platzte beinah vor Stolz. Was für ein großer und gut aussehender Mann er doch geworden war! Und wie er strahlte!

»Mutti, du musst mitkommen und dir die Torte ansehen«, rief Schleckermäulchen Tiny in diesem Moment und zog aufgeregt an Alice' Hand. »Dolla, Margarita und Cecilia sind auch schon dort und wollten, dass ich dich hole.«

Seufzend wandte Alice den Blick von ihrem Bruder ab und folgte ihrer jüngsten Tochter durch den dicht gedrängten Speisesaal, in dessen Mitte das gigantische Werk aus Zucker, Sahne und Biskuit aufgebaut war.

»Sie ist wirklich wunderschön, mein Schatz«, bestätigte ihre Mutter.

»Warum sind denn so viele Rettungsboote und Rettungsringe auf der Torte?«, wollte Cecilia wissen.

»Das ist doch klar. Weil Onkel Dickie bei der Marine ist«, erklärte die große, vernünftige Margarita.

Nach mehreren Stunden, in denen sich vor allem Alice' große Töchter hervorragend amüsierten, verabschiedeten sich König Georg und Königin Maria als Erste, und kurz darauf verließ auch das Brautpaar die Feier, um sich nach Broadlands, dem Landsitz von Edwinas Vater, zurückzuziehen, wo sie ihre Hochzeitsnacht verbringen wollten.

Alice lächelte. Sie wusste von ihrer Schwägerin, dass diese ihrem Gatten nun ihr Hochzeitsgeschenk überreichen würde: einen Rolls-Royce, den sie ihm von ihrem Vermögen gekauft hatte.

*

»Wie geht es dir?«, fragte Alice ihre Schwester Louise, als sie nebeneinander durch den Wald spazierten. Anders als Andreas, der direkt nach der Hochzeit zurück nach Griechenland gefahren war, war Alice mit ihren Töchtern, Louise und dem kleinen Philip sowie mit ihrem Bruder George und dessen Gattin, Gräfin Nadejada, nach Schottland gereist, um noch einige Urlaubstage miteinander zu verbringen.

Louise seufzte. »Nicht so gut«, gestand sie.

»Die ewige Junggesellin?«, griff Alice das Gespräch wieder auf, das sie mit ihrer Schwester kürzlich auf Mon Repos geführt hatte.

»Ganz genau. In Zeiten wie diesen wird mir das nochmals sehr bitter und deutlich vor Augen geführt. Alle meine Geschwister sind nun glücklich verheiratet. Nur bei mir will es einfach nicht klappen.«

Nachdem Louise ihre Verlobung mit Alice' Schwager Christo 1909 auf Druck ihrer Eltern hatte lösen müssen, hatte es gute fünf Jahre gedauert, bis die Liebe wieder in ihr Leben getreten war. Louise hatte bereits geahnt, dass ihre Eltern nicht viel von ihrem

Schwarm Alexander Stuart-Hill, einem schottischen Künstler, halten würden, und so hatte sie die Verlobung zunächst geheim gehalten. Doch dann hatte sich herausgestellt, dass Stuart-Hill nur Interesse an Männern hegte, und Louise war wieder allein gewesen.

»Du brauchst nur Geduld«, versuchte Alice ihre Schwester nun zu trösten. »Ich bin fest davon überzeugt, dass es für jeden Menschen den richtigen Partner gibt. Manchmal dauert es nur etwas, bis man ihn gefunden hat.«

»Bei mir dauert es eben unfassbar lange«, sagte Louise leise. »Bei der Hochzeit habe ich mich schon gefragt, ob ich auch eines Tages als Braut vor den Traualtar treten werde. Und die Zeit mit Philip ist für mich – so schön sie ist – auch sehr schmerzlich. Es macht mich so glücklich, so einen kleinen Menschen auf dem Arm zu halten, und ich frage mich dann immer, ob mir jemals das Glück vergönnt sein wird, Mutter zu werden.«

»Du wärst eine wundervolle Mutter«, war Alice überzeugt.

Sie waren auf dem Hügel angekommen und blickten wie einst ihre Großmutter König Victoria über den glitzernden Loch Tummel, in dem sich die herbstlich gefärbten Blätter der Bäume spiegelten, zum Berg Munro Schiehallion.

»Das glaube ich auch«, sagte Louise. »Aber offen gestanden, so lieb ich deine Versuche, mich zu trösten, auch finde: Wir wissen beide, dass es nicht einfacher wird.«

Alice musste ihr im Stillen recht geben. Zweiunddreißig war schon ein stattliches Alter für eine Erstgebärende. Und ihre Schwester musste ja erst noch den richtigen Mann finden. Wenn sie ehrlich war, teilte sie Louises Sorgen, was sie allerdings natürlich nicht aussprach.

»Mach dir doch keine Gedanken«, sagte sie stattdessen. »Du bist viel jünger als ich, und ich bin mit meinen sechsunddreißig Jahren auch soeben erst wieder Mutter geworden. Du hast noch Zeit.«

»Es geht nicht nur ums Mutterwerden«, sagte Louise bedrückt, »sondern auch darum, dass ich für die Männer immer unattraktiver werde. Wer will denn schon eine alte Jungfer! Ich werde noch enden wie Tante Beatrice.«

»Aber das wäre nicht so schlimm«, sagte Alice. »Immerhin hat sie am Ende doch noch geheiratet und vier Kinder bekommen.«

Der jüngsten Tochter von Königin Victoria war nur ein kurzes Eheglück beschieden gewesen. Erst mit achtundzwanzig Jahren hatte sie von ihrer Mutter die Erlaubnis bekommen zu heiraten und war rund zehn Jahre und vier Kinder später bereits schon wieder Witwe gewesen, da ihr Mann an Malaria verstorben war

Alice legte den Arm um ihre Schwester. »Schluss jetzt mit der Schwarzmalerei. Noch bist du eine junge, wunderschöne Frau, und der Mann, der dich einmal bekommt, kann sich glücklich schätzen.«

»Genug gejammert«, stimmte ihre Schwester ihr zu. »Erzähl mir lieber, warum Andreas so überstürzt abgereist ist. Er wollte doch ursprünglich mit nach Schottland kommen.«

Sie sah ihre Schwester prüfend an. »Ist mit euch alles in Ordnung?«

Alice nickte. »Mit uns ja. Allerdings gilt das nicht für die Beziehung zwischen Andreas und seinem Bruder.«

»Dem König?«

Alice nickte.

»Warum?«

»Andreas möchte, dass Tino abdankt.«

»Schon wieder? Weshalb?«

»Konstantin ging es in der letzten Zeit gesundheitlich nicht gut, und Andreas ist zunehmend der Ansicht, dass er Griechenland erneut in die Katastrophe führen wird und es besser wäre, Georg würde übernehmen.«

»Erneut? Das heißt, ihr seht die Schuld für die Niederlage im Balkankrieg ebenfalls bei ihm?«

»Durchaus. Aber Andreas ist auch verärgert, dass durch den anhaltenden Krieg die finanziellen Möglichkeiten Griechenlands immer klammer werden«, führte Alice aus. »Nikolaus ist aber dagegen, dass sein Bruder erneut abdankt. Er sagt, es verunsichere das Volk, wenn Tino nun die Krone niederlegen würde, und außerdem dachte er, man könne den Konflikt mit den Türken durchaus noch für sich entscheiden.«

»Aber?«

»Aber er hat sich getäuscht.«

»Inwiefern?«

»Ach, Louise«, sagte Alice etwas mutlos. »Es ist wirklich schrecklich. Ich habe das Gefühl, unser Land steuert auf die nächste Katastrophe zu. Ich versuche allerdings, mir vor den Kindern nichts anmerken zu lassen. Sie haben genug durchgemacht.«

Inzwischen waren die Schwestern am Ufer des Sees angekommen. Alice setzte sich auf eine Baumwurzel, die die Elemente im Laufe der Jahrzehnte geglättet hatten, und blickte nachdenklich auf die sich spiegelnde Wasserfläche.

»Du machst mir Angst«, sagte Louise und setzte sich neben ihre Schwester. »Was ist geschehen?«

»Die sogenannte Kleinasiatische Katastrophe ist geschehen«, sagte Alice. »Die Truppen des türkischen Präsidenten Mustafa Kemal Pascha haben Smyrna erobert. Die Türken haben die griechischen und auch die armenischen Einwohner regelrecht abgeschlachtet. Ach, es ist so schrecklich. Sie haben sie einfach zu Hause überfallen und ermordet. So wie … so wie Tante Alix und meine Cousinen Olga, Tatjana … Hört das denn nie auf?«

Inzwischen war Alice in Tränen ausgebrochen, und die erschrockene Louise zog sie in ihre Arme und wiegte sie wie ein Kind.

»Sie haben die Häuser der Menschen angezündet, während diese noch drin waren. Es war unglaublich heiß, und alles hat gebrannt. Andreas schrieb mir, dass die Menschen vor den Flammen ins Meer geflohen und dort jämmerlich ertrunken sind. Vierzigtausend Menschen starben, Louise, und diese Menschen haben Familien, die um sie trauern.«

»Ach, Liebes, das ist ja entsetzlich«, sagte Louise.

»Nicht nur die Griechen haben sie angegriffen, sondern auch die Armenier«, weinte Alice.

Dann setzte sie sich auf und löste sich aus der Umarmung ihrer Schwester. »Weißt du, ich wollte ja den Mut nie verlieren und den Glauben daran, dass die Welt ein guter Ort ist und dass man mit Liebe und mit Zuversicht alles heilen kann. Aber ein schreckliches Ereignis reiht sich an das nächste. Wir haben das eine nicht einmal ansatzweise verwunden, da müssen wir uns schon wieder dem nächsten stellen. Warum nur sind die Menschen so grausam? Ich ertrage das nicht. Und ich ertrage auch die ständige Angst um meine Liebsten nicht. Zu viele sind mir schon genommen worden«, brach es aus Alice hervor.

»Was hat denn Tino zu alldem gesagt?«, fragte Louise.

Alice schnaubte. »Er hat zum Volk gesprochen und zugegeben, dass die Armee zwar versagt hat, dass sie aber im Großen Krieg gezeigt haben, was sie können, und nun müsse man zusammenhalten, damit Griechenland wieder auf die Beine kommt und Frieden herrscht. Dabei ist es doch klar: Der Krieg gegen die Osmanen ist endgültig verloren.«

47. Kapitel

Wenige Tage später machte sich Alice mit ihren Kindern auf die Rückreise in ihre Heimat, wo sie ein besorgter Andreas in die Arme schloss.

»Wie schlimm ist es?«

»Ganz schlimm«, sagte er niedergeschlagen. »Die Lage in Kleinasien ist die reinste Katastrophe. Den Menschen geht es sehr schlecht. Sie werden vertrieben, Unzählige verlassen ihre Heimat und kommen zu uns.«

»Na, darin, Flüchtlinge bei uns aufzunehmen, haben wir ja Übung«, sagte Alice. »Schließlich wurde die Königliche Stickereischule aus diesem Grund schon Ende des letzten Jahrhunderts gegründet.«

»Das stimmt schon«, murmelte Andreas. »Was mich nur so belastet, ist, dass es einfach niemals besser, sondern immer und immer schlimmer wird. Alles zerfällt. Kleinasien war doch stets ein Beispiel dafür, dass Griechen, Türken und Armenier, unabhängig von ihrer Religion, friedlich zusammenleben können. Das war zweitausend Jahre lang so. Warum geht das jetzt nicht mehr?«

»Ich weiß es nicht«, seufzte Alice.

»Es geht doch auch um ein großes Stück griechische Kultur und Identität, das da jetzt einfach so zertrümmert wird. Die

Heimat der Götter, der Ort, an dem die Wiege unserer Philosophen und Dichter stand und der Schauplatz der großen Epen von Homer.«

*

»Er hat abgedankt.« Es war der 27. September 1922, als Andreas strahlend vor Erleichterung, aber merklich erschöpft abends in das Appartement kam, das Alice und er immer noch im ehemaligen Kronprinzenpalais bewohnten.

»O Gott sei Dank«, rief Alice, während sie ihr Stickzeug weglegte. »Hat er also eingesehen, dass er mit seiner Aufgabe überfordert ist?«

»Offenbar schon«, sagte Andreas.

»Und was wird nun?«

»Kronprinz Georg kommt mit Elisabeth aus Rumänien zurück, um den Thron zu übernehmen.«

»Dann haben wir wieder einen Georg auf dem Thron. Georg II. Georg I. habe ich sehr geliebt.«

»Ich auch«, versicherte Andreas.

»Ich weiß«, sagte Alice. »Ebenso wie deine Mutter. Was mich zu der Frage bringt, was aus ihr werden soll. Und aus uns. Ich nehme an, Tino wird das Land verlassen?«

Andreas nickte. »Ich hoffe nur, Georg kann sich gegen das revolutionäre Regime behaupten. Dass er nicht nur als Marionette gesehen wird, so wie das bei seinem Bruder der Fall war.«

»Georg ist anders«, beruhigte Alice ihn. »Er wird das schaffen. Und Alexander hätte es auch geschafft, wenn er eine Chance gehabt hätte. Aber die hatte er nie, schließlich hat ihn nie jemand auf den Thron vorbereitet. Er wurde wie ein Kaninchen aus dem Hut gezaubert, war der Einzige der königlichen Familie, der sich noch in Griechenland befand, und nun sollte er sich bewähren. Das konnte er gar nicht schaffen. Nicht bei den mächtigen Gegnern, die er hatte.«

»Die hat Georg auch«, wandte Andreas ein. »Das revolutionäre Komitee ist nicht zu unterschätzen.«

»Du machst dir Sorgen«, stellte Alice fest.

»Ja, Liebste«, bestätigte er. »Ich mache mir Sorgen. Große Sorgen. Ich bin froh, dass Tino abgedankt hat, aber ich bin mir nicht sicher, ob das ausreicht.«

Alice sah ihren Mann forschend an. »Ist da noch etwas, das du mir sagen willst?«

Er zögerte.

»Andreas?«

»Nun ja«, druckste er herum. »Ich stehe im Moment auch nicht allzu gut da. Man nimmt mir immer noch übel, dass ich nicht mehr kämpfen wollte. Dass ich den Befehl verweigert habe, weil mir klar war, dass das in einer Katastrophe enden würde, versteht irgendwie keiner. Stattdessen wird es nun teilweise so dargestellt, als sei ich durch meine Befehlsverweigerung mit schuld an der kleinasiatischen Katastrophe. Und dass ich dann zu Dickies Hochzeit gefahren bin, statt wieder in den Krieg zurückzukehren, nimmt man mir doppelt übel.«

In Alice' Kopf hämmerte etwas. Sie kannte dieses Gefühl. Es bemächtigte sich ihrer immer dann, wenn sie wusste, dass Unheil auf sie zukam oder sie schon mittendrin steckten.

*

Ihr Gefühl hatte Alice auch diesmal nicht getrogen. Die Situation spitzte sich zu. Tino und seine Familie gingen am 30. September mit ihren Töchtern Irene und Katharina erneut ins Exil. Die Reise ging auf der *SS Patris,* einem griechischen Dampfschiff, in Richtung Italien, wo sie die in der Nähe von

Palermo gelegene Villa Hygeia beziehen würden. Zu Alice' großem Kummer würde Olga sie begleiten. Ihre Schwiegermutter war es auch gewesen, die den Ort der neuen Heimat bestimmt hatte. Das Klima dort, so Olgas Überlegung, sei sicherlich gut für Tinos Gesundheit. Auch Nikolaus und seine Familie verließen auf Drängen des britischen Botschafters, Francis Lindley, der die königliche Familie hier nicht mehr sicher wähnte, das Land. Sie hatten sich für Paris entschieden, wo sie bereits im ersten Exil recht gut gelebt hatten, denn seine Gattin besaß als geborene russische Großfürstin noch viel Schmuck, den sie auch zur Finanzierung ihres Lebensunterhalts verkaufen konnten. Am Abend vor ihrer Abreise besuchte Olga Alice in deren Appartement im Kronprinzenpalais. Lange hielten sich die beiden Frauen in den Armen.

»Ach, Olga.«

»Ach, Alice.«

»Ich habe das Gefühl, unser Leben besteht nur aus Abschieden«, sagte Alice und konnte nur schwer die Tränen zurückhalten.

»Ja«, erwiderte Olga. »Das Gefühl habe ich auch, und du weißt, wie zuwider mir das ist.«

»Mir auch«, stimmte ihre Schwiegertochter ihr zu. »Warum können wir nicht alle einfach eine glückliche Familie sein?«

»Das sind Königsfamilien wohl selten«, seufzte Olga. »Man denkt immer, sie sind diejenigen, die die Geschicke lenken und alles bestimmen. In Wahrheit sind sie aber auch nur ein Spielball der Ereignisse und der Politik. Mehr als jede andere Familie.«

»Da hast du wohl recht. Und so schmerzhaft es auch ist, dass du nun fortgehen wirst, so froh bin ich andererseits darüber. Denn du wirst bei Tino sein und dich um ihn kümmern.«

Olga nickte ernst. »Ihn nimmt das alles sehr mit«, bestätigte sie. »Aber offen gestanden bin ich beunruhigt, dass ihr nicht ebenfalls das Land verlassen wollt. Es ist gefährlich, Alice.«

Sie schüttelte den Kopf. »Andreas möchte, dass wir bleiben. Und ich verstehe ihn. Das letzte Mal im Exil war einfach schrecklich für ihn. Und er glaubt, dass wir auf Mon Repos sicher sind.«

»Wenn er sich da nur mal nicht täuscht«, flüsterte Olga.

48. Kapitel

»Was ist denn mit dem Brief passiert?«, fragte Alice am Morgen des 15. Oktober 1922 stirnrunzelnd, als Hestia ihr beim Frühstück auf Mon Repos ein Schreiben ihrer Mutter reichte.

Verwundert und auch beunruhigt musterte sie den zerknitterten Umschlag, den ganz ohne Zweifel bereits jemand geöffnet hatte. Und er hatte sich offensichtlich keine Mühe gegeben, diesen Umstand zu vertuschen.

»Zeig mal.« Andreas streckte auffordernd seine Hand aus und nahm das Schreiben in Augenschein.

»Dieser Brief«, sagte er dann ernst und sah erst Alice und dann seine beiden großen Töchter an, die die Mahlzeiten bereits zusammen mit ihren Eltern einnahmen, während sich die Kleinen in der Obhut von Tilda befanden, »dieser Brief wurde ganz eindeutig konfisziert und gelesen.«

»Ich habe gestern von meinem Fenster aus einen Mann gesehen«, mischte sich Margarita nun ins Gespräch.

»Einen Mann?«, fragte Alice alarmiert. »Was für einen Mann?«

»Er trug irgendeine Uniform und stand halb hinter einem Busch, aber irgendwie hatte ich das Gefühl, er wollte gesehen werden.«

Trotz ihrer Beunruhigung betrachtete Alice ihre Tochter liebevoll. Sie war nicht viel älter als Margarita gewesen, als sie Andreas geheiratet hatte. Unglaublich, wie schnell die Zeit verging. Sie war stolz darauf, zu welch reifer und verständiger jungen Frau Margarita sich entwickelt hatte, und Theodora stand ihrer Schwester in nichts nach. Die beiden Mädchen waren an all dem Leid und Unbill, das sie in ihren jungen Leben schon hatten erdulden müssen, gereift, statt daran zu zerbrechen. Manchmal dachte Alice jedoch mit einer gewissen Wehmut und teilweise auch voller Wut, dass man ihre Töchter um einen Teil ihrer Kindheit gebracht hatte. Jedenfalls konnte man ihnen nichts mehr vormachen, geschweige denn, ihnen eine heile Welt vorgaukeln, wenn es sie nicht gab. Und vor allem Theodora war ähnlich feinsinnig wie ihre Mutter und spürte es, wenn etwas nicht stimmte.

»Warum hast du mich denn nicht gerufen?«, fragte Andreas seine Tochter empört. »Ich hätte doch sofort etwas unternommen.«

»Ich wollte euch nicht beunruhigen«, gestand Margarita. »Ihr habt genug durchmachen müssen.«

Alice und ihr Mann wechselten einen betroffenen Blick.

»Hör zu, Liebes«, sagte Alice dann. »Du vertauschst die Rollen. Es ist nicht eure Aufgabe, uns zu schützen. Es ist umgekehrt.«

»Ja«, erwiderte Margarita leise. »Du hast ja recht. Entschuldige.«

Andreas erhob sich.

»Was hast du vor?«, fragte Alice voller Unruhe in der Stimme.

»Nun.« Er war schon auf dem Weg zum Fenster gewesen, wandte sich aber noch einmal zu seiner Frau um. »Ich will nachsehen, ob der Mann noch da ist. Wenn Margarita ihn aus ihrem Zimmerfenster gesehen hat, dann müsste ich ihn von hier aus ja auch entdecken können.«

Alice stand ebenfalls auf und trat zu ihrem Mann, um hinauszusehen. Gleich darauf schrak sie zurück.

»Das sind mindestens zehn«, sagte sie. »Und Margarita hat recht. Die tun zwar so, als würden sie sich verstecken, aber eigentlich wollen sie, dass wir sie sehen.«

Andreas nickte grimmig. »Die wollen uns einschüchtern. Deswegen haben sie auch den Brief von deiner Mutter so stümperhaft geöffnet. Sie wollen, dass wir wissen, dass sie uns beobachten. Und sie wollen, dass wir wissen, dass sie unsere Briefe lesen.«

Entschlossen ging er zu der Terrassentür, um sie zu öffnen.

»Ich werde sie zur Rede stellen.«

Sie packte ihn an Arm. »Nicht.«

»Sie werden mir nichts tun!«, beruhigte er sie. »Wenn sie mir nach dem Leben trachten wollen würden, dann würden sie da ihre Möglichkeiten haben. Sie müssten nicht warten, bis ich rauskomme.«

Alice schüttelte den Kopf. »Das ist mir auch klar.«

»Aber worum geht es dir dann?«

»Du würdest tun, was sie wollen. Gib ihnen das nicht.«

Fragend sah er sie an.

Inzwischen waren auch Margarita und Theodora zu ihnen getreten.

»Mama meint, dass ihr wahrscheinlich einziges Ziel ist, uns einzuschüchtern«, erklärte Margarita. »Und wenn du nun hinausgehst, tust du genau das, was sie erwarten. Du verschaffst ihnen Genugtuung.«

Andreas blickte seine Frau und seine Töchter an. »Ihr habt recht. Ihr habt vollkommen recht. Wir werden sie ignorieren und uns nicht auf ihre Spielchen einlassen. Das ist das Stärkste, was wir ihnen entgegensetzen können.«

»Und wer schickt all die Männer dort draußen?«, fragte nun Theodora, die sich aufgrund der Beobachter doch etwas unwohl zu fühlen schien.

»Das revolutionäre Komitee.«

»Das auch daran schuld ist, dass Onkel Tino, Onkel Georg und Großmutter gehen mussten?«, fragte Alice' Zweitgeborene, und ihre Mutter sah ihr an, wie nah ihr das alles ging.

»Ja, Liebes«, sagte sie ruhig. »Aber du musst dir keine Sorgen machen. Deine Großmutter hat Tino freiwillig begleitet, auch weil es ihm nicht gut ging. Und man hat uns versichert, dass es für niemanden ein Problem ist, wenn wir bleiben.«

»Offenbar doch«, sagte Theodora und sah hinaus.

Erneut wechselte Alice einen Blick mit Andreas. Sie teilte ja die Sorgen ihrer Tochter.

»Es fällt mir schwer, das zu ertragen«, gestand Alice ihrem Mann später, als sie allein waren. »Ich bin nicht im Mindesten so ruhig, wie ich mir vor den Mädchen den Anschein gebe. Vor allem sorge ich mich um die drei Kleinen.«

Erschöpft fuhr sie sich über das Gesicht. »Der Reiz von Mon Repos war immer die Freiheit, die wir hier hatten. Dass die Kinder sich überall bewegen konnten, es war ihr Reich, das sie eroberten. Und nun lauern hier überall Männer herum, die uns nicht wohlgesonnen sind. Da können wir die Kinder doch unmöglich so spielen lassen wie bisher.«

»Nein«, sagte Andreas. »Das können wir nicht. Da gebe ich dir vollkommen recht.«

»Aber wie sollen wir ihnen das erklären, ohne ihnen Angst zu machen?«

»Das weiß ich nicht«, seufzte Andreas müde. »Ich weiß es wirklich nicht. Vielleicht sollten wir doch mit ihnen reden.«

Alice schüttelte den Kopf. »Auf keinen Fall. Unsere kluge Tochter hat schon recht. Geben wir ihnen nicht das, was sie wollen.« Sie atmete tief durch und sah ihrem Mann dann direkt in die Augen. »Wir haben schon so viel durchgestanden, wir werden auch das schaffen.«

»Was hast du vor?«

Sie zuckte die Achseln. »Das tun, was ich immer getan habe: helfen. Es ist ja zu erwarten, dass jede Menge Flüchtlinge aus den eroberten Gebieten zu uns kommen. Es gilt, Suppenküchen einzurichten und für Kleidung zu sorgen. Dolla und Margarita können mich unterstützen.«

»Du bist einfach wunderbar, dass du nie aufgibst«, sagte Andreas und zog sie in seine Arme. »Unser Problem, was wir mit den Kleinen machen, ist allerdings noch nicht gelöst. Ich sehe es wie du: Sie können nicht weiterhin unbeschwert draußen spielen.«

»Ich spreche gleich mit Tilda«, versprach Alice. »Uns wird ganz sicher etwas einfallen. Und Hestia werde ich übrigens auch bitten, Briefe für uns direkt aufzugeben. Dann kann ich meiner Mutter offen berichten, was hier vor sich geht, ohne befürchten zu müssen, dass die Briefe abgefangen werden.«

»Gut«, sagte Andreas. »Dann bleibt uns wohl nichts, als abzuwarten. Ich habe das Gefühl, dass Venizelos in seinem Exil eine Menge Pläne hat.«

»Denkst du, er will eine Republik ausrufen? Mithilfe der Revolutionäre?«

»Das«, erwiderte Andreas, »halte ich durchaus für möglich.«

49. Kapitel

»Wohin geht ihr? Was haben Sie vor?«

Aufgebracht folgte Alice ihrem Mann und dessen Gast am 26. Oktober bis zur Tür. Oberst Loufas war vor zwei Stunden einfach so hereingeplatzt, hatte sich als Abgesandter des revolutionären Komitees vorgestellt und auf einem Vieraugengespräch mit Andreas in dessen Arbeitszimmer bestanden. Alice hatte in der Hoffnung auf Informationen vor der Tür ausgeharrt, und in der Tat war ihr Gatte immer wieder herausgekommen – unter dem Vorwand, die Toilette aufsuchen zu müssen oder nachsehen zu wollen, wo das Dienstmädchen mit den bestellten Erfrischungen blieb. Hastig hatte er Alice dann Bescheid gegeben, dass das Gespräch gar nicht gut laufe. Der Oberst habe ihn zu der Katastrophe in Kleinasien im Kreuzverhör und schiebe ihm jede Menge Schuld zu.

Nun war das Gespräch offenbar beendet, die Männer verließen das Arbeitszimmer, und Loufas schob Andreas in Richtung der Eingangstür, als er Alice' Frage, wohin die Männer gehen würden, beantwortete. »Ihr Mann hat sich freundlicherweise bereit erklärt, mich nach Athen zu begleiten, um… nun ja, noch einige offene Fragen zu klären«, sagte er und richtete seinen kühlen Blick auf sie.

»Was für offene Fragen?«, keuchte Alice, der vollkommen

klar war, was das hier bedeutete: Auch wenn Andreas scheinbar freiwillig mitging, war das nichts anderes als eine Gefangennahme!

Wieder traf sie der kühle Blick. »Sorgen Sie sich nicht, Hoheit«, sagte Loufas, und es klang spöttisch. »Ihr Herr Gemahl und ich werden eine hübsche Seefahrt nach Athen auf der Aspis machen, und in zwei Tagen haben Sie ihn zurück.«

Sie suchte Andreas' Blick und sah darin, dass auch er den Worten des anderen keinen Glauben schenkte. Aber er schwieg.

»Vati, Vati!« Inzwischen hatten auch Cecilia und Tiny mitbekommen, dass Andreas überraschend das Haus verlassen würde. Und sie spürten, dass etwas nicht stimmte. Weinend klammerte sich Tiny an ihren Vater.

»Bitte geh nicht.«

»Ich bin doch bald wieder da, meine Süße«, sagte er, schlang die Arme um sie und küsste sie auf den Scheitel.

Da kam auch der kleine Philip angewackelt, streckte die Ärmchen nach oben und begehrte, auf den Arm genommen zu werden, während Alice die etwas verloren aussehende Cecilia an sich drückte und Loufas einen strafenden Blick zuwarf. Sah er denn nicht, was er den Kindern damit antat?

Doch Loufas beachtete sie gar nicht, sondern drängte zum Aufbruch.

»In zwei Tagen bin ich wieder da«, wiederholte Andreas zum Abschied. Und dann wurde er auch schon aus seiner eigenen Haustür geschoben.

»In zwei Tagen ist er wieder da«, tröstete Alice und nahm ihre schluchzenden Kinder in den Arm. Selbst Philip weinte, obwohl er natürlich nicht verstand, was hier eigentlich vor sich ging.

Aber Andreas kam nach zwei Tagen nicht wieder. Auch nicht nach zwei Wochen. Alice musste inzwischen alle Kraft aufwenden, um nicht zusammenzubrechen. Es gelang ihr – wieder einmal – beim Gedanken an ihre Kinder. Sie war inzwischen deren einziger Halt. Den durften sie nicht verlieren. Und sie tat, was sie Andreas gegenüber ohnehin schon angekündigt hatte: Sie organisierte Suppenküchen und kümmerte sich um die Ärmsten, denn sie hatte recht gehabt mit ihrer Prognose hinsichtlich der Flüchtlingsströme. Die Menschen kamen in Scharen, und sie waren am Ende ihrer Kräfte. Es half ihr, sich um andere zu kümmern, und sie dachte, dass die schwerste Prüfung wohl die war, zur Untätigkeit verdammt irgendwo zu sitzen und nichts tun zu können, während sich Katastrophen ereigneten oder man sich um einen besonders lieben Menschen sorgte.

Nun verstand sie Andreas noch besser, der im Exil regelrecht in Depressionen verfallen war und lieber in den Krieg zog, als untätig herumzusitzen.

In der Tat lenkte sie die Arbeit in den Suppenküchen ab, die Dankbarkeit der Menschen und ihre Geschichten führten ihr vor Augen, dass sie es doch eigentlich gut hatten, auch wenn ihre Schwiegermutter Olga neulich noch gemeint hatte, die Dynastien träfe es immer härter.

Über all das dachte Alice nach, als sie von der Suppenküche nach Hause eilte. Dort wurde sie schon in der Tür empfangen.

»Besuch für Sie«, kündigte Hestia an, die trotz ihrer kürzlichen Vermählung noch immer auf Mon Repos als Dienstmädchen arbeitete und täglich den Weg von Korfu auf sich nahm. Alice war ihrer Bediensteten unendlich dankbar für ihre Treue, schließlich hatte sie die Familie auch schon bei ihrem Umzug von Athen nach Mon Repos begleitet. Nachdem sie ihr den geöffneten Brief ihrer Mutter überreicht hatte, hatte Hestia von selbst angeboten, wichtige Briefe immer mitzunehmen und Briefe, die Alice erhalten sollte, an ihre, Hestias Adresse schicken zu lassen. So konnte sie offen mit ihrer Mutter korrespondieren.

Nun zuckte Alice zusammen. Besuch? Das konnte in diesen Tagen nichts Gutes bedeuten.

»Wer ist es?«, fragte sie, doch Hestia zuckte nur die Achseln. »Eine sehr feine Dame, die ihren Namen nicht nennen wollte.«

Verwundert eilte Alice in den Salon. Normalerweise konnte man Mitglieder des Königshauses nicht einfach so besuchen und schon gar nicht, ohne seinen Namen zu nennen. Aber was war schon normal in diesen Zeiten!

Die Dame stand, mit dem Rücken zu ihr, am Fenster und sah auf die aufgewühlte See hinaus, als Alice den Salon betrat. Während sie sich umwandte und knickste, erkannte Alice, dass die Dame wirklich ausgesprochen elegant und auch attraktiv war, um die vierzig Jahre alt vielleicht, von graziler Statur, das dunkel gelockte Haar trug sie hochgesteckt, und die blauen Augen musterten sie eindringlich.

»Guten Tag?«, sagte Alice.

»Guten Tag, Königliche Hoheit. Wir kennen uns nicht.«

»Nein«, bestätigte Alice. »Wir kennen uns nicht. Sie können sich sicher denken, dass mich umso mehr interessiert, was Sie zu mir führt.«

»In der Tat.« Die Schöne nickte und erklärte dann rundheraus: »Ich bringe Nachrichten von Ihrem Mann.«

Alice schnappte nach Luft, und mit einem Mal taumelte sie.

Die Fremde war sofort bei ihr und nahm ihren Arm. »Geht es Ihnen gut?«

Alice schüttelte den Kopf. »Wenn ich ehrlich bin, nein«, sagte sie. »Seit dieser Loufas ihn vor zwei Wochen einfach mitgenommen und mir versprochen hat, ihn mir in zwei Tagen zurückzubringen, habe ich nichts von ihm gehört. In Athen spitzt sich die Lage derweil immer mehr zu, unzählige Flüchtlinge kommen auf die Insel. Und dann steht plötzlich eine wildfremde Frau vor mir und sagt, dass sie mir Neuigkeiten bringt.«

Die Schöne hatte sie inzwischen zum Sofa geführt und eine Tasse Tee eingeschenkt, die dort bereitstand. Diese fürsorgliche Geste verwirrte Alice nur noch mehr. Hatten sie die Rollen getauscht? Sie war doch die Gastgeberin! Und allein wegen ihres Ranges war es an ihr, einen Platz anzubieten. Aber was zählte das schon! Wie lächerlich, dass sie überhaupt daran dachte!

»Es tut mir alles sehr leid!«, sagte die Schöne. »Und ich bitte Sie auch, mir zu verzeihen, dass ich mich Ihnen nicht vorstellen kann. Nur so kann ich auf Dauer sicher sein, dass ich unentdeckt bleibe. Meine Rolle bei alldem ist eigentlich sehr unbedeutend und zugleich so bedeutend. Ich bin nichts weiter als eine Botin, und ich bringe Ihnen das hier.«

Aus ihrer Tasche zog sie ein zerknittertes Stück Papier und ergänzte: »Von Ihrem Mann.«

Mit zitternden Fingern entfaltete Alice den Bogen, und als sie Andreas' geschwungene, markante Handschrift erkannte, kamen ihr beinah die Tränen.

Sie las.

Liebste,
ich habe nur die Möglichkeit für diese wenigen Zeilen, da ich sie in aller Heimlichkeit verfassen muss. Leider stehen die Dinge nicht gut. Es wird einen Prozess geben, und auch ich wurde geladen. Mir erschließt sich noch nicht so ganz, aus welchem Grund – ich bin mir nicht sicher, ob Anklage gegen mich erhoben wird oder ob ich nur aussagen soll. Ich

fürchte aber, dass Ersteres der Fall ist. Sie halten mich hier gefangen, Alice. Ich bin im Haus von General Palli, du kennst ihn, das ist Nikolaus' früherer Flügeladjutant. Sie haben mir zwei Räume zur Verfügung gestellt, in denen ich mich aufhalten, die ich aber nicht verlassen darf. Vor der Tür steht ein Soldat, der wohl nur eine Aufgabe hat: mich zu bewachen.
Ich bin mir aber nicht ganz sicher, ob es den Revolutionären überhaupt um mich geht. Vielleicht bin ich ihnen auch nur so eine Art Geisel, dafür da, ihre Forderungen mit mehr Gewicht stellen zu können.

Alice hatte mit wachsender Bestürzung gelesen und die Besucherin, die ihr den Brief übergeben hatte, dabei beinahe vergessen. Wie erwachend sah sie sie nun an.

»Wie sind Sie an diesen Brief gekommen?«, fragte sie, doch die Schöne schüttelte den Kopf. »Das kann ich Ihnen ebenso wenig verraten wie meine Identität.« Kurz überlegte Alice, ob dies eine Falle war – doch wozu sollte sie dienen? Dass sie dieser Frau trauen konnte, das sagte ihr auch ihr Instinkt.

Kensington Palace, London,
Oktober 1922

Mein liebes, armes Kind,
wie gut, dass Du Hestia hast und es uns dank ihrer Hilfe gelingt, offen miteinander zu korrespondieren. Und wie gut, dass Du mir die beunruhigenden Zeilen Deines Mannes weitergeleitet hast. Ich habe den Brief sofort unserem König übergeben. Und Georg hat dafür Sorge getragen, dass ihn der Sekretär des Auswärtigen Amtes in London

erhält. Er heißt Lord Curzon und ist Dir wahrscheinlich ein Begriff. Von Lindley soll ich Dir bestellen, dass England dagegen protestieren wird, wie man Deinen Gatten behandelt. Und mit England wollen sich die Revolutionäre ja unbedingt gut stellen, wenn das auch nicht auf Gegenseitigkeit beruht. Auch der amerikanische und der italienische Minister in Athen haben ihre Unterstützung zugesagt: Sie alle wollen protestieren und sich für Andreas einsetzen. Verlier nur nicht den Mut, mein Kind! Wir tun das Menschenmögliche, um Euch zu helfen.
Deine Dich liebende Mutter

50. Kapitel

Der britische Konsul George Raymond von Korfu war ein freundlicher Mann, der immer ein wenig angestrengt wirkte: Sein Gesicht war stets etwas zu sehr gerötet, und bei der kleinsten körperlichen Betätigung kam er ins Schwitzen. Er erwartete Alice schon, als sie am späten Vormittag das Konsulat betrat. Unter normalen Umständen wäre es an ihm gewesen, sie als Königliche Hoheit aufzusuchen, doch da Mon Repos immer noch unter der Beobachtung der Mitglieder des revolutionären Komitees stand, hatte Alice es vorgezogen, den Konsul in dessen Räumlichkeiten zu treffen.

»Königliche Hoheit«, sagte er zur Begrüßung und kam schon wieder ins Schwitzen. »Welch Ehre! Was darf ich Ihnen anbieten?«

»Danke, nichts.« Alice schüttelte den Kopf und winkte ab. Schließlich war sie nicht gekommen, um Kaffee zu trinken, sondern um möglichst schnell weitere Informationen über Andreas zu erhalten.

»Schön, schön«, sagte der Konsul und setzte sich, nachdem Alice ihrerseits Platz genommen hatte, auf seinen mächtigen, mit rotem Leder bezogenen Schreibtischstuhl. »Also, ich habe Loufas in Ihrer Sache um ein Gespräch gebeten.«

»Und?«, fragte Alice, die nur mit Mühe ihre Ungeduld zügeln konnte. »Was kam dabei heraus?«

»Nun.« Raymond faltete seine Hände umständlich auf der Platte seines Mahagonischreibtisches. Alice starrte auf seine ineinander verschränkten Wurstfinger und fragte sich unwillkürlich, ob die beiden mächtigen Siegelringe, die er trug, sich wohl jemals wieder von den Fingern entfernen ließen. Sie wirkten, als seien sie eingewachsen. »Ich habe um eine Erklärung gebeten, warum man Ihren Mann so behandelt.«

»Und haben Sie eine Erklärung bekommen?«

»Wie man es nimmt.« Der Konsul zog ein weißes Leinentaschentuch aus seinem Jackett und tupfte sich ächzend die Stirn. »Er sagte mir, dass die Festnahme Seiner Königlichen Hoheit sowohl aus politischer als auch aus militärischer Sicht unumgänglich gewesen sei.«

»Was wirft man ihm vor?«, fragte Alice, obwohl sie es ja wusste.

»Man gibt ihm die Schuld für die militärischen Fehlentscheidungen, die 1921 am Fluss Sakarya getroffen worden sind. Sie verlangen eine Erklärung«, schnaufte ihr Gesprächspartner.

»Aber das ist absurd!« Alice sprang auf. »Er hat ja genau diese Fehlentscheidungen angemahnt und, als man nicht auf ihn hören wollte, darum gebeten, aus dem militärischen Dienst ausscheiden zu dürfen.«

Der Konsul geriet angesichts ihrer Erregung nun vollends ins Schwitzen. Da es die Etikette nicht erlaubte, in Anwesenheit einer Dame, noch dazu einer Königlichen Hoheit, zu sitzen, wenn diese stand, erhob er sich ebenfalls hastig und sah sie so verzweifelt an, als trage er, als Überbringer der schlechten Nachricht, an allem die Schuld. »Nun, wenn ich es richtig verstanden habe, ist der General von damals, ein gewisser Herr Papoulas, ebenfalls zu Wort gekommen und betont nun, dass Ihr Gemahl sich den Befehlen widersetzt habe, was es…«

»... was es umso mehr so klingen lässt, als sei das alles Andreas' Schuld«, sagte Alice tonlos und sank wieder auf ihren Stuhl. »Dabei ist es genau umgekehrt. Hätte man damals auf ihn gehört, hätte die Katastrophe vielleicht verhindert werden können.«

Verzweifelt sah sie Raymond, der sich dankbar ebenfalls wieder gesetzt hatte, an. »Es ist so ungerecht.«

Der Konsul nickte. »Ja, das ist es.« Er zögerte und fuhr dann fort: »Sie werfen Ihrem Mann also vor, die Befehle verweigert und damit dem gesamten griechischen Militär geschadet zu haben und außerdem in einem Moment den Befehl verweigert zu haben, in dem es um Leben und Tod ging.«

»Nun soll also Andreas, der das Debakel vorausgesehen hat und nicht aufhörte, davor zu warnen, schuld an allem sein«, sagte Alice bitter. »Ich glaube, seine damalige Befehlsverweigerung kommt ihnen sehr entgegen. Sie brauchen nämlich einen Grund, um gegen ihn vorgehen zu können. Und auf diese Weise haben sie ihn gefunden.«

Der Konsul sah sie traurig an.

»Ob das nun beunruhigend sein mag oder beruhigend«, fuhr er schwitzend fort: »Ihr Herr Gemahl ist nicht der Einzige. Es gab eine regelrechte Verhaftungswelle.«

»Wer?«, fragte Alice erschrocken. »Wer noch?«

»Dimitrios Gounaris zum Beispiel.«

»Der ehemalige Premierminister!«, stöhnte Alice.

»Nicht nur er. Sie haben noch weitere ehemalige Premierminister verhaftet. Petros Protopapadakis zum Beispiel und Nikolaos Kalogeropoulos.«

»Wer noch?«, flüsterte sie.

Mit müder Stimme zählte der Konsul die Namen auf: »Innenminister Nikolaos Stratos, Kriegsminister Nikolaos Theotokis,

Außenminister Georgios Baltatzis, Minister Michael Goudas, Kommunikationsminister Xenophon Stratigos. Außerdem General Georgios Hatzianestis, der das Kommando über die Truppen in Kleinasien und Thrakien hatte, und Oberst Konstantinopoulos, ehemaliger Verwalter des militärischen Distrikts von Athen.«

Beide schwiegen, als der Konsul seine Aufzählung beendet hatte. Es gab nichts mehr zu sagen.

Auch wenn ihr nicht danach war, zwang Alice sich schließlich zu einem Lächeln und erklärte, während sie sich erhob: »Ich danke Ihnen von ganzem Herzen für Ihre Informationen. Bitte lassen Sie wieder nach mir schicken, wenn Sie etwas Neues erfahren.«

»Das werde ich«, versprach Raymond, der sich hastig ebenfalls erhoben hatte. Er zögerte kurz, als wolle er abwägen, ob sich diese Bemerkung schickte, und stieß dann hervor: »Es wird alles gut werden. Da bin ich sicher.«

»Danke.« Alice nickte kurz, verabschiedete sich und eilte dann durch das prachtvolle Treppenhaus nach unten. Es wird alles gut werden, hatte der Mann gesagt. Sie war sich da leider nicht so sicher.

*

Wie ein gefangener Tiger lief Alice am Mittag des 12. November in ihrem Schlafzimmer auf und ab. Mon Repos, ihr Ort der Freiheit, war zu einem Gefängnis geworden – doch das war nicht das Schlimmste. Das Schlimmste war, dass das Land immer mehr aus den Fugen geriet, ihr Mann in riesiger Gefahr schwebte und sie selbst einfach nichts tun konnte. Sie hatte alles, wirklich alles versucht. Selbst an Papst Pius XI. hatte sie geschrieben in der Hoffnung, dass dieser sich für Andreas einsetzen würde.

In diesem Moment öffnete sich die Tür.

»Mama«, sagte Margarita, und Alice konnte sehen, dass ihre Tochter geweint hatte.

»Ich mache mir solche Sorgen um Papa.«

»Ach, Liebes.« Sie zog ihre Erstgeborene an sich.

Lang schon hatte sie den Versuch, ihre beiden älteren Töchter zu beruhigen, aufgegeben. Sie wussten, wie ernst die Lage war.

»Ich auch«, sagte sie daher nur. Dann ließ sie ihre Tochter los und klopfte neben sich auf das Bett. »Komm, setz dich zu mir.«

Margarita tat wie ihr geheißen.

»Sie haben die Hellenische Republik ausgerufen«, erzählte Alice.

»Ist Onkel Georg nicht mehr König?«, fragte Margarita erschrocken.

»Doch«, sagte Alice. »Insofern ist die Ausrufung der Republik mehr... symbolischer Natur. Aber wenn wir ehrlich sind, hat er nichts zu sagen, so wie schon Alexander nichts zu sagen hatte, als wir anderen des Landes verwiesen waren. Und dein Vater hat genau das kommen sehen.«

»Und was wird nun?«, fragte Margarita voller Angst.

Alice nahm ihre Hand. »Das kann ich dir nicht sagen. Ich weiß nur, dass das revolutionäre Komitee ein militärisches Tribunal gegründet hat.«

»Und was soll dieses Tribunal?«, fragte Margarita ängstlich.

Alice drückte ihre Hand. Tröstend, wie sie hoffte. »Das weiß ich nicht. Aber ich verspreche dir: Ich werde alles tun, um deinen Vater da rauszuholen.«

Gleich am nächsten Morgen hielt die Hoffnung auf Mon Repos Einzug: Hestia überreichte Alice atemlos einen Brief ihrer Mutter. Obwohl Alice Briefe sonst immer achtsam öffnete – allein, um sie später in ihren Umschlägen aufbewahren zu können –, riss sie diesen ungeduldig auf, überflog ihn und eilte dann mit wild klopfendem Herzen nach unten.

Gleich würden Margarita und Theodora zum Frühstück hinunterkommen, und sie wollte ihren Töchtern die guten Neuigkeiten nicht vorenthalten.

»Ihr Süßen«, rief Alice den Mädchen strahlend entgegen, kaum dass diese den Raum betreten hatten, »es gibt Hoffnung.«

»Kommt Papa frei?«, fragte Theodora und nahm ihre Mutter aufgeregt beim Arm. Zwei Augenpaare starrten sie so flehend an, dass Alice beinah das Herz zerreißen wollte vor Liebe und Mitgefühl. Warum lag es nicht in der Macht einer Mutter, dass ihre Kinder immer und immer glücklich waren?

»Vielleicht«, sagte sie nun und bedeutete ihren Töchtern, Platz zu nehmen. »Zumindest hat mein Bruder George dafür gesorgt, dass sich der englische König für ihn einsetzt. Und genau der will uns nun tatsächlich helfen.«

»Und wie will der englische König Georg das tun?«, fragte die stets analytische und vernünftige Margarita.

»Er will uns Exil gewähren.«

»Aber dann müssen wir Mon Repos verlassen. Und wir wollten doch nicht wieder ins Exil.«

Theodora schossen Tränen in die Augen.

»Ich weiß, Liebes. Aber es ist doch allemal besser, wenn wir alle zusammen im Exil sind, als wenn wir hier auf Mon Repos im Grunde in Gefangenschaft sind und uns furchtbar um euren Vater sorgen müssen.«

Theodora nickte. »Ja, da hast du recht.«

»Na, dann lasst euch nun das Frühstück schmecken.« Ermutigend deutete Alice auf den reich gedeckten Tisch, bevor sie scherzhaft den Finger hob und mahnte: »Und keine trüben Gedanken mehr, hört ihr?«

Sie selbst konnte sich der trüben Gedanken allerdings nicht erwehren. Obwohl sie sich im ersten Moment über die Nachricht aus England gefreut hatte, so fragte sie sich nun, wie viel diese denn überhaupt wert war: König Georg hatte schließlich seinerzeit auch der russischen Zarenfamilie Exil angeboten und es dann wieder zurückgenommen. Alice wusste, dass ihre Mutter ihm deshalb eine Mitverantwortung an dem Tod ihrer Schwester und deren Familie gab. Was, wenn Georg auch ihnen gegenüber wortbrüchig würde?

Mit einem Mal wurde sie von einer Welle der Panik ergriffen. Hastig atmete sie tief ein und langsam wieder aus, in dem verzweifelten Versuch, den stechenden Schmerz, der sich ihrer plötzlich bemächtigt hatte, so einfach fortpusten zu können. Auch Zar Nikolaus war zunächst unter Arrest gestellt worden. Und dann hatte man die ganze Familie erschossen. Würde auf sie das gleiche Schicksal warten?

Voller Angst umklammerte sie die Kette, die ihr einst ein kleines Mädchen am Tag ihrer Hochzeit übergeben hatte und die sie immer um den Hals trug. Als ihren Glücksbringer.

51. Kapitel

»Sie wurden zum Tode verurteilt. Nein. Sie sind schon tot«, schleuderte Alice ihrem Schwager statt einer Begrüßung entgegen, als dieser am 15. November Mon Repos betrat.

Christo, der soeben aus Paris angereist war, um seiner Schwägerin in dieser schweren Situation zur Seite zu stehen, wurde blass. »Was sagst du da? Andreas?«

Alice schüttelte den Kopf. »Nein, er nicht. Noch nicht«, sagte sie. »Entschuldige, wenn ich dich so erschreckt habe.«

»Das hast du allerdings«, ächzte Christo, der immer noch etwas mitgenommen aussah.

»Nun komm erst mal rein«, zwang sich Alice zur Ruhe. »Und dann erzähle ich dir alles.«

Sie führte ihren Schwager in den Salon, wo Hestia bereits einige Erfrischungen und Stärkungen für den Besucher bereitgestellt hatte.

»Setz dich. Was möchtest du essen und trinken?«

Christo schüttelte den Kopf. »Ich bin zwar in der Tat hungrig und durstig von der langen Reise, aber nach der Begrüßung möchte ich gerne zuerst eine Erklärung. Wer wurde hingerichtet?«

»Premierminister Gounaris, Außenminister Baltatzis, Innenminister Stratos, Kriegsminister Theotokis, Premierminister

Protopapadakis und General Hatzianestis«, zählte Alice auf. »Sie wurden vor dem Militärgericht des Hochverrats für schuldig gesprochen und zum Tode verurteilt.«

Christo runzelte die Stirn. »Wo standen diese Männer politisch?«

»Sie sind – oder waren – alle gegen Venizelos.«

Christo nickte finster. »Ich verstehe.«

»Sie wurden in Goudi erschossen. Und Admiral Goudas und General Stratigos sind zu lebenslanger Haft verurteilt worden.«

»Und?«, drängte Christo. »Was ist mit Andreas?«

»Es tut und tut sich einfach nichts«, sagte Alice bedrückt.

Christo nickte und deutete hinaus. »Und die Männer sind immer noch da.«

»Ja«, sagte Alice leise. »Wir werden beobachtet. Tag und Nacht. Ach, Christo, ich habe das Gefühl …«

Mit wachem Blick sah er sie an. »Ja? Was hast du für ein Gefühl?«, fragte er drängend.

»Ach, nichts«, sagte Alice hastig. Sie wollte ihren Schwager nicht mit ihren Überlegungen hinsichtlich gewisser Parallelen zwischen ihrer Situation und der der russischen Zarenfamilie beunruhigen.

Doch Christo ließ sich nicht so leicht abspeisen. Er stand auf, ging zu dem Sofa, auf dem seine Schwägerin saß, ging vor ihr in die Hocke, nahm ihre Hand und sah sie eindringlich an. »Alice, da ist noch etwas, das dich umtreibt. Sprich mit mir darüber.«

»Na ja.« Sie konnte nicht verhindern, dass ihr die Tränen in die Augen schossen. »Ich … ich muss einfach so oft an Tante Alix und ihre Familie denken in den letzten Tagen. Ihre Situation war so ähnlich wie die unsere. Nicky wurde verhaftet. Von Revolutionären. Und dann …« Nun konnte sie ihre Tränen nicht länger zurückhalten.

Christo sprang auf und nahm sie tröstend in die Arme. Lange hielt er sie so, und es tat Alice gut, sich einmal all ihrem Kummer und ihrem Schmerz hingeben zu dürfen. Gehalten zu werden. Nicht stark sein zu müssen.

Als sie sich ein wenig beruhigt hatte, ließ er sie los und sah sie ernst an. »Ich verstehe deine Sorgen. Aber euch wird nichts geschehen. Außerdem gibt es auch Unterschiede.«

»Ach ja?«, fragte Alice. »Welche denn?«

»Andreas ist nicht der regierende König, sondern nur ein Mitglied der Königsfamilie. Wenn, dann wäre Tino in Gefahr, doch der ist im Exil.«

»Ja, und genau deshalb braucht man einen Stellvertreter«, ließ Alice sich nicht so schnell beruhigen.

Er schüttelte den Kopf. »Unsinn. Und der zweite Unterschied ist: Nicky hatte nicht wirklich jemanden, der sich für ihn eingesetzt hat. Andreas hat jemanden. Mich. Hör zu, ich werde gleich weiterfahren nach Athen. Und ich werde Andreas da rausholen. Das verspreche ich dir.«

Alice schaffte ein Lächeln. »Ich will ja weder deinen Charme noch deine Entschlossenheit in Abrede stellen, liebster Schwager. Aber ich fürchte, bei diesen Männern beißt selbst du auf Granit.«

»Wenn alles nichts mehr hilft, hilft Geld«, erwiderte Christo. »Ich habe eine reiche Frau, schon vergessen?«

»Nein«, lachte Alice. »Wie könnte ich das? Anastasias Reichtum ist ja wirklich legendär.«

Christo nickte zufrieden. »Genau. Und einen großen Batzen dieses Reichtums habe ich dabei. Ich würde ihn an das griechische Rote Kreuz geben.«

»Das klingt so, als könnte es gelingen«, sagte Alice hoffnungsvoll.

»Das wird es«, war sich Christo sicher.

Doch er sollte sich täuschen. Als Christo einige Tage später wiederkam, hatte man ihn nicht zu seinem Bruder gelassen. Ihm war lediglich gelungen, eine Nachricht von Andreas für Alice nach Mon Repos zu schmuggeln, die allerdings nicht geeignet war, sie zu beruhigen. Im Gegenteil.

General Pangalos hat gefragt, wie viele Kinder ich habe, und dann, ohne meine Antwort abzuwarten, gesagt, wie schade es sei, dass diese nun bald alle Halbwaisen seien.

Wieder einmal weinte die emotional völlig erschöpfte Alice in Christos Armen. »Das ist eine klare Drohung«, rief sie. »Sie werden ihn umbringen.«

»Vielleicht ist es wirklich nur das«, versuchte Christo sie zu beruhigen. »Eine Drohung und nichts weiter.«

»Du hast doch Tinos Sohn auf Tatoi besucht«, sagte Alice voller Hoffnung, dass ihr Neffe Georg, der nach der Abdankung seines Vaters nun der neue König von Griechenland war, sie unterstützen könnte. »Kann er nicht helfen? Denn ehrlich gesagt: Auf Onkel Georgs Hilfe aus London rechne ich nicht mehr, es ist schon viel zu viel Zeit vergangen.«

Doch Christo schüttelte nur betrübt den Kopf. »Mein Neffe hat mir gegenüber deutlich gemacht, dass er eigentlich kein König, sondern vielmehr ein Gefangener sei. Er hat genau solche Angst wie du, Alice.«

Er setzte sich neben sie, und sie lehnte in einer unendlich vertrauten Geste den Kopf an seine Schulter. In stillem Einverständnis und in ihrem gemeinsamen Leid gefangen, saßen sie so da. Schwager und Schwägerin, die einander auf den ersten Blick gemocht und die inzwischen schon so viel gemeinsam durchgemacht hatten.

»Ich werde zurück nach England reisen und noch mal Druck machen«, entschied Christo. »König Georg muss nun einfach handeln. Auch deine Mutter soll noch einmal insistieren.«

»Ich gebe dir einen Brief an sie mit. In ihrem letzten Schreiben teilte sie mir mit, dass er inzwischen einsehe, dass er eine Mitschuld am Tod der Zarenfamilie hat, weil er ihnen damals das Exil verwehrte. Sie muss ihm klarmachen, dass er diese Schuld nicht ein zweites Mal auf sich laden darf. Er darf nicht länger warten.«

»Sie wird das schaffen«, versprach Christo.

»Danke, dass du da warst«, murmelte Alice, doch ihr Schwager winkte ab. »Es beschämt mich, wie wenig ich tun konnte. Dabei hatte ich dir vollmundig so viel versprochen. Ich war wirklich überzeugt, ihn da rausholen zu können. Es macht mich wahnsinnig, dass das nicht so ist.«

»Dieses Gefühl kenne ich gut«, flüsterte Alice. »Das geht mir ganz genauso.«

»Pass auf dich auf«, sagte Christo und umarmte sie zum Abschied. »Auf dich und die Kinder.«

»Das werde ich.«

52. Kapitel

Christo war kaum abgereist, als Alice erneut Besuch bekam – Besuch, der ihr Hoffnung machte: Lindley stand vor ihrer Tür.

»Gut, dass Sie kommen«, begrüßte Alice den Botschafter. »Ich hoffe, Sie bringen gute Neuigkeiten?«

Lindley nickte verhalten. »Zumindest solche, die Hoffnung machen«, sagte er, als sie im Salon Platz genommen hatten. »Aber auch beunruhigende. Welche wollen Sie zuerst?«

»Die beunruhigenden. Dann habe ich es hinter mir«, erwiderte sie nach kurzem Zögern.

»Gut. General Pangalos ist neuer Kriegsminister. Das verheißt nichts Gutes. Dieser Mann ist versessen auf Gewalt und Konflikte.«

Alice stimmte ihm zu. Ihr machte der General auch Angst. Pangalos war ein treuer Anhänger von Venizelos und damit ein absoluter Gegner der Monarchie.

»Jetzt braucht es aber eine hervorragende Nachricht, damit wir ein ausreichendes Gegengewicht haben«, sagte sie.

»Ich glaube, dafür kann ich sorgen.«

Lindley reichte ihr ein Telegramm: »In England nimmt man Ihre Situation inzwischen sehr ernst«, ließ der Botschafter Alice wissen. »Ich habe ein Telegramm vom britischen Diplomaten

Sir Eyre Crowe erhalten, in dem er mir schreibt, dass der König sich große Sorgen um Sie macht und alles tun wird, um Ihnen zu helfen.«

»Gott sei Dank«, rief Alice erleichtert. Dann hatte das ständige Insistieren ihrer Mutter endlich Früchte getragen!

»Crowe möchte von mir auch ständig auf dem Laufenden gehalten werden über die, wie er es nannte, kriminellen Machenschaften der Revolutionäre. Und er hat mich aufgefordert, ihm jede Idee mitzuteilen, wie Ihnen und Ihrem Herrn Gemahl geholfen werden kann. Er will alles daransetzen, Seine Königliche Hoheit zu befreien.«

»Ich bin sehr erleichtert, dass England unsere Situation nun so ernst nimmt«, sagte Alice. »Es wurde auch höchste Zeit. Denn die Schlinge zieht sich immer weiter zu.«

Lindley nickte. Wie Alice hatte auch er am Vortag die Nachricht erhalten, dass Andreas in Kürze – Ende November – vor das Militärgericht gestellt werden sollte.

»Was, wenn England nicht schnell genug ist?«, fragte Alice besorgt.

Doch der Botschafter schüttelte beruhigend den Kopf. »Machen Sie sich keine Gedanken. Ich habe mit den Wortführern des revolutionären Komitees gesprochen, und sie haben versichert, dass die Hauptschuldigen bereits hingerichtet wurden.«

»Das soll heißen, dass Andreas nicht hingerichtet werden wird?«

»So würde ich das interpretieren. Ich gehe davon aus, dass man ihn mit einem Exil bestrafen wird. Aber das ist ja das Ziel, das wir inzwischen selbst verfolgen.«

Inzwischen, dachte Alice bitter. Noch vor wenigen Wochen hätten sie sich nie vorstellen können, jemals wieder ins Exil zu gehen, hatten unbedingt hierbleiben wollen. Und nun war das

Exil alles, was sie noch ersehnten. Alles, nur nicht getrennt sein und ständig um Andreas' Leben bangen müssen. Mittlerweile wusste Alice, dass sie einen Fehler gemacht hatten, indem sie geblieben waren. Sosehr sie Mon Repos auch lieben mochte: Sie hätten gehen sollen, als sie noch die Möglichkeit dazu hatten.

Alice hob den Kopf und sah ihren Besucher entschlossen an. »Ich werde meine Sachen packen und nach Athen reisen«, verkündete sie.

»Sie werden aber ohnehin nicht zu ihm können«, warnte Lindley. »Ich will Ihnen ja nicht hineinreden, aber meinen Sie nicht, dass Sie hier bei Ihren Kindern in Ihrem Zuhause besser aufgehoben sind?«

»Ein Zuhause, in dem man ständig beobachtet wird, ist irgendwie auch kein Zuhause mehr«, argumentierte Alice. »Und in Athen bin ich wenigstens in seiner Nähe, selbst wenn ich nicht zu ihm darf.«

Mehr und mehr zerriss ihr der Gedanke an ihren Ehemann das Herz. Sie hatte ja wenigstens die Kinder. Er aber war ganz allein mit seinen Ängsten und seiner Sehnsucht.

*

Mit zitternden Fingern öffnete Alice das Schreiben, das Martha, die sie nach Athen begleitet hatte, ihr überreichte.

»Der Mann hat gesagt, er warte auf eine Antwort«, erklärte die Zofe.

Alice zog das Papier heraus. Sie erkannte die Schrift sofort: Es war die Handschrift ihrer Mutter.

Alice, geh mit dem Boten, der Dir dieses Schreiben überbringt, mit. Vertrau ihm.

Mit wild klopfendem Herzen ging sie zur Tür. Wer war der Bote? Wohin würde er sie bringen, und wie kam er an ein Schreiben ihrer Mutter? In ihrem Kopf fuhren die Gedanken Achterbahn. Hatte man Viktoria Mountbatten entführt und sie zu diesen Zeilen gezwungen? Sollte nun auch sie, Alice, entführt werden?

Verzweifelt suchte sie in dem Schreiben nach einer Warnung, einem Hinweis darauf, dass sie sich vorsehen sollte. Vergebens. Warum nur hatten sie nie ein Codewort ausgemacht, das höchste Gefahr bedeutete? Sie hatten doch wahrlich genug erlebt, um auf diese Idee zu kommen!

Wenn sie doch nur die Gelegenheit hätte, Botschafter Lindley um Rat zu fragen! Doch dazu blieb keine Zeit. Und die Wahrscheinlichkeit, dass ihre Mutter jemanden geschickt hatte, um Andreas zu helfen, und ihr nun mit dieser Nachricht zeigen wollte, dass alles gut sei und sie Vertrauen haben sollte, war viel größer.

Ihre Gedanken arbeiteten auf Hochtouren. Wenn das hier keine Falle war, sondern eine Gelegenheit, Andreas zu retten, dann war es nun ihre Aufgabe, den Palast ungesehen zu verlassen. Die Wachen waren inzwischen weitgehend treue Anhänger der Revolutionäre. Es war ohnehin erstaunlich, dass der Umschlag noch vollständig verschlossen bei ihr angekommen war. Sie musste damit rechnen, dass ein Antwortschreiben konfisziert werden würde. Und sie konnte unmöglich einfach so aus dem Palast spazieren, ohne dass man ihr folgte.

Dann hatte sie eine Idee. Alice eilte in ihr Schlafzimmer, holte einen Bogen Briefpapier aus der Schublade ihres Sekretärs und schrieb:

Athen, 28. November 1922

Liebste Mama,
vielen Dank für Dein Schreiben von heute und für Deine guten Gedanken. Die Kinder sind nach wie vor auf Korfu, ich vermisse sie sehr. Aber es ist gut, in Andreas' Nähe zu sein. Und ich danke Dir sehr für Deine Unterstützung, wie ich höre, setzt sich nun der König höchstselbst für seine Freilassung ein. Das ist sehr beruhigend. Es wird alles gut werden, und ich kann es kaum erwarten, Dich hoffentlich sehr bald wiederzusehen.
Deine Dich liebende Tochter Alice

Zufrieden las sie den Brief noch einmal durch. Es war in Grunde völlig nichtssagend, denn Alice wusste, dass die Revolutionäre längst vom Bemühen des englischen Königs Kenntnis hatten. Sie würden also aus dem Schreiben, das sie zweifelsohne konfiszieren würden, nichts Neues erfahren. Und dennoch war es nicht so nichtssagend, dass die Mitglieder des revolutionären Komitees Verdacht schöpfen konnten, dass sie aufs Glatteis geführt worden waren.

Sie faltete das Schreiben, steckte es in den Umschlag und eilte nach unten, wo der Kurier im Eingangsbereich bereits auf sie wartete. Sie erkannte sofort, dass der Mann kein einfacher Bote war, dazu sah er viel zu wachsam aus. Unter den misstrauischen Blicken der an der Tür stehenden Wachen überreichte sie ihm den Brief an ihre Mutter, während sie flüsterte: »In einer halben Stunde beim Kloster Moni Petraki.«

Der Mann nickte fast unmerklich, ein Zeichen, dass er sie verstanden hatte, während Alice laut sagte: »Ich danke Ihnen sehr, dass Sie diese Nachricht an meine Mutter übermitteln.«

Mit diesen Worten eilte sie wieder nach oben, und als sie auf der Brüstung im ersten Obergeschoss um die Ecke bog, sah sie aus den Augenwinkeln, dass der wachhabende Soldat den Boten aufforderte, den Brief zu öffnen.

Sie lächelte. Bisher hatte sie also alles richtig gemacht.

Alice holte den schwarzen Umhang mit der riesigen Kapuze aus ihrem Kleiderschrank, den sie einmal für eine Faschingsveranstaltung benötigt und in weiser Voraussicht aufgehoben hatte, und hastete über mehrere Nebentreppen nach unten. Im Kronprinzenpalais gab es wie in jedem anderen Palast Bereiche, in denen sich so gut wie nie jemand aufhielt. Durch verschiedene Treppen und Winkel gelangte Alice durch eine unscheinbare Seitentür ungesehen nach draußen. Sie ließ sie angelehnt, um den Palast später auf diesem Wege wieder betreten zu können, und schlich sich dann an der Hecke entlang bis auf die Straße. Minuten später war sie an dem von ihr vorgeschlagenen Treffpunkt angekommen.

Zu ihrer Überraschung wartete dort nicht der Bote auf sie. Aus dem Schatten trat ein Mann auf sie zu, den sie noch nie gesehen hatte. Alice erschrak fürchterlich, hatte sich im nächsten Moment aber wieder beruhigt. Auch wenn die Uniform im Dunkel der Nacht nur schwer zu erkennen war, war ihr doch sofort klar, dass es ein Engländer war, der da vor ihr stand. Er hatte eine Taschenlampe in der Hand und beleuchtete den unteren Teil seines Gesichts. Alice wurde klar, dass er das tat, damit sie ihm von den Lippen lesen konnte.

»Königliche Hoheit«, sagte der Mann und deutete eine Verbeugung an. »Gestatten Sie, dass ich mich vorstelle? Mein Name ist Gerald Talbot, und ich komme im Auftrag von Lord Curzon, um Ihren Mann zu befreien.«

Alice keuchte vor Erleichterung auf und spürte, dass ihr die Knie nachgaben. Hatte sie nicht vorhin noch an ihre Mutter geschrieben, dass alles gut werden würde – auch wenn dieser Brief nur Tarnung gewesen war? Und nun würde tatsächlich alles gut werden!

Gerald Talbot hatte fürsorglich ihren Arm ergriffen, um sie zu stützen.

»Danke«, sagte Alice. »Es geht schon wieder. Was haben Sie vor?«

»Ich denke darüber nach, Ihren Gatten zu entführen. Wenn es keinen anderen Weg gibt, werde ich das auch tun.«

Alice nickte gebannt. »Was wäre denn der andere Weg?«

»Ich würde zunächst noch versuchen, mit Pangalos zu sprechen.«

Alice erschrak. »Ich glaube nicht, dass das etwas bringen würde«, wandte sie ein. »Dieser Mann ist sehr gefährlich und nur auf Konflikte aus.«

»Er wünscht sich aber auch Frieden mit dem Königreich«, argumentierte Talbot. »Und er steht ziemlich unter Druck.«

Sie nickte. Die diplomatischen Beziehungen zwischen Griechenland und Großbritannien waren zum Leidwesen der Griechen in enorme Schieflage geraten.

»Treffen Sie mich morgen Abend wieder hier«, sagte Talbot. »Zur gleichen Zeit. Dann habe ich mit ihm gesprochen und sicherlich weitere Neuigkeiten für Sie. Können Sie das möglich machen?«

»Natürlich«, versicherte Alice und wandte sich zum Gehen. »Vielen Dank für alles, was Sie für uns tun.« Sie zögerte und fügte hinzu: »Übermorgen wird Andreas vor das Militärgericht gestellt.«

»Ich weiß«, sagte Talbot. »Es ist ein Wettlauf mit der Zeit.«

53. Kapitel

Die Zeit kroch in quälender Langsamkeit dahin. Alice hatte das Gefühl, als habe ein Tag noch nie so lange gedauert. Und dann war endlich wieder Abend, und sie schlich zum Kloster, dem geheimen Treffpunkt mit Talbot, der sie schon ungeduldig erwartete. »Es gibt wunderbare Neuigkeiten«, teilte er ihr strahlend mit. »Ich habe mit General Pangalos und Oberst Plastiras die Abmachung getroffen, dass Ihr Herr Gemahl nicht exekutiert werden wird. Er darf unter meinem Protektorat gemeinsam mit seiner Familie das Land verlassen.«

»Das ist ja wunderbar!« Alice fiel Talbot im Überschwang der Gefühle alles andere als standesgemäß um den Hals.

»Ja«, erwiderte Talbot lächelnd. »Und streng geheim. Eigentlich dürfen weder Sie noch Andreas davon erfahren. Wenn ich den Plan verrate, lassen sie ihn platzen.«

»Warum tun Sie es dann?«

»Weil es ohne Ihr Wissen gar nicht gehen und Sie vielleicht aus der Zeitnot heraus etwas tun würden, was unserem Plan entgegenläuft oder ihn sogar in Gefahr bringt«, erklärte Talbot.

»Ich werde es natürlich niemandem verraten. Das ist ja auch in meinem Interesse«, versicherte sie.

»Ich weiß.«

»Wie geht es weiter?«

»Die Bedingung für die Freilassung ist, dass Ihr Gatte am Prozess teilnimmt und aussagt. Er wird möglicherweise auch zum Tode verurteilt werden.«

Alice schrak zusammen.

»Keine Panik«, fügte Talbot rasch hinzu. »Plastiras wird ihn auf jeden Fall begnadigen und dann an mich übergeben. Ein britisches Kriegsschiff wird im Hafen auf ihn warten. Dort werden Sie mit ihm an Bord gehen. Weder der Kapitän noch die Crew wissen irgendetwas.«

Alice' Herz hämmerte. »Und die Kinder?«, fragte sie mit belegter Stimme. »Ich gehe nicht ohne die Kinder.«

»Das Schiff wird vor Mon Repos anlegen. Dort werden Ihre Kinder an Bord gehen. Gleich morgen früh werde ich das Auswärtige Amt in London darüber informieren«, fuhr Talbot fort. Dann lächelte er. »Pangalos betont übrigens, dass er das nicht tue, um sich dem Willen und dem Druck des englischen Königshauses zu beugen. Es sei der freie Wille des revolutionären Komitees.«

»Ja«, sagte Alice. Zu jedem anderen Zeitpunkt hätte wohl Spott in ihrer Stimme gelegen. Jetzt war sie zu müde dazu. »Natürlich.«

Es war kein Wunder, dass die Revolutionäre klein beigaben, denn die Drohgebärden der englischen Krone waren inzwischen enorm: Nachdem König Georg sich einmal entschieden hatte, seinem Cousin zu helfen, fuhr er alle Geschütze auf. Schon seit einigen Tagen lag die schwer bewaffnete *HMS Calypso* im Hafen – eigentlich in der Absicht, Andreas zu retten, doch das revolutionäre Komitee fühlte sich nun von britischen Kanonen bedroht. Auch die *HMS Malaya* war bereits vor Ort, bereit, den griechischen König und seine Frau ins Exil zu bringen, sollte dies nötig werden.

*

Es war stockfinstere Nacht, als Alice, in Begleitung von Talbot, auf das Gebäude zusteuerte, in dem Andreas gefangen gehalten wurde. Er hatte den Prozess überstanden, man hatte ihn als Sündenbock für das Versagen der griechischen Militärs benutzt, ihm sämtliche militärischen Dienstgrade genommen und ihn lebenslang verbannt. Doch nun war es vorbei.

Ihr Herz hämmerte wie wild, so wie es gleich zu Beginn geschlagen hatte, als sie sich in ihren Mann verliebt hatte. Irgendjemand hatte ihr kurz vor ihrer Hochzeit gesagt, dass dieses Gefühl mit der Zeit abnehmen würde. Nun, er hatte sich getäuscht. Sie war in ihren Mann verliebt wie am ersten Tag.

Talbot an ihrer Seite schwieg taktvoll, als ahne er, was in seiner Begleiterin vorging. Der Polizist, der zu Andreas' Bewachung abgestellt worden war, trat sofort zur Seite, als sie kamen, öffnete ihnen sogar noch die Tür. Alice stolperte hinein. Und da stand er und sah ihr entgegen. Blass war er, sein Gesicht gezeichnet von Sorgen und Kummer, aber in seinen Augen stand nichts als Liebe, als er nun die Arme ausbreitete.

»Andreas!« Sie flog auf ihn zu.

»Alice!« Seine Arme umschlangen sie, hielten sie fest, sie atmete seinen vertrauten Duft ein, fühlte sein Herz schlagen. Endlich war sie wieder zu Hause, zu Hause bei ihm, denn er war ihr, was ihr kein Land dieser Welt sein konnte. Ein Zuhause.

»Ich hatte solche Angst um dich«, flüsterte Alice. Er zog sie noch enger an sich. Da sie, dicht an ihn gepresst, seine Antwort ja nicht hören konnte, musste er in diesem Moment mit Gesten ausdrücken, was er ihr sagen wollte. Und darin war er Meister.

Nach einer Ewigkeit ließ er sie los, und Alice sah an seiner Miene, dass Talbot, der diskret an der Tür stehen geblieben war, etwas zu ihm gesagt hatte.

Andreas nickte. »In Ordnung.«

»Was?«, fragte Alice. »Was ist?«

»Talbot mahnt zur Eile«, erklärte Andreas.

»General Pangalos fährt uns nun mit einem Auto zum Hafen. Dort wartet ein britischer Kreuzer auf uns.«

Alice nickte. Sie war ja bereits über das Vorgehen informiert, und wenn sie sich auch daran störte, dass ausgerechnet Pangalos sie fuhr, so tangierte sie das diesen Moment auch nicht weiter.

»Danke für alles, was Sie für uns getan haben«, sagte sie herzlich, während sie auf Talbot zuging und dessen Hände in die ihren nahm.

»Ich habe es von Herzen gern getan«, versicherte er.

*

Still standen sie nebeneinander und blickten auf das dunkle Meer hinaus. Die *Calypso* würde sie von Athen nach Korfu bringen. Ein letztes Mal fuhren sie vom Hafen aus nach Mon Repos, ein letztes Mal verließen sie das Schiff für einen Zwischenhalt. Die Kinder hatten ihre Ankunft, auf gepackten Koffern sitzend, bereits erwartet, und kaum hatte das Auto die Einfahrt passiert, stürzten sie ihnen entgegen.

»Papa!«, klang es aus fünf großen und kleinen Kinderkehlen, als sie ihn alle gleichzeitig umarmten. Selbst Philip, inzwischen zweieinhalb Jahre alt, wackelte auf seinen Beinchen hinter seinen Schwestern her und streckte seinem Vater die Arme entgegen.

Alle lachten und weinten gleichzeitig, und auch Alice, die die Szene aus einigen Metern Entfernung beobachtete, liefen die Tränen über die Wangen. Es waren Tränen des Glücks, weil sie sich nun alle wiederhatten. Weil Andreas lebte. Das Glück überwog alles. Zugleich spürte sie aber einen schneidenden Schmerz in ihrem Herzen, als sie das Haus betrachtete, das hinter ihrer Familie vor dem Meer aufragte. Mon Repos. Ihr Zuhause.

Wie magisch angezogen ging sie hinein, durchquerte die Eingangshalle, ging vom Salon aus auf die Terrasse und sog die kalte Winterluft tief in sich ein.

Mon Repos. Es war dunkel und kalt, aber als sie die Augen schloss, lag die Landschaft in frühlingshafter Schönheit vor ihr. Die Grillen zirpten, und die Wellen hüllten mit ihrem sanften Rauschen alles ein.

In diesem Moment legte sich von hinten eine Hand auf ihre Schulter. Sie wusste, dass es Andreas war. Auf dem Arm hielt er den kleinen Philip. Er legte den freien Arm um sie, und sie schmiegte sich an ihren Mann und ihren Jüngsten. Dann kamen ihre Töchter. Margarita, Theodora, Cecilia, Sophie. Sie scharten sich um ihre Eltern, und so standen sie und nahmen Abschied.

»Auf Wiedersehen, Mon Repos«, flüsterte Alice.

Dann wandten sie sich um, um durch die stille Nacht in Richtung Hafen zu gehen.

Epilog

London, 2. Juni 1953

Die Blicke der Anwesenden folgten der alten Dame in ihrer grauen Nonnentracht. Still lächelte sie in sich hinein, während sie durch den Mittelgang von Westminster Abbey schritt. Alice von Battenberg war auf dem Weg zur Krönung ihrer Schwiegertochter Elisabeth II. Und während sie in dem Habit, den sie sich extra für das Ereignis hatte anfertigen lassen, einen Fuß vor den anderen setzte, musste sie daran denken, wie sie vor fünfzig Jahren schon einmal durch den Mittelgang dieser Kirche gegangen war, als Ehrendame bei der Krönung von Edward VII., Elisabeths Urgroßvater. Strahlend und leuchtend hatte die Zukunft vor ihr gelegen, sie war frisch verliebt gewesen in Andreas, Prinz von Griechenland. Andreas, der inzwischen seit acht Jahren tot war, und ihre Liebe war schon lange zuvor gestorben, zerbrochen an all den Prüfungen, die das Leben ihnen auferlegt hatte.

Als alle Ehrengäste ihre Plätze einnehmen durften, stieg Alice hinauf zur königlichen Empore. Gleich würde Elisabeth unter einem Baldachin die Kirche betreten.

Da kam sie auch schon und wurde vom Erzbischof von Canterbury empfangen.

»Königin Elisabeth, Eure unbestrittene Königin!«, sagte der Erzbischof von Canterbury.

»God save Queen Elizabeth«, erwiderten die Anwesenden.

Königin Elisabeth II. gelobte, ihre Regentschaft nach den Gesetzen der Kirche auszuüben, empfing die Salbung und bekam ihre königlichen Gewänder angelegt.

Dann empfing sie das Zepter mit dem Kreuz, ein Sinnbild der königlichen Gerechtigkeit und Macht, und das Zepter mit der Taube, ein Zeichen der Unparteilichkeit und Gnade, sowie den Reichsapfel und den Krönungsring. Die Monarchin war nun mit ihrem Volk in den Ehestand getreten. Als Letztes hob der Erzbischof die Krone auf ihren Kopf.

Alice wusste, dass nun alle in der Kirche »God save the Queen« sagten. Auch sie sprach diese vier Worte aus, und während sie das tat, musste sie daran denken, wie ihre Schwiegertochter die Krone in den Tagen vor der Krönung zu Hause getragen hatte, um sich an das Gewicht zu gewöhnen. Lilibet hatte unbedingt mit der schweren St.-Edwards-Krone gekrönt werden wollen und nicht mit der leichteren, mit der sich Königin Victoria hatte krönen lassen.

Und dann war er an der Reihe. Philip. Ihr Sohn. Er kniete nieder und gelobte seiner Gattin, mit Leib und Leben ihr Lehensmann zu werden.

Groß und stattlich sah er aus, doch Alice sah nicht den Mann von fast zweiunddreißig Jahren, nicht den Prinzgemahl, der vor seiner Königin kniete. Sie sah einen kleinen Jungen, sieben Jahre alt. Er hielt ihr eine Margerite hin und flehte: »Mama, wenn ich dir diese Blume schenke, dann sprichst du aber wieder mit mir, ja? Ich hab dir doch nichts getan, Mama. Ich hab dich doch lieb.«

Was hatte sie ihm angetan, diesem kleinen Jungen? Sie hatte ihn zurückgelassen, im Stich gelassen, war entschwebt in Welten, in denen zwar Frieden herrschte, zu denen ihr Philip aber keinen Zugang mehr hatte. Dann hatten sie sie fortgesperrt, erst viel später hatte sie erfahren, dass es ihre Mutter gewesen war, die sie hatte einweisen lassen und sie damit der Möglichkeit beraubt hatte, am Leben ihrer Kinder weiter teilzunehmen. Erst nach ihrer Flucht aus dieser Psychiatrie hatte sie ihn kurz sehen dürfen – doch Alice hatte weiterkämpfen müssen, bis man ihr ein eigenständiges Leben gewährte.

Verstohlen musterte sie ihre drei Töchter, die nun, ohne ihre Gatten, in der königlichen Loge neben ihr saßen und der Zeremonie zusahen, froh, geduldet zu sein, denn ihre Männer waren allesamt Nationalsozialisten gewesen und lange Zeit in England nicht erwünscht. Ja, von ihren vier Töchtern waren nur noch drei am Leben. Cecilia, ihr kleines, fröhliches Mädchen, war mit ihrer Familie bei einem Flugzeugabsturz ums Leben gekommen. Deren Kinder, ihre Enkel, hatte Alice nie kennengelernt.

Die Krönungsfeierlichkeiten neigten sich dem Ende zu. Elisabeth und Philip verließen unter dem Jubel der Anwesenden die Kirche. Auch Alice machte sich auf den Weg. Wieder zog sie in ihrem Habit die Blicke auf sich.

Und wieder störte sie sich nicht daran. Ohnehin war es ihr letzter Auftritt in Großbritannien in der Öffentlichkeit. Sie würde wieder nach Griechenland gehen, fernab von Journalisten, die sich über Prinz Philips seltsame Mutter wundern würden. Zurück nach Athen. Zurück in die Heimat.

Athen, vierzehn Jahre später

»Bitte, Mutter, du musst gehen. Wir machen uns furchtbare Sorgen um dich.«

»Ach, mein liebes Kind.«

Alice strich mit ihren faltigen, papiernen Händen über die zarten Wangen ihrer Tochter. Tiny, ihre Kleinste, war inzwischen auch schon dreiundfünfzig Jahre alt und auf dem Weg in den Urlaub nach Indien. Soeben hatte sie ihrer Mutter eine Einladung der englischen Königin überreicht, in der ihre Schwiegertochter Alice bat, in den Buckingham Palace zu ziehen.

»Es ist hier nicht sicher für dich.«

Gerührt sah Alice ihre Tochter an. Es bewegte sie tief, dass Tiny sich solche Sorgen um sie machte. Und auch Philip, ihr kleiner Sohn, der jetzt schon so groß war. Innigst hatte auch er sie bereits gebeten, Griechenland zu verlassen, nachdem es am 21. April zu einem Staatsstreich gekommen war. Wieder einmal. Offiziere und Soldaten hatten die Königliche Residenz in Tatoi umstellt. König Konstantin II., ihr Großneffe, hatte zunächst nicht gegen die griechische Militärdiktatur protestiert, die nach dem Putsch errichtet worden war. Doch kurz darauf hatte er einen Gegenputsch gewagt, und als dieser zerschlagen wurde, ins Exil fliehen müssen, wie schon so viele Könige vor ihm. Die Geschichte wiederholte sich einfach immer wieder.

Alice zögerte. Wie oft schon hatte sie dieses Land, das sie vor dreiundsechzig Jahren als glückliche Braut das erste Mal betreten hatte und das ihr Heimat geworden war, wegen politischer Unruhen verlassen müssen. Und nun sollte sie wieder gehen? Um in den Buckingham Palace zu ziehen? Sie war so lange eingesperrt gewesen, hatte sich dann eine Unabhängigkeit erkämpft. Und die sollte sie nun wieder aufgeben?

Nachdenklich starrte sie auf das Schreiben in ihren Händen. Es war von Lilibet, ihrer Schwiegertochter. Der Königin. Aber würde sie ihnen nicht allen zur Last fallen? Sie passte doch so gar nicht in dieses Leben bei Hofe!

Und dann war er wieder da, der kleine Junge. Streckte ihr eine Margerite entgegen. »Mama, wenn ich dir diese Blume schenke, dann sprichst du aber wieder mit mir, ja? Ich hab dir doch nichts getan, Mama. Ich hab dich doch lieb.«

Philip. Ihr kleiner Junge.

Nachdem sie aus der Anstalt entlassen worden war und nach Griechenland zurückkehrte, hatte sie ihn angefleht, mit ihr zu kommen. Doch er hatte abgelehnt und war stattdessen zur Marine gegangen. Ihr Traum, dass sie beide, Mutter und Sohn, wieder vereint sein könnten, hatte sich nicht erfüllt.

Und nun? Nun bat er sie zu kommen, ganz zu ihm zu kommen. So wie der kleine Junge sie damals gebeten hatte, zurückzukehren aus ihrer Welt der Geister. Damals war sie seinem Ruf nicht gefolgt. War das die Gelegenheit, am Ende ihres Lebens doch wieder mit ihrem Sohn vereint zu sein?

»Mama?« Ihre Tochter sah sie an. Besorgt, fragend, aber auch eine Spur Ungeduld im Blick.

Alice lächelte und strich wieder über ihre Wange.

»In Ordnung, Liebes. Ich werde gehen.«

Zwei Jahre später, Buckingham Palace, London, 5. Dezember 1969

Mit zitteriger Schrift setzte Alice die Feder auf das Papier.

Sie wusste, dass es Zeit für sie war zu gehen. Für immer. Kurz schloss sie die Augen und dachte voller Dankbarkeit an die letzten zwei Jahre zurück, die sie mit ihrem Sohn und dessen Familie im Buckingham Palace hatte verbringen dürfen. Am Ende hatten sie einander doch noch gefunden.

Sie lächelte und schrieb die letzten Worte ihres Lebens.

Mein geliebter Philip, sei tapfer. Und denke immer daran, dass ich Dich nie verlassen werde. Du wirst mich immer finden, wenn Du mich am meisten brauchst.
All meine Liebe, Deine alte Mama.

Danksagung

Wissen Sie, was? Sie sind großartig! Ihnen, meine lieben Leserinnen und Lesern und Ihrem Interesse für historische und zeitgeschichtliche Romane ist es zu verdanken, dass ich dieses Buch und viele weitere schreiben durfte. Als Prinz Philip im April 2021 verstarb, stand schnell die Idee im Raum, ein Buch über seine Mutter zu schreiben, die mich lang schon fasziniert hat. Danke an den Piper Verlag mit den wunderbaren Lektorinnen Greta Frank und Kerstin von Dobschütz, dass sie gleich an das Projekt geglaubt und alles auf den Kopf gestellt haben, um es möglich zu machen. Aber auch in meinem privaten Umfeld hat das wieder einmal bedeutet, dass die Tastatur im Hause Bast mächtig klapperte. Danke an meine großartige Familie, die das wie immer wunderbar mitgetragen hat. Mein allergrößter Dank aber geht an einen Menschen, der – respektive die – genauso für all meine Projekte brennt wie ich: Melánie Kunze, meine liebe Kollegin und enge Freundin, die genauso großen Anteil am Werden dieses Buches hat wie ich, mit der ich unermüdlich über Handlung und Figuren diskutierte und die jeden einzelnen Fakt geprüft hat.

Ein riesiges Dankeschön geht auch an Königshaus-Expertin Olivia Schnepf, die uns bei den vielen Details zur Etikette beriet, und an Seine Kaiserliche Hoheit Prinz Dr. Asfa-Wossen Asserate für seine liebenswürdige Hilfsbereitschaft. Einen Einblick in die Welt der Menschen, die kein Gehör haben, gab Norbert Pfeuffer – ganz herzlichen Dank!

Nicht möglich wäre all das ohne meine fantastische Agentin Anna Mechler, die für meine vielen Ideen immer offen und von ihnen begeistert ist. Wie wunderbar, dass es Dich gibt.

Herzlichst, Ihre
Eva-Maria Bast

Spuren der Realität

Das Leben der Alice von Battenberg ist ungemein vielseitig. Um es in Gänze zu erzählen, wäre mehr als nur ein Buch nötig. Nach langem Überlegen haben wir uns deshalb für die Zeit vom Kennenlernen ihres Gatten bis zur endgültigen Abreise aus Griechenland entschieden. Zumal das das Kapitel ist, über das die meisten am wenigsten wissen. Dass Alice viele Jahre in der Psychiatrie verbrachte und später als Nonne in Griechenland lebte, ist hingegen viel bekannter.

Ich bin sehr nah an der Realität geblieben, höchstens habe ich eine Handlung um einen kurzen Zeitraum verschoben. Das Einzige, was voll und ganz erfunden ist, ist die Geschichte mit der Kette der kleinen Ella.

Die im Buch verwendeten Briefe sind teilweise tatsächlich von den handelnden Personen verfasst worden.

Eine ausdrückliche Leseempfehlung sei für die Romanbiografien von Silke Ellenbeck *In der Stille die Freiheit* und von Hugo Vickers *Alice – Princess Andrew of Greece* ausgesprochen. Sie bildeten für uns eine sehr wichtige Recherchegrundlage ebenso wie das Sachbuch *Alice von Battenberg – Die Schwiegermutter der Queen* von Karin Feuerstein-Praßer.

Quellen und Literatur

Asserate, Asfa-Wossen: *Manieren*, München 2005.

Downton Abbey: *Hausregeln für die Dienerschaft*, Hamburg 2015.

Ellenbeck, Silke: *In der Stille die Freiheit*, Band 1, Radeberg 2019.

Ellenbeck, Silke: *In der Stille die Freiheit*, Band 2, Radeberg 2019.

Erbach-Schönberg, Marie Fürstin zu: *Memoiren 1852–1923*, Bensheim 1991.

Feuerstein-Praßer, Karin: *Alice von Battenberg – Die Schwiegermutter der Queen. Ein unkonventionelles Leben*, München 2020.

Knigge, Adolph Freiherr von: *Über den Umgang mit Menschen*, Berlin 2016.

Vickers, Hugo: *Alice – Princess Andrew of Greece*, London 2001.

ZDF History: *Die Schwiegermutter der Queen*. URL: https://programm.ard.de/TV/phoenix/zdf-history--die-schwiegermutter-der-queen/eid_287259458303811. Abgerufen am 23.01.2021.